何氏妇科流派丛书

何氏妇科膏方临证心法

主审 ◎ 何嘉琳 章 勤

主编 ◎ 马 景 赵宏利

U0285669

中国健康传媒集团
中国医药科技出版社

内容提要

本书系统介绍了全国著名妇科流派——何氏妇科应用膏方治疗妇科疾病的临证经验。全书分为上、中、下三篇。上篇以中医妇科膏方基础内容为主，系统介绍了妇科膏方历史渊源，及膏方类型、组成、配伍原则、制作工艺与质量控制、适应人群与服用注意事项等内容。中篇从介绍何氏妇科传承着手，全面阐述了何氏妇科膏方应用学术思想、经验特色以及用药心法。下篇共收纳了包括全国名中医何嘉琳、浙江省名中医章勤等何氏妇科历代门人膏方验案148例，病案内容翔实，分析精辟，点睛升华，体现了何氏妇科膏方治疗妇科疾病的独到之处。本书首次对浙江何氏妇科应用膏方治疗妇科疾病的经验做了系统总结和阐述，全面展示了何氏妇科膏方用药精髓所在。可供中医临床工作者、中医药院校师生以及中医爱好者参考使用。

图书在版编目（CIP）数据

何氏妇科膏方临证心法/马景，赵宏利主编.—北京：中国医药科技出版社，2023.8
（何氏妇科流派丛书）
　ISBN 978-7-5214-3960-1

　Ⅰ.①何… 　Ⅱ.①马…②赵… 　Ⅲ.①中医妇科学－膏剂－方书 　Ⅳ.①R289.53

中国国家版本馆CIP数据核字（2023）第102927号

美术编辑 　陈君杞
版式设计 　友全图文

出版　**中国健康传媒集团**｜中国医药科技出版社
地址　北京市海淀区文慧园北路甲22号
邮编　100082
电话　发行：010-62227427 　邮购：010-62236938
网址　www.cmstp.com
规格　787×1092mm ¹/₁₆
印张　17
字数　363千字
版次　2023年8月第1版
印次　2023年8月第1次印刷
印刷　三河市万龙印装有限公司
经销　全国各地新华书店
书号　ISBN 978-7-5214-3960-1
定价　**68.00元**

版权所有　盗版必究
举报电话：010-62228771
本社图书如存在印装质量问题请与本社联系调换

获取新书信息、投稿、为图书纠错，请扫码联系我们。

编委会

主审　何嘉琳　章　勤

主编　马　景　赵宏利

编委　王素霞　高　涛

　　　　方晓红　崔火仙

　　　　陈　赟　沈　丹

　　　　杨柳青　骆诗灵

　　　　马一铭　朱笑熠

　　　　王美玲　张景丽

浙江何氏妇科流派自何九香先生悬壶杭城，至今已有170年矣！何氏薪火，六代相传，流派根深叶茂，源远流长，誉满全国，仁名远及海外。医者之本，在于术。术精，则业旺。何氏妇科将"至诚至善之心，至精至良之术"代代相传，随着传承者的妙手惠及四方百姓。师古不泥古，传承中创新，既是流派传承之楷模，更是当代中医妇科发展之幸！

何氏妇科作为当今中国中医妇科重要流派之一，以独特的用药经验和卓越的临床疗效而闻名全国。余与何氏妇科素有学术交往，尤感动于全国名中医何嘉琳教授数次热情邀请，2021年10月，余在杭州市中医院设立了"传承工作室"，此为浙江唯一！此举既为学术交流、人才培养、中医药现代化研究搭建了宽广的平台，更加深了吾与何氏妇科之间的情谊。

《何氏妇科流派丛书》包含何氏妇科在不孕症、妊娠病、产后病、膏方应用等多方面的学术经验与特色，全面展示了何氏妇科精髓所在，余有幸先睹为快！此系列丛书的付梓将有助于促进我国中医妇科临床诊治水平和理论的提高。值得各位中医临床人士深入探析、学习借鉴，是为序！

刘敏如

2023年3月

何序

　　吾出生于中医妇科世家，受祖业熏陶，自小就立志投身中医药事业。在父亲何少山、伯父何子淮精心栽培下，以仁心施仁术，传承何氏妇科精华。栉风沐雨六十载，朝乾夕惕一甲子。壬寅之年荣获"全国名中医"称号，是吾之荣幸，亦是何氏妇科之幸事。

　　医道之事至精至微，"博极医源，精勤不倦"是吾等行医准则。吾虽已年过古稀，但老骥伏枥，志在千里。愿以孱弱之躯，为何氏妇科之传承、创新略尽绵薄之力。

　　"言味好皆滑为膏。"膏剂起源于药物熬制，凡汤丸之有效者，皆可熬膏服用。以"补虚""疗疾"见长的膏方是中医治病的重要手段之一，亦是中华文化之瑰宝。清代上至宫廷御用，下至民间养生，膏方调补之风盛行于世。曾祖父何九香精于膏方调理妇科疾患，为人所称颂。祖父何穋香亦精于膏方之道，怎奈身逢乱世，战事频繁，所传膏方医案寥寥，实为憾事。"一料膏方即是一份医案，理法方药俱显其中，开方之时务必慎之又慎。"每至冬日，向父亲何少山求膏之人络绎不绝。父亲往往在白天门诊仔细望闻问切，详察病情；下班回家后宁神定志，心无旁骛，仔细斟酌，精心为病患开具膏方。父亲挑灯书写之身影至今令我难以忘怀。

　　吾生于中国兴起之时，恰逢中医鼎盛之世。膏方之风兴于江浙而风靡全国。秦伯未云："膏方并非单纯之补剂，乃包含救偏却病之义，故膏方之选药，须视各个之体质而施以平补、温补、清补、涩补，亦须视各个之病根，而施以生津、益气、固津、养血。"吾将何氏妇科调冲十法、育麟五法、调肝八法、治带四法、解郁三法、治崩三法等经验融于膏方之中。冬令之时一人一膏，量身定做，每获良效。

　　章勤为吾父亲弟子，术精业勤，在膏方之道上多有体悟，与吾同为主审。赵宏利、马景为吾全国名老中医药学术经验继承人，亦为本书主编。二人天资聪颖，秉性醇厚，刻苦钻研，与编委会成员收集、撰写医案，总结、归纳经验，斟字酌句，呕心沥血，方将何氏妇科膏方调治妇科疾病之经验、特色俱显于世人。

　　国医大师刘敏如教授为当今中医妇科之泰斗，承蒙亲自作序，不胜感激。

何嘉琳

2023 年 3 月

　　浙江何氏妇科流派起源于晚清绍兴，发扬光大于杭城，至今传承六代，已有170余载。流派以杭州市中医院为传承基地，辐射江浙沪，不断传播至全国各地乃至海外，是浙江省非物质文化遗产，也是国家中医药管理局第一、第二批全国中医学术流派传承工作室之一。

　　何氏妇科上承山阴（今绍兴）钱氏之学，肇始于九香公，奠基于何穉香先生，扬名于何子淮、何少山兄弟，四代何嘉琳荣膺"全国名中医"称号，何嘉琅担任世界中医药学会联合会主席团执行委员，凭借精湛医术在意大利享有很高的声誉，五代章勤作为外姓传人亦是医界翘楚。何氏妇科流派的学术思想与临床治疗经验在传承中不断发挥创新。流派重视整体观念，强调"中西汇通，病证结合"，调治妇科病以"肝肾为要，共为先天""重视后天，固护脾胃""怡养心神，形神并顾""重视奇经，调理冲任"。何氏妇科这些学术思想丰富了近代中国中医妇科理论，促进了江浙地区中医药事业的繁荣发展。

　　膏方作为中医学丸、散、膏、丹、酒、露、汤、锭八种剂型之一，由中药精粹组成，用独特的古法工艺加工，口味甘美滑腴，以滋养膏润见长，融补虚与疗疾于一体，是中医学中最为璀璨的明珠之一。何氏妇科将"调冲十法""育麟五法"等融入膏方之中，一人一方，量体裁衣，度身定做，或扶正补虚，或攻补兼施，临床疗效卓越。怎奈岁月流转，历史沧桑，九香公、穉香公的医案已无从探寻，何子淮、何少山先生医案亦寥寥无几，实为憾事！笔者联合何氏妇科门人，整理了何嘉琳、章勤、赵宏利等何氏妇科传人膏方医案共148例，期望以真实鲜活的案例，展示何氏妇科膏方调治妇科病的精髓所在，亦为各位医界同仁临证施膏提供参考。

　　仁心擎日月，妙手济苍生。何嘉琳教授传承何氏妇科精华，不断开拓创新，将何氏妇科发扬光大的同时，不拘于姓氏之见，广收外姓弟子，将毕生之学倾囊相授。吾等作为何嘉琳教授弟子，深受恩泽。传承流派精华，发扬何氏医术当为吾等之任。

　　《何氏妇科膏方临证心法》能够付梓，真诚感谢编委会各位成员所付出的聪明才智和辛勤汗水，感谢邢恺、蔡彬彬、宋素杰、陈菁双在资料收集时给予的帮助。

　　书中有少量药材国家已禁止使用，为保持医案原貌，未予改动，临床实践中应使用替代品。由于水平有限，本书难免存有疏漏和不足之处，敬请有识之士多多指正。

编者

2023 年 3 月

目录

中篇　何氏妇科膏方应用

下篇

何氏妇科膏方医案

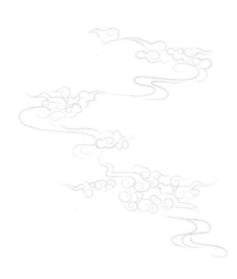

上篇

中医妇科膏方基础

第一章
膏方历史渊源

膏方又叫膏剂，属于中医学丸、散、膏、丹、酒、露、汤、锭八种剂型之一。《山海经》记载："言味好皆滑为膏。"膏方由中药之精粹组成，用独特的古法工艺加工，口味甘美滑腻，以滋养膏润见长，融合补虚与疗疾于一体，是中医学中璀璨的明珠。

膏方起源于汉唐，成熟于明清，鼎盛于近现代，具有补虚扶弱、抗衰延年、防病治病、纠正亚健康状态等作用。在妇科疾病中应用广泛，这与女性生理病理特点、妇科疾病病因病机有密切关系。

第一节　女性生理病理特点与膏方

女性在解剖学上有特殊的器官——胞宫，独特的生理状态——经、孕、产、乳。与男性相比，女性机体更容易出现阴血亏虚的状态。诚如《灵枢·五音五味》所云："今妇人之生，有余于气，不足于血，以其数脱血也。"宋代《妇人大全良方》亦强调："妇人以血为基本。"《素问·生气通天论》提出："阴平阳秘，精神乃治。"人的生命活动以阴阳脏腑气血为基础，若阴阳脏腑气血平衡则能健康无恙，延年益寿；若失去相对平衡，出现阴阳偏盛或阴阳偏衰则易致病。膏方以此立法，一人一方，量体裁衣，度身定做，或扶正补虚，或攻补兼施，尤其适宜女性调补。

一、月经

月经是指有规律的周期性子宫出血，月月如期，经常不变，故有"月信""月事"之称。西医学认为，月经是伴随卵巢周期性变化而出现的子宫内膜周期性脱落及出血。规律月经的建立是女性发育成熟并开始具有生育能力的重要标志。女性一生中第一次月经来潮称为"初潮"。初潮一般在"二七"之年，因地域、气候、营养等内、外因素影响，可以早至11~12岁，或迟至16岁。月经周期一般为21~35日（平均28日），经期正常为3~7日，经量约20~60ml，色暗红，质稀稠适中，不凝固，无血块，无臭气。女性绝经年龄一般在45~55岁（平均49.5岁），绝经意味着女性将步入老年期。

月经的产生是脏腑、天癸、气血、经络协调作用于胞宫的结果。《素问·上古天真论》曰："女子七岁，肾气盛，齿更发长；二七而天癸至，任脉通，太冲脉盛，月事以时下，故有子……七七任脉虚，太冲脉衰少，天癸竭，地道不通，故形坏而无子也。"天癸源于先天，藏之于肾，在肾气旺盛时期，肾中真阴不断充实，在后天水谷精微滋养下化生，由肾中真阳激发促进成熟泌至，主宰着月经的潮止，因此有"天癸至"，则"月事以时下，故有子"，"天癸竭，地道不通，故形坏而无子也"。"任脉通，太冲脉盛"是月经产生的中心环节。气血是化生月经的基本物质。五脏六腑为气血之源，肾藏精，肝藏血，主疏泄，脾生血，心主血，肺主气，气统血，脏腑各司其职，故五脏安和，气血调畅。女性在肾气的主导下，天癸的促发下，任通冲盛，气血调和，子宫按时满溢，则月经来潮如常。

月经随着女性体内阴阳、气血周期性的消长变化，形成定期藏泄的节律，一般分为月经期、经后期、经间期和经前期四个阶段。经期前后，血海由满而溢，因泄溢而骤虚，冲任气血变化急骤；经断前后，肾气渐衰，天癸将竭，冲任二脉虚衰，肾中阴阳失调。若在寒热湿邪侵袭、内伤七情、房劳多产、饮食不节、劳倦过度等致病因素的作用下，女性脏腑功能失常、血气失和，冲任二脉损伤，肾-天癸-冲任-胞宫生殖轴紊乱，则可导致月经先期、月经后期、月经过多、月经过少、经期延长、闭经、崩漏、痛经、绝经前后诸证等疾病。

月经病治疗的第一要则就是"治本调经"。何氏妇科将"调冲十法"融入膏方中：对于有急性病的先清邪调冲以开路；月经期疏理调冲以顺势行经；经后期、经间期、经前期根据患者症状，分别以平肝调冲、凉血调冲、温理调冲、化瘀调冲、补益调冲、化痰调冲、清湿调冲、抗痨调冲等方法治疗。峻药缓图，徐徐滋补，"谨守病机"，"谨察阴阳所在而调之，以平为期"。

二、带下

健康女性从阴道排出白色或无色透明，黏而不稠，量适中，无腥臭气的液体是生理性带下，俗称"白带"。《沈氏女科辑要》引王孟英之说："带下，女子生而即有，津津常润，本非病也。"《景岳全书·妇人规·带浊梦遗类》云："盖白带出于胞中，精之余也。"带下属阴液，是在"肾气盛，二七而天癸至，任脉通，太冲脉盛，月事以时下"的同时开始明显分泌，由脾运化、肾闭藏、任脉所司、带脉约束、督脉温化，溢于阴道和阴户，既能润泽阴窍，又能抵御外邪入侵。

《血证论·崩带》云："胞中之水清和……乃种子之的候，无病之月信也。"经间期拉丝白带是妊娠受孕时期到来的标志之一。女性发育成熟后，在肾气和天癸的调节下，带下随着人体气血阴阳的消长呈周期性变化：月经前后、经间期带下量稍增，尤其是经间期带下质清，晶莹而透明，具有韧性、可拉长；青春期前、绝经前后则带下量明显减少。可以说，生理性带下的产生与调节，是以脏腑功能正常为基础，是脏腑、气血、津液、经络协调作用于胞宫的生理现象。若带下量明显增多或减少，色、质、气味发生异常，或伴有全身或局部症状，则为带下病。带下日久，阴液耗损，可导致虚实错杂之证，病程日久则虚者更虚，甚至影响经、孕。何氏妇科擅用膏方治带下病：或健脾益气、升阳除湿，或温肾培元、固涩止带，或滋肾益阴、清利湿热治疗带下过多；或滋补肝肾、养精益血，或补血填精、活血化瘀治疗带下过少。谨遵"虚则补之""实则泻之"的宗旨，治脾以运、以升、以燥；治肾以补、以固、以涩；治湿热和热毒以清、以利，用膏方治疗虚证或者虚实夹杂的带下病疗效显著。

三、妊娠

《女科正宗·广嗣总论》云："男精壮而女经调，有子之道也。"女性18岁左右生殖系统基本发育成熟，具有正常的月经和排卵。男女之精妙合，结为胚胎，并在子宫种植，在肾气、天癸、冲任、胞宫各个环节的协调和滋养下，逐渐发育成长，十月怀胎，瓜熟蒂落，足月分娩。《女科准绳·胎前门》引了凡之言："凡妇人一月经行一度，必有一日氤氲之候，于一时辰间……此的候也……顺而施之，则成胎也。"《素问》中提到女子"四七筋骨坚，发长极，身体盛壮"，"五七阳明脉衰，面始焦，发始堕"，西医学也认为女性25～30岁为最佳生育年龄，35岁后生育能力开始下降。

妊娠受孕是一个复杂的生理过程：需要女性卵巢能排出正常卵子，精子与卵子能在合适的时机相遇并结合成受精卵，顺利输入子宫并着床，环环相扣，缺一不可。若肾阳亏虚，命门火衰，则生化失期，有碍子宫发育及卵巢排卵；若肾阴亏虚，天癸乏源，冲任血海空虚，则卵子不能生长成熟；若肝气郁结，冲任不能相资，或胞宫、胞络阻滞不畅，则难以受精成孕。不孕症是一种慢性疾病，治疗重点是补肾中阴阳，填精益血，调理冲任、气血，治疗时间长、耗费多。膏方口味上佳，融补虚与疗疾于一体，往往在调理女性气血阴阳之间，在氤氲之时促发生育之机，更易受孕。

《女科经纶·嗣育门》引《女科集略》云："女之肾脉系于胎，是母之真气，子所赖也，若肾气亏损，便不能固摄胎元。"《格致余论·胎自堕论》云："血气虚损，不足荣养，其胎自堕。"妊娠期间脏腑经络的气血下聚冲任、子宫以养胎，母体常处于阴血偏虚状态，若母体先天禀赋不足，肾气亏虚，或久病大病耗伤气血，或思虑过度，劳倦伤脾，气血生化不足，气血亏虚，冲任匮乏，不能固摄滋养胎元，则易致胎元不固而成堕胎、小产。因此，何氏妇科提倡在孕前膏方补肾健脾，益气养血，祛邪扶正预培其本，孕后安胎则事半功倍矣。

四、生产、哺乳

"十月怀胎，一朝分娩"，女性分娩犹如瓜熟蒂落。若出汗多、产时创伤大、出血多，可能导致产妇分娩时阴血暴亡，虚阳浮散，变生产后发热、产后痉病、产后血劳等病；若产程过长，用力耗气，或产后操劳过度、失血过多，气随血耗，气虚失摄，冲任不固，可能导致产后小便不通、产后恶露不绝等疾病；若分娩创伤，脉络受损，血溢脉外，离经成瘀，或胞衣残留，瘀血内阻，败血为病，可能导致产后腹痛、产后发热等病。

产妇由于分娩时亡血伤津、元气受损、瘀血内阻，呈现"多虚多瘀"的病机特点，是导致产后病的基础和内因。膏方调养本着"勿拘于产后，亦勿忘于产后"的原则，或补虚化瘀，或益气固表，或调理肾、肝、脾，细心体察，结合病情辨证论治。选方用药，时时照顾气血，补虚不滞邪，攻邪不伤正。诚如《景岳全书·妇人规》所云："产后气血俱去，诚多虚证。然有虚者，有不虚者，有全实者。凡此三者，但当随证随人，辨其虚实，以常法治疗，不得执有诚心，概行大补，以致助邪。"

第二节　妇科疾病病因病机与膏方

《本草纲目》记载："女子，阴类也，以血为主。"妇女以血为用，经、孕、产、乳数伤于血，导致女子气有余而血不足，妇女之病大多也源于此。

常见的妇科疾病病因有寒热湿邪、情志因素、生活因素和体质因素。

妇科疾病多为内伤脏腑、气血、天癸、经络，进而影响生殖系统的病变。外感六淫与内生五邪中，寒、热、湿邪最易与血搏结导致妇科疾患。寒为阴邪，其性收引。无论是外寒由外及里，还是机体阳气虚衰、命火不足，或阴寒之气不散，内寒致病，都会损伤阳气，气化功能减退，阳不化阴，代谢障碍，产生水湿、痰饮。此外，寒主凝滞，易使气血阻滞不通，瘀血内结，导致痛经、带下病、不孕症、月经后期等。热为阳邪，其性炎上。火热之邪在月经期、孕期、产褥期女性体质虚弱之时，通过外感或内生致病，一则耗气伤津，在损伤人体阴液的同时，热邪结聚于冲任、胞宫，使气血壅滞，导致经行发热、产后发热、盆腔炎等疾病；一则损伤冲任，热迫血行，导致月经先期、月经过多、崩漏等疾病；甚至"热极生风"，扰动血气，导致出血、抽搐。湿为阴邪，其性黏滞。女性久居湿地，或因经期、产后冒雨涉水，湿邪内渗，或因脾胃虚弱，失其运化和输布津液的功能，导致水湿痰浊内生。湿浊既停，极易困阻脾阳，以致陷入脾生湿、湿困脾的恶性循环，进而导致带下病、经行泄泻、子肿、盆腔炎、闭经、多囊卵巢综合征、不孕症等疾病。

《素问·阴阳应象大论》曰："二阳之病发心脾，有不得隐曲，女子不月。"女子本为多郁之体，七情之中怒、思、恐最易导致妇科疾病。怒则气郁、气逆，可致月经后期、闭经、痛经、不孕、癥瘕、崩漏等病；思虑过度则气结，易致闭经、月经先后不定期、不孕、积聚等病；恐则气下、气陷，易伤及肾，导致月经过多、胎漏、胎动不安、堕胎、小产、不孕等病。

现代女性既要"出得厅堂"，担任社会工作，又要"入得厨房"，照顾子女、料理家务，劳神劳力；或房事不节或不洁、早婚多产、过多堕胎；饮食失节，过冷过热，过饥过饱……这些因素均易耗精、伤肾、损脾，耗伤气血，影响冲任、胞宫、胞脉，可导致各种月经病以及带下病、盆腔炎、不孕等。

何氏妇科辨证常以脏腑辨证与气血辨证相结合。种种病因，最终导致脏腑生理功能紊乱，气血阴阳失调，冲、任、督、带损伤，其中肝、脾、肾三脏与妇科疾病关系最密切。

肾藏精，主生殖，为先天之本，胞络系于肾。肾气的盛衰与天癸的泌至与衰竭关系密切，直接影响女性月经与妊娠。冲任之本在肾，肾气虚衰，精不化血，冲任血海匮乏，或封藏失职，冲任不固，可导致月经后期、闭经、月经过少、不孕、滑胎等病；肾阳不足，命门火衰，冲任、胞宫失于温煦，可导致月经后期、闭经、不孕、性欲淡漠、带下过多等；肾阴不足，冲任血虚，胞宫失养，可导致月经后期、月经过少、闭经等病。

肝藏血，主疏泄，体阴而用阳，喜条达而恶抑郁。肝气郁结，气机不畅，冲任受阻，则可导致痛经、闭经等病；郁久化热，肝火上炎，热扰血海，迫血妄行，可导致月经过多、月经先期、经行头痛、崩漏；肝郁乘脾，脾虚生湿，郁而化热，湿热瘀结奇经八脉，可导致带下病、盆腔炎、不孕、癥瘕等；肝血亏虚，血海不充，可导致月经过少、闭经、不孕；肝阳上亢，可导致经前头痛、子晕、子痫等病。

脾为后天之本，气血生化之源，主统血。脾虚则气血生化不足，血海不盈，可导致月经后期、月经过少、闭经、胎萎不长等；脾阳不足，不能运化水湿，湿邪内生，可导致经行泄泻、经行浮肿、妊娠水肿、带下病等；湿聚而成痰，痰湿壅滞冲任，可导致月经过少、闭经、不孕等；脾气虚弱，统摄失职，冲任失固，可导致月经过多、经期延长、崩漏、胎漏、乳汁自出等。

何氏妇科膏方用药前，先以开路方，或清邪，或理脾，待女性机体功能趋于稳定之后，再从脏腑、气血、冲任、胞宫着手，整体调节，扶正补虚，调治兼施，因人施膏，以达到补虚与疗疾之目的。

第三节　古代妇科膏方应用

膏方在妇科疾病中的应用历史源远流长，随着时代的发展，膏方在剂型、配伍、药味、辅料、疾病谱、适应人群等方面有较大的变化。

最早的妇科膏方雏形见于两汉时期的方书，由于辅料限制，多为利胎产、下瘀血的内服膏，用于调经者较少。当时膏方药味少，功效单一，收膏辅料欠缺，制法简陋。如

《中藏经》中治妇人血闭方，以干漆、生地黄汁熬膏，以酒送服；《深师方》中的有养胎易生疗效的丹参膏，被称为"女科第一膏"，以猪脂收膏，利用猪膏滑利之性治疗"妊娠七月，或有伤动见血；及生后余腹痛"；《肘后备急方》中记载的益母煎，乃如今用于调理产后诸证的"益母草膏"雏形，主治"一切血病，产妇及一切伤损"。隋唐时期内服膏方以蜂蜜收膏较为常见。《备急千金要方》中记载的黄精膏，是养颜美容的膏方。及至宋元时期，膏方制备方法趋于完善，其"膏成滴水中凝结不散"的制备要求，也与现代制膏要求一致。虽仍多用蜂蜜收膏，但阿胶、鳖甲胶、龟甲胶等血肉有情之品亦逐渐开始应用，妇科膏方治疗范围不再局限于养胎利生，逐渐扩大至调理生产前后诸证、调经、补益等方面。《陈素庵妇科补解》中以三才固本膏治疗妊娠胎瘦不长；《太平圣惠方》中以琥珀膏治疗产后气血上攻、呕逆烦闷；《鸡峰普济方》中所载的养阴膏和柏叶膏，前者调理室女气血相搏、经脉不行，后者调理崩漏下血之证；《经验秘方》中以二益双补膏温阳益肾，通治男妇下焦虚寒不孕。

明清时期的膏方药味众多，辅料较为齐全，攻补兼施，制备工艺进一步完善，开始注重矫味，采用多种胶类合用收膏，进一步趋向于补益，成为滋润补益类方剂的专用名词，与水煎汤剂相区分。妇科膏方的应用范围也扩大到经、带、胎、产诸病。其中《重庆堂随笔》中记载薛雪的参雪八珍膏，功专调经，为女科调理方之首选；《摄生秘剖》中记载的杞圆膏可治疗各种妇人血虚不足，固精益肾暖脐膏可治疗妇人子宫虚冷、带下崩漏等病；《赤水玄珠》中记载的地榆膏可涩血止血；《济阴本草纲目》中记载的地黄膏可治妇人乳少；《医便》中记载的龟鹿二仙胶可填精益髓、大补气血，治妇女真元虚损、婚久不孕。此时期膏方专著较少，其中晚清医家张乃修所著《张聿青医案》中第十九卷为膏方专卷，记载妇科膏方病案数则，方中多以阿胶、龟甲胶、鹿角胶收膏，对于后世膏方中习用胶类收膏具有深远的影响。

发展到近现代时期，妇科膏方的组方配伍、辅料选用及制备工艺都已日臻完善，与现今的膏已无明显区别，治疗范围也涉及到经、带、胎、产、杂病各个方面。膏方专著开始问世，许多名家均有不少妇科膏方医案传世，如《秦伯未先生膏方选集》《颜德馨膏方精华》《朱南孙膏方经验选》《妇科膏方应用指南》《海派中医妇科膏方选》，呈现了百家争鸣、蓬勃发展的局面。

第四节　现代妇科膏方应用

"冬令进补"的养生观念已经风靡全国，尤其以江浙地区为盛。妇女一生经历经、孕、产、乳各个阶段，数伤于血，易处于"阴常不足，阳常有余"的亏虚状态，且很多妇科疾病需长期服药，因此，膏方调治妇科病最为有益。中医大师秦伯未云："膏方非单纯补剂，乃包含救偏却病之义。"膏方也因其味道甘甜、服用方便，更易为女性患者所接受。膏方施治或补益为主，或攻补兼施，在秋冬生机潜伏之时服用最宜，但亦可不拘时节，一年四季皆可根据病情辨证施治。

妇科膏方攻补兼施，扶正祛邪，具有调整阴阳、补益气血、除湿止带、消瘤散结、祛病强身、抗衰益寿等作用。在月经不调、痛经、不孕症、习惯性流产、围绝经期综合征、盆腔炎、卵巢早衰、移植前调理、产后诸病等方面，疗效显著，具体体现在以下几个方面：

1. 调经助孕 肾藏精，主生殖；肝藏血，妇人以血为本；脾主运化，为气血生化之源。月经病与肾、肝、脾三脏关系最为密切，妇科膏方通过辨病与辨证相结合，调整脏腑气血阴阳平衡，补肾健脾疏肝，调节"肾-天癸-冲任-胞宫轴"的正常运行，建立规律的月经周期，经调方能种子。

2. 抗衰延年 "七七，任脉虚，太冲脉衰少，天癸竭，地道不通，故形坏而无子也。"女性在围绝经期，肾气渐衰，天癸将竭，雌激素水平急剧下降，卵巢功能减退，月经紊乱而至断绝，易引发围绝经期综合征、骨质疏松症、代谢综合征等病，出现潮热出汗、心烦失眠、心悸、神疲乏力、头晕目眩、记忆衰退、烦躁忧郁、腰腿疼痛等症状，且容颜不再，易引起色斑、皱纹、面色暗沉等问题。妇科膏方的调理可有效调补阴阳，补益气血，疏肝健脾，补肾宁心，增强体质，美容养颜以抗衰延年。

3. 扶正祛邪 《内经》云："正气存内，邪不可干，邪之所凑，其气必虚。"妇科疾病中虚实夹杂证为多，本虚标实。虚为脏腑阴阳气血之虚损，实为湿、热、痰、瘀等互结。如对于痛经、慢性盆腔炎、子宫内膜异位症、子宫腺肌病等疾病，妇科膏方攻补兼施，治疗上分清虚实多少，扶正与祛邪并举，缓而图之。

4. 补虚扶弱 凡气血不足、五脏亏损、体质虚弱或妇科手术后、产后以及大病、重病、慢性消耗性疾病恢复期出现各种虚证，如崩漏、滑胎、产后大出血、产后虚劳等，妇科膏方可固本培元，预培其损，增强体质。

5. 纠正亚健康状态 膏方以补为主，但并非单纯补剂，含纠偏祛病之效，对调节阴阳平衡，纠正亚健康状态，疗效显著。现代女性处于家庭和社会的双重压力下，容易出现头晕腰酸、疲倦乏力、头发早白、卵巢功能减退等亚健康状态，妇科膏方以"治未病"为宗旨，促进亚健康患者恢复常态，防患于未然。

第二章

膏方类型简介

  膏方是一种古老的中药剂型，是中医学的重要组成部分，在我国的应用渊源久远，被誉为"中华文明宝库的璀璨明珠"。最早记载于长沙马王堆西汉古墓出土的《五十二病方》：将药物与油脂调和成膏剂，治疗外科诸伤、痈疽、疮疡等的外用膏。内服膏方最早记载应为汉代《金匮要略》中的大乌头煎、猪膏发煎。《素问·至真要大论》云："摩之浴之，薄之劫之，开之发之，适事为故。"其中所指的"摩之""薄之"都是后代膏方的滥觞。南北朝时称膏剂为"膏方"或"薄"，唐代称为"摩膏"，明清时期将唐代的"煎"改称为"膏滋"或"膏"，并纳入了膏方的范畴。随着时代的发展，膏方的用途逐渐扩大，不但治外病用膏，治内病也用膏。膏方类型多种多样，药多力宏，以兼顾补虚与去病而著称，因其卓越的疗效而风靡大江南北。

第一节　应用途径分类

  膏剂根据应用途径分为外敷和内服两种。

一、外用膏方

  外用膏方，一般称为"膏药"，古代称为"薄贴"，多用以治疗疮疡、皮肤等外科疾病，亦可用以治疗各种内科、妇科疾病。例如，针对哮喘、腹水、肿瘤、痛经、关节炎等疾病，常用膏方贴敷治疗，取其平喘、利水、软坚、止痛、化瘀之功。

  外用膏方主要有黑膏药、软膏药两种。

  1.黑膏药　以药材、食用植物油与红丹炼制成膏料，摊涂于裱褙材料上，供贴敷于皮肤的外用剂型。黑膏药最早出现于魏晋炼丹术盛行时期，唐宋时期制备技术逐渐完善，明清时期已经成为普遍的用药之一。黑膏药具有保护、封闭和治疗作用，膏层较厚，作用持久，吸收优于橡胶膏，适用于痛风、跌打损伤、关节炎、肩周炎、颈椎病、腱鞘炎、肌腱炎、腰肌劳损、腰椎间盘突出、筋膜炎等疾病。

2.软膏药 多以猪、羊等动物油脂或白蜡、黄蜡等为基质，混入中药细粉、水煎液或流浸膏等，加热混合搅匀而成，具有消炎、润滑、止痒等作用。

二、内服膏方

内服膏剂，又称为膏方，因其滋补作用，也有人称其为"膏滋"，广泛使用于内、外、妇、儿、骨伤等科疾患及病后体虚调养者。

根据加工途径的不同，内服膏方又可分为成方膏滋和临方膏滋两类。

成方膏滋是选用一些疗效确切的膏方方剂，由药厂成批生产加工而成。这些膏方往往药味不多，组成简单，但疗效确切，便于消费者对症选用。如益母膏、二冬膏、桑椹膏、枇杷膏、雪梨膏，以及根据古方或老中医经验方制成的十全大补膏、八珍膏等补益膏滋。成方膏滋药味组成简单，但使用时仍需在专业医生指导下辨证使用。

临方膏滋是由富有经验的中高级中医师通过望闻问切，综合辨证处方而成，一人一方，由药店或医院药房定制加工制成膏滋，又称定制膏方。膏方一般由20余味中药组成，属大方、复方范畴，且服用时间较长，定制膏方以辨证立法，注重体质差异，量体用药，针对性更强，具有补虚扶弱、抗衰延年、防病治病、纠正亚健康状态等作用。

第二节　加工方法分类

一、水膏

药汁加热后浓缩即可，不放任何其他辅料，也称"清膏"。相当于汤药的浓缩剂，服用量小，疗效卓越。大部分中药汤剂都可以做水膏，四季均可服用。

二、素膏

素膏是用麦芽糖、蔗糖、蜂蜜等植物性辅料加入水膏中熬炼收成膏，也称"糖膏""蜜膏"。素膏在用药上突出"清补""调理"，一般不加阿胶、龟甲胶等胶类，用药味数较少，性价比很高，关键是口味甘甜，不易上火，例如枇杷膏、桑椹膏等。

三、荤膏

荤膏是指膏方中加入鹿鞭、龟甲等动物类中药，以及阿胶、龟甲胶、鹿角胶等动物胶类熬炼收成的膏。与草木无情之品相比，动物类血肉有情之品补益气血、以脏补脏、以髓补髓的功效更胜一筹。

第三节 服用时间分类

对于膏方的服用季节，大多数人将其定位在冬季，实际上膏方四季均可服用。中医学讲究"天人合一"的整体平衡，"春夏养阳""秋冬养阴"，不同季节，调补各有不同。膏方处方当遵循春季平补、夏季清补、秋季润补、冬季温补的原则进行选药配伍。根据服用时间，可以将膏方分为冬季膏方和四季膏方。

一、冬季膏方

"春生、夏长、秋收、冬藏"，这是中医学对四季的概括论述。《素问·四气调神大论》云："冬三月，此谓闭藏。水冰地坼，无扰乎阳，早卧晚起，必待日光，使志若伏若匿，若有私意，若已有得，去寒就温，无泄皮肤，使气亟夺，此冬气之应，养藏之道也。"冬季水寒成冰，大地龟裂，是生机潜伏，万物蛰藏的时令。冬令进补是我国的传统习俗，源自《易经》，其以十二辟卦来说明农历十二个月份的寒热消长规律。农历十一月冬至前后在辟卦中为复卦，一阳初生，正是补阳气的好时机。东汉张仲景所著的《伤寒论》也提到："冬至之后，一阳爻升，一阴爻降也；夏至之后，一阳气下，一阴气上也。斯则冬夏二至，阴阳合也，春秋二分，阴阳离也，阴阳交易，人病变焉。此君子春夏养阳，秋冬养阴，顺天地之刚柔也。"因为农历十一月在辟卦中为复卦，所谓"由剥而复"，就是指一年已经寒到了尽头，虽然地面上还非常寒冷，但是太阳直射点自北回归线开始南移，地里属阳的能量也开始蓄积。《伤寒论》又说："冬伤于寒，春必病温。"在冬至前后，人体阳气刚开始滋长，必须保护长养这初生的阳气。当此时节，人体阳气内趋，服用膏方加强营养物质的吸收，在脾胃的作用下化生气血精微，抵御严寒的同时保养初长的阳气，达到补虚却病、延年益寿的目的。中国民间就有"冬令进补，春天打虎"的说法。此外，中国古代存储食物方法有限，与其他季节相比，冬季气温较低，膏方能存储的时间更长久。

冬季膏方一料一般服用4～6周，每年冬至日开始服用，头九到五九，共50天左右时间，大概在立春前服用完毕。

二、四季膏方

《素问》提出："虚则补之""实则泻之"。只要辨证得当，膏方进补四季皆宜。天人相应观认为，生活在自然界中的人们必须顺应自然界四时阴阳的变化，及时调整自身阴阳以保证阴阳平衡，保证机体与外界和谐共处，从而达到养生保健、延年益寿的目的。阴阳中之阳者是指具有推动、温煦、兴奋等作用的物质和功能。春夏两季气温逐渐升高，是人体与自然界阳气逐渐生发、生长以至旺盛的时机，在经历了一个冬季的休养生息之后，春夏之时，人们纷纷走出户外，活动量相对增大，腠理开泄，汗液增多，特别是夏季，暑气逼人，导致阳气宣发太过，或者因为防暑降温而过度贪凉食冷而致内寒过甚，以至于体内阳气虚衰。由此提出"春夏养阳"的养生原则。如王冰《重广补注黄帝内经素问》："春食凉，夏食寒，以养于阳"；张志聪《素问集注》："春夏之时，阳盛于外而虚于内，故圣人春夏养阳……以从其要，而培养之"；马元台《素问注证发微》："圣人于春夏而有养生长之道者，养阳气也"。阴阳是互根互补的，按照阴阳的关系，阴根于阳，阳根于阴。阴为阳之基，无阴则阳无以化；阳为阴之动力，无阳则阴无以生。所以春夏养阳，才能推动秋冬阴的生长。四季膏方（主要指春夏季节）用药以"养阳"为主，用药更清灵、平和，利用春夏季节阳气渐旺、相对充沛的有利时机，来调整人体的阴阳平衡，增强机体免疫力，从而减少冬季发病次数，最终达到治愈疾病的目的。

第三章

膏方组成

膏方又叫膏剂，以其剂型为名，属于中医学丸、散、膏、丹、酒、露、汤、锭八种剂型之一。主要由中药饮片、细料药、胶类、糖类和辅料五部分组成。

第一节　中药饮片

中药饮片是膏方的主体部分，是医师通过望、闻、问、切辨证分析后，针对患者制定的个性化方药。一料膏方服用时间一般在30~50天，旨在"补虚"与"疗疾"，每日少量服用，缓缓图之。所以膏方的中药不但药味多（一般在20~30味之间），而且用量大（一料膏方中药物剂量是汤剂的10倍左右）。膏方配伍时既要避免药味不足，药力不殆，也要避免盲目大方，药物杂乱堆砌，造成矢不中的、浪费中药。

膏方中的常用中药饮片大致分为以下几类。

一、补气药

补气药，又称益气药，具有补肺气、益脾气的功效。人受气于谷，五脏皆禀气于谷，人靠水谷而生，所以谷气就是靠水谷的精微化生而成，是通过中焦而来，即"饮入于胃，游溢精气，上输于脾，脾气散精，上归于肺，通调水道，下输膀胱，水精四布，五经并行"。谷气通过脾胃，输送到肺，肺主周身之气，通调百脉，而肺气的来源在脾胃。所以说，补气主要是补脾胃气、益肺气。脾为后天之本，是气血生化之源，脾气虚则见脉弱无力、神疲倦怠、大便溏泄、脘腹胀满，甚至浮肿、脱肛等；肺主一身之气，肺气虚则见少气懒言、动则气喘、易出虚汗、易受外邪等。常用的补气药有人参、党参、太子参、黄芪、白术、山药、甘草等。何氏妇科补气的同时常配伍理气和行气药，是因为气虚时其本身运行、升降功能不足，只用补气药容易产生气壅，引起胸闷腹胀、食欲减退等症状。

二、补血药

补血药又称养血药，以滋补生血为主要功效，常用于治疗血虚证。"人卧血归于肝，肝受血而能视，足受血而能步，掌受血而能握，指受血而能摄"，人的一切生命活动都离不开血。所谓"以奉生身，莫贵于此"。血的产生与诸多脏腑密切相关。心主血脉，"诸血皆属于心"；血又藏于肝，是以"女子以肝为先天"；对于血的生成来说，"中焦受气取汁，变化而赤，是谓血"；"营气者，泌其津液，注之于脉，化以为血，以营四末，内注五脏六腑"；"食气入胃，浊气归心，淫精于脉"。由此可见，血是以饮食物（水谷）供给原料，通过体内的气化而生成，与心、肝、脾胃、肾、命门等息息相关。血虚者，往往面色无华、唇甲苍白、舌质淡、脉细无力。心血虚者，兼见心悸心慌、失眠少神、头晕健忘等；肝血虚者，兼见胁肋部隐痛，月经量少或月经后期，经色淡。常用的补血药包括当归、熟地黄、白芍、阿胶、大枣、龙眼肉等。何氏妇科指出，补血药多滋腻黏滞，故脾虚湿阻、气滞食少者慎用。同时，补血药味厚属阴，纯阴无阳不化，故临证时多配伍芳香辛温的药物，使得味厚的药补而不腻，更利于吸收。

三、补阴药

补阴药据其归经的不同，有生肺阴、养胃阴、滋肝阴、补肾阴等不同。干咳少痰、痰中带血、咽痛音哑等属肺阴虚；口干咽燥、舌绛苔剥、渴欲饮水及胃中嘈杂不饥、大便干结等属胃阴虚；两目干涩、眩晕眼花、耳鸣耳聋等属肝阴虚；形体瘦削、腰膝酸痛、五心烦热、盗汗遗精等属肾阴虚。常用的补阴药包括玉竹、天冬、麦冬、黄精、石斛、百合、枸杞子、鳖甲、龟甲、女贞子、墨旱莲等。何氏妇科强调，阴阳是互相联系、互相转化的，补阴的同时务必做到不伤阳，"阴平阳秘，精神乃治"。尤其是肾中之阴阳，"五脏皆一，肾独有二，真阴、真阳皆藏于中"，水火同居，阴阳互根。"肾为坎象，一阳寄于二阴之间"，肾阴只有得到肾阳的温化才是有用的阴，否则就是死阴，不但不能滋养人体，还会成为邪水致病。

四、补阳药

补阳药多为补肾阳、补心阳、补脾阳，用于治疗肾阳不足所致的腰膝酸软、阳痿不举、遗精早泄、宫冷不孕、遗尿尿频、肾虚水肿、五更泄泻等；心阳虚所致的畏寒肢冷、心悸气短；脾阳虚所致的大便泻泄、食欲不振、腹中冷痛。常用的补阳药包括淫羊藿、巴戟天、锁阳、肉苁蓉、菟丝子、杜仲、紫河车、鹿茸、核桃仁等。肾藏人之真阴、真阳，水火同居，火在水中。肾阳是要受肾阴制约的，只有充足的肾阴制约了肾阳，补益的阳才能安静地在下焦起到温化作用，否则就可能不安于下而妄动致病。所以，何氏妇科在用补阳药时，强调补阳而不灼伤阴液，阴阳互求维持二者平衡。

五、理气药

理气药以芳香与辛散药为主，具有调理气分、舒畅气机、消除气滞的功效。主要分为行气药与降气药。《素问·至真要大论》云："结者散之""逸者行之""抑者散之"。对于气结、气逸、气抑致病者，需要通过疏导来散之、行之，使气行恢复正常，则病自除。常用药物包括陈皮、枳实、木香、川楝子、乌药、香附、佛手等疏肝解郁、调脾和胃类。"肝主升""肺主降""胃以降为用"，气的升降问题责之在肺、肝、胃。常用桑白皮、旋覆花、丁香、柿蒂等宣降肺胃之气。何氏先祖告诫后人：气是人体之宝，不可伤，只可养，无论是降逆气还是行气开郁，都应用药轻灵小心。若图一时之快而大量使用，就可能伤气后变生他病。

六、温里药

温里药，又称祛寒药，是具有温里祛寒的功效，用以治疗里寒证候的药物。"寒淫于内，治以甘热"，所以治寒以温、以热为主。根据病变的部位、程度、症状不同，温里药可以分为温中祛寒、回阳救逆、温经散寒三大类。温中祛寒，是治疗中焦脾胃虚寒、阳气不足证，此时阳气没有大虚，里寒也未极盛，表现为四肢不温，舌苔白，脉缓、迟，常用理中丸、小建中汤等。回阳救逆是治疗表现为四肢厥逆，恶寒倦卧，腹痛下利，神衰欲寐，舌苔白滑，脉微细或沉微的阳气衰微、阴寒极盛者，常用附子、干姜、桂枝、细辛等。何氏妇科强调，需要在明确寒热真假的前提下使用温里药。用药需与病相当，所谓"甘以缓之"，温里药用药务必缓和，以防过分使用辛热之品，导致阳气散失，出现戴阳、格阳、浮阳外越。尤其注意因人、因地、因时制宜，年轻人与老年人不同，夏天用药与冬天不同，西南食辣多者与江南饮食清淡者不同。

七、理血药

《素问·阴阳应象大论》云："血实宜决之。"血虚当补，出血当止，血瘀当化。凡能调理血分，治疗血分病证的药物，称为理血药，主要分为活血祛瘀和止血两大类。血在脉中，因气而行，以养四肢百骸，如果有所停滞留瘀则生病端。其证分寒热虚实，治疗各有不同：或温而散之，或清而化之，或补散兼施，或攻逐而行于外，或渐削其坚积，甚至搜剔于经络之中。常用药物有川芎、益母草、红花、三七等。血温则行，血凉则静，血热则妄行，血寒则凝塞。一般而言，活血化瘀宜以温药为主，止血宜以凉药为主。温热之邪"入血就恐耗血动血，直须凉血、散血"。瘀血久积，聚而为热，在活血化瘀药中要加入牡丹皮、黄芩等清热润燥药。

出血原因众多，止血药配伍各有不同：一般的出血，可以用收涩止血的炭类药物，比如当归炭、藕节炭等收敛止血。气虚不能统摄血液，导致血液妄行者，可用黄芪、太子参等益气止血之品；阳气不足，血不循经，离经妄行者，可加入艾叶炭、炮姜、附子等温中补虚以止血；血分有热而迫血妄行者，可加入牡丹皮、苎麻根、仙鹤草等凉血止血之品。

"气为血之帅""气行则血行""血脱者益气"，何氏妇科认为，理血药离不开理气药和补气药，在使用理血药的同时，可酌情加入黄芪、太子参、佛手等，除恶务尽而不伤正，血行脉中而无滞碍。气血调和，则万病皆安。

八、润燥药

《内经》云："燥者濡之。"润燥剂是以轻宣或滋润为主，能够宣肺除燥、滋阴润燥的药物。常用药物包括杏仁、沙参、麦冬、天花粉等。燥分内燥和外燥，外燥又分为凉燥和温燥。从本质上讲，温燥和内燥相同，是由于阴血、精、津、液不足，导致脏腑发生了干燥、燥热，治疗时还需要配伍滋润补虚的药物，同时考虑加强脾胃运化功能，以防伤胃生痰。

九、祛痰药

"液有余便是痰"，水湿停聚则易生痰。"脾为生痰之源""肺为贮痰之器"。祛痰者重在调理脾肺二脏。痰分七种：湿痰、寒痰、热痰、风痰、燥痰、食痰、郁痰。治疗时根据痰的性质不同而分别配伍。常用药物包括半夏、陈皮、竹茹、胆南星等。治疗时，既要注意祛痰治标，又要注意健脾利湿润肺以治本。

十、消导化积药

朱丹溪云："凡积病不可用下药，徒损真气，病亦不去，当用消积药使之融化，则根除矣。"消导化积药包括两类，一者消导食滞，比如鸡内金、神曲、山楂、麦芽、肉豆蔻等；一者消积除瘕，比如猫爪草、猫人参、莪术等。何氏妇科用消法时，崇《内经》之法，主张"衰其大半而止"。在消去三分之二后，可酌情减少用药，攻补兼施，更好地照顾邪正两方面的关系，根据病情妥善善后，方不留变生他病之虞。

十一、祛湿药

"治湿当健脾，脾旺湿自绝""膀胱者，州都之官，津液藏焉，气化则能出矣"，化湿主要通过气化和利小便来治疗，与脾、肺、肾关系密切。治湿当健脾，当用燥，所以辛温、芳香药是治湿正药。湿聚为水则应利水渗湿，阳虚湿聚则应温阳化湿、温阳利水。常用药物包括茯苓、猪苓、泽泻、白术、薏苡仁、虎杖等。

十二、安神药

凡以宁心安神为主要功效，用于治疗心神不安病证的方药称为安神药。根据药物来源及应用特点不同，安神药分为重镇安神和养心安神两类。前者为质地沉重的矿石类物质，如朱砂、琥珀、磁石等，多用于心悸失眠、惊痫发狂、烦躁易怒等阳气躁动、心神不安的实证；后者为植物药，如酸枣仁、柏子仁、远志、合欢皮、首乌藤等，具有养血宁心的作用，用于心肝血虚、心神失养所致的心悸怔忡、失眠多梦等神志不宁的虚证。

第二节　细料药

细料药是参茸类和其他贵重中药材的统称，又称细贵药材，是膏方中体现补益虚损功效的重要组成部分。膏方中细料类药物价格相对较贵，用量应少，随需选择，忌滥用多用。在加工时，大部分细料药采用另炖、另煎、烊冲、兑入等方式单独处理，以达到物尽其用的目的。在临床上，细料类药物主要有以下几种。

一、动物药类

1.**羚羊角粉**　性味咸，寒，归肝、心经，具有平肝息风、清肝明目、散血解毒功效。《本经》言其："主明目，益气起阴，去恶血注下，安心气。"

2.**鹿茸**　性味甘、咸，温，归肝、肾经，具有补督脉、助肾阳、生精髓、强筋骨的功效。《冯氏锦囊秘录》赞其："禀纯阳之质，含生发之气，味甘，气温，入手厥阴、少阴，足少阴、厥阴经，为温补肝肾，及走命门、心包络，填精血补真阳之要药。"

3.**海马**　性味甘，温，归肝、肾经，具有温肾壮阳、散结消肿的功效。《药材学》记载："温通任脉，用于喘息及久喘。"

4.**紫河车粉**　性味甘、咸，温，归心、肺、肾经，具有温肾补精、益气养血的功效。《本经逢原》云："紫河车禀受精血结孕之余液，得母之气血居多，故能峻补营血，用以治骨蒸羸瘦，喘嗽虚劳之疾，是补之以味也。"《本草经疏》记载："人胞乃补阴阳两虚之药，有返本还元之功。"

5.**燕窝**　性味甘，平，归肺、胃、肾经，具有养阴润燥，益气补中功效。治虚损，痨瘵、咳嗽痰喘、咯血、吐血、久痢、久疟、噎膈反胃。《本草从新》赞其："大养肺阴，化痰止嗽，补而能清，为调理虚损痨瘵之圣药，一切病之由于肺虚，不能清肃下行者，用此皆可治之。开胃气，已痨痢，益小儿痘疹。"

二、矿物药类

琥珀：性味甘，平，归心、肝、小肠经，具有镇惊安神，散瘀止血，利水通淋的功效。《本草经疏》记载："琥珀，专入血分。心主血，肝藏血，入心入肝，故能消瘀血也……此药毕竟是消磨渗利之性，不利虚人……大都从辛温药则行血破血，从淡渗药则利窍行水，从金石镇坠药则镇心安神。"

三、植物药类

1.藏红花 性味甘，平，归心、肝经，具有活血化瘀，散郁开结的功效。常用于治疗忧思郁结，胸膈痞闷，吐血，伤寒发狂，妇女经闭，产后瘀血腹痛，跌扑肿痛。《本草正义》记载："西藏红花，降逆顺气，开结消瘀，与川红花相近，而力量雄峻过之。今人仅以活血行滞之用，殊未足尽其功用。"

2.川贝母 性味苦、甘，微寒，归肺、心经，具有润肺散结，止嗽化痰的功效。用于治疗虚劳咳嗽，吐痰咯血，心胸郁结，肺痿，肺痈，瘿瘤，瘰疬，喉痹，乳痈。《本草汇言》记载："贝母，开郁、下气、化痰之药也。润肺消痰，止咳定喘，则虚劳火结之证，贝母专司首剂。故配知母，可以清气滋阴；配芩、连，可以清痰降火；配芪、参，可以行补不聚；配归、芍，可以调气和营；又配连翘，可解郁毒，治项下瘰核；配二陈代半夏用，可以补肺消痰、和中降火也。"

3.三七 性味甘、微苦，温，归肝、胃经，具有散瘀止血，消肿定痛的功效。用于咯血，吐血，衄血，便血，崩漏，外伤出血，胸腹刺痛，跌扑肿痛。《本草新编》记载："三七根，止血之神药也。无论上、中、下之血，凡有外越者，一味独用亦效，加入补血、补气药中则更神。盖此药得补而无沸腾之患，补药得此而有安静之休也。"《本草纲目》赞其："此药气味温甘微苦，乃阳明、厥阴血分之药，故能治一切血病。"

4.石斛 性味甘，微寒，归胃、肾经，具有生津益胃，清热养阴功效，治热病伤津，口干烦渴，病后虚热，阴伤目暗。《药品化义》称："石斛气味轻清，合肺之性，性凉而清，得肺之宜。肺为娇脏，独此最为相配。主治肺气久虚，咳嗽不止，邪热痱子，肌表虚热。其清理之功，不特于此，盖肺出气，肾纳气，子母相生，使肺气清则真气旺，顺气下行，以生肾水，强阴益精。且上焦之势，能令肺气委曲下行，无苦寒沉下之弊。"《本草求真》云："石斛，入脾而除虚热，入肾而涩元气。但形瘦无汁，味淡难出，非经久熬，气味莫泄，故止可入平剂以治虚热。补性虽有，亦惟在人谅病轻重施用可耳。"

5.人参 性味甘、微苦，温，归脾、肺经，具有大补元气、固脱生津、安神的功效。《本草纲目》言其："治男妇一切虚证，发热自汗，眩晕头痛，反胃吐食，疟疾，滑泻久痢，小便频数，淋沥，劳倦内伤，中风，中暑，痿痹，吐血，嗽血，下血，血淋，血崩，胎前产后诸病。"人参的诸多品种中，以野山参为佳，可作为急救药之一。用于汗出肢冷、脉微欲绝，或大量失血引起虚脱等危重证候。生晒参，药性平和而微温，价格适中，故广泛用于各种肺气不足、脾胃虚弱、体虚乏力等。红参，药性偏温，具有大补元气、复脉固脱、益气摄血功效，用于治疗体虚欲脱，肢冷脉微，气不摄血，崩漏下血等。西洋参性味甘凉，具有益肺阴、清虚火、生津止渴的功效。《医学衷中参西录》记载："西洋参，性凉而补，凡欲用人参而不受人参之温补者，皆可以此代之。"适用于各种阴虚火旺，津少口渴，低热不退者。

四、菌藻药类

1.冬虫夏草 性味甘，平，归肺、肾经，具有补肺益肾，止血化痰功效。用于久咳虚喘，劳嗽咯血，阳痿遗精，腰膝酸痛等。《重庆堂随笔》云："冬虫夏草，具温和平补之性，为虚疟、虚痞、虚胀、虚痛之圣药，功胜九香虫。凡阴虚阳亢而为喘逆痰嗽者，投之悉效，调经种子有专能也。"

2.灵芝孢子粉 性味甘，平，归心、肺、肝、肾经，具有益气血、安心神、健脾胃的功效。用于眩晕不眠，心悸气短，虚劳咳喘等。灵芝孢子是灵芝在生长成熟期，从灵芝菌褶中弹射出来的极其微小的卵形生殖细胞，即灵芝的种子。每个灵芝孢子只有4~6微米，是活体生物体，双壁结构，外被坚硬的几丁质纤维素所包围，人体很难充分吸收。而破壁成粉后更容易被人体肠胃直接吸收。

第三节 胶 类

胶类一方面供制作过程中收膏用，有助于膏滋制剂的固定成形；另一方面是膏方补益虚损的重要组成部分，具有滋补作用。临床常用的胶类包括阿胶、龟甲胶、鳖甲胶、鹿角胶、黄明胶等，据其不同的功效特点，按患者体质病证，辨证选用。一料膏方中胶的配伍量一般为200~400g，可以一胶单用，也可以视需要按一定比例数胶合用。若患者脾胃虚弱，宜清淡少补，在膏方配伍中可用大枣打泥替代胶类收膏。

1.阿胶 味甘，性平，归肺、肝、肾经。具有补血、滋阴、润肺、止血的功效。主治血虚诸证、出血证、肺阴虚燥咳、热病伤阴、心烦失眠、阴虚风动、手足瘈疭。《神农本草经》称其："主心腹内崩，劳极洒洒如疟状，腰腹痛，四肢酸痛，女子下血，安胎。"《医林纂要》赞其："补心和血，散热滋阴。"《本草纲目拾遗》称其："治内伤腰痛，强力伸筋，添精固肾。"

2.龟甲胶 味甘、咸，性凉，归肝、肾、心经。具有滋阴潜阳、益肾健骨、固经止血等功效，主要用于治疗阴虚血亏、劳热骨蒸、头晕目眩、肾虚腰痛、吐血衄血、崩漏带下、心虚惊悸、失眠健忘等。

3.鳖甲胶 味咸，性寒，归肺、肝、肾经。具有滋阴补血、清虚热、破瘀散结等功效，主要用于治疗阴虚潮热、虚劳咯血、癥瘕积聚等疾病。

4.鹿角胶 味甘、咸，性温，归肾、肝经。具有温补肝肾、益精养血等功效，主要用于治疗肾气不足、虚寒内生导致的腰痛、虚劳羸瘦、阳痿、滑精、不孕、带下、崩漏等病。

5.黄明胶 味甘，性平，归肺、大肠经。具有滋阴润燥、养血止血、活血消肿等功效，主要用于治疗虚劳咳嗽、咯血、吐血、崩漏、下利便血、跌打损伤、痈肿、烫伤等。

第四节 糖 类

甘者，能补、能和、能缓，膏方中糖类有一定的补中缓急作用，还能够减轻药物苦味，改善膏滋口味，利于患者服用。同时，糖类可以使膏体变稠厚，药物浓度增高，使膏滋更加稳定，不易变质。糖的配伍用量一般不超过中药提取浓缩所收得清膏量的3倍，一料膏方中糖的用量一般为300～500g，可以单用或者合用糖及蜂蜜，以期与中药功效相得益彰。

膏滋中所加的糖类有常用糖和替代糖两类。根据各种糖的品质和功效差异，应辨证使用。

常用糖主要包括以下几种：

1.**冰糖** 味甘，性平，归肺、脾经。能补中益气、润肺止咳、清痰去火，对于肺燥咳嗽、干咳无痰、咳痰带血等有很好的辅助治疗作用。

2.**白糖** 味甘，性平。能润肺生津、补中缓急，用于肺虚咳嗽、口舌干燥等。

3.**红糖** 味甘，性温，归脾经。能益气补血、健脾暖胃、缓中止痛、活血化瘀，多用于产妇、儿童及贫血患者。

4.**饴糖** 味甘，性温，归脾、胃、肺经。能补中缓急、润肺止咳、解毒等，用于脾胃虚弱、里急腹痛、肺燥咳嗽、咽喉疼痛等。《本草经疏》云："饴糖，甘入脾，而米麦皆养脾胃之物，故主补虚乏，仲景建中汤用之是也。肺胃有火则发渴，火上炎，迫血妄行则吐血，甘能缓火之标，则火下降而渴自止，血自去也。"

5.**蜂蜜** 味甘，性温，归脾、胃、大肠经。具有补中缓急、润肺止咳、滑肠通便的功效，用于治疗胃及十二指肠溃疡、呕吐、呃逆、烧伤、习惯性便秘、心绞痛、神经衰弱等疾病。《本草择要纲目》记载："其入药之功有五：清热也，补中也，解毒也，润燥也，止痛也。生则性凉，故能清热。熟则性温，故能补中。甘而和平，故能解毒。柔而濡泽，故能润燥。缓可以去急，故能止心腹肌肉疮疡之痛。和可以致中，故能调和百药而与甘草同功。张仲景治阳明结燥，大便不通，蜜煎导法，诚千古神方也。凡觉有热，四肢不和，即服蜜浆一碗甚良。"

对于糖尿病患者或一些不愿多摄入糖分的膏滋药服用者，可适量添加一些低热量的替代糖：元贞糖、甜菊糖、木糖醇、阿斯巴甜、甜蜜素、糖精等。既能提供甜味，改善膏方口感，又不会升高患者血糖水平。需要强调的是，膏滋药加工过程中要慎用甜味剂，用什么样的甜味剂，添加的比例、多少，应当严格按照产品的使用说明，由医师把关，正确、适度使用，不得随意滥用。

第五节　其他辅料类

辅料中除了糖类以外，还包括黑芝麻、龙眼肉、核桃仁等药食同源的中药用来矫味、促进收膏。

一、黑芝麻

黑芝麻性味甘、平，归肝、脾、肾经。具有补益肝肾、养血益精、润肠通便的功效。常用于治疗肝肾不足所致的头晕耳鸣，腰脚痿软，须发早白，肌肤干燥，肠燥便秘，妇人乳少，痈疮湿疹，风癞疬疡，小儿瘰疬，汤火伤，痔疮等疾病。现代研究发现，芝麻富含油酸、亚油酸甘油酯，蔗糖，卵磷脂，蛋白质，脂麻油酚等，有强壮滋补之用。

二、龙眼肉

龙眼肉，又称桂圆肉，性味甘，温，归心、脾经。具有补益心脾、养血安神的功效。用于治疗气血不足，心悸怔忡，健忘失眠，血虚萎黄等。《本草纲目》记载："食品以荔枝为贵，而资益则龙眼为良，盖荔枝性热，而龙眼性和平也。严用和《济生方》治思虑劳伤心脾有归脾汤，取甘味归脾，能益人智之义。"《药品化义》称："桂圆，大补阴血，凡上部失血之后，入归脾汤同莲肉、芡实以补脾阴，使脾旺统血归经。如神思劳倦，心经血少，以此助生地、麦冬补养心血。又筋骨过劳，肝脏空虚，以此佐熟地、当归，滋补肝血。"

三、核桃仁

核桃仁性味甘、温，归肾、肺、大肠经。具有补肾、温肺、润肠的功效。用于治疗腰膝酸软，阳痿遗精，虚寒喘嗽，大便秘结。《开宝本草》言其："食之令人肥健，润肌黑发。"《本草纲目》言其："补气养血，润燥化痰，益命门，利三焦，温肺润肠，治虚寒喘嗽，腰部重痛。"

四、枸杞子

枸杞子性味甘、平，归肝、肾经。具有滋补肝肾、益精明目的功效。用于治疗虚劳精亏，腰膝酸痛，眩晕耳鸣，内热消渴，血虚萎黄，目昏不明。《本草经疏》记载："枸杞子，润而滋补，兼能退热，而专于补肾、润肺、生津、益气，为肝肾真阴不足、劳乏内热补益之要药。老人阴虚者十之七八，故服食家为益精明目之上品。昔人多谓其能生精益气，除阴虚内热明目者。盖热退则阴生，阴生则精血自长，肝开窍于目，黑水神光属肾，二脏之阴气增益，则目自明矣。"需要注意的是，"枸杞虽为益阴除热之上药，若病脾胃薄弱，时时泄泻者勿入，须先治其脾胃，俟泄泻已止，乃可用之。即用，尚须同山药、莲肉、车前、茯苓相兼，则无润肠之患矣"。

五、黄酒

黄酒性味苦、辛、温，归肝、胆经。具有活血通络、行药势、散寒、矫味矫臭的功效。《长沙药解》言其："行经络而通痹塞，温血脉而散凝瘀，善解凝郁，最益肝胆。""黄酒辛温升发，温血脉而消寒涩，阳虚火败，营卫冷滞者宜之，尤宜女子，故胎产诸方，多用黄酒。"黄酒是膏滋加工中必备的辅料，作为良好的有机溶剂常用于浸泡阿胶等动物胶类，不仅可以解除腥膻气味，而且可以增强药物在人体内的运化与吸收。制作膏滋所用的黄酒应是质量上乘的绍兴酒，俗称老酒。一料膏方中黄酒的用量一般为每500g胶类需要用250～500g黄酒浸泡并加热融化。

第四章
膏方配伍原则

膏方不是补益药物简单的堆积，其组方与方剂的结构基本一致，以动静平衡、寒热互制、阴阳互配、气血互调为基本原则，组方用药最常使用八法中的"和、消、温、补、清"，选用药物依照"君、臣、佐、使"的配伍方式组成。

1.君药 是针对主病或主证起主要治疗作用的药物。对于以虚证为主的患者，膏方中以补益药为主，常用经方或一组相似补益作用的药物，根据患者气血阴阳、脏腑虚损选择用药；对于虚实夹杂的患者，在使用补虚药的同时，加入活血化瘀、消导化积、祛痰、祛湿等药物以祛邪。

2.臣药 是辅助君药加强治疗主证的药物或针对兼证起治疗作用的药物，主要的价值就是辅助君药发挥药理作用和针对兼证的治疗。膏方中的胶类药亦可辅助君药起到补益作用，也应属臣药。

3.佐药 是制约君、臣药的毒性与烈性或用作反佐的药物，以及调理脾胃、消导和中的药物，配合君臣药来进一步加强膏方的疗效。

4.使药 起到调和诸药及引经、调味作用。

《素问·至真要大论》云："谨察阴阳所在而调之，以平为期""阴平阳秘，精神乃治，阴阳离决，精气乃绝"。膏方治疗目的包括"补虚"与"疗疾"两部分，调和阴阳时注重以平为期；消补兼施要注意补而勿滞，以防留邪，消而勿伤，以防正虚。

在膏方组方中，还应注意长期服用的口感与疗效，用药因人因地因时制宜，避免一方多参、一方多胶，勿用或少用有毒中药（28种毒性中药材品种名录：砒石、砒霜、水银、生马钱子、生川乌、生草乌、生白附子、生附子、生半夏、生天南星、生巴豆、斑蝥、红娘虫、青娘虫、生甘遂、生狼毒、生藤黄、生千金子、闹阳花、生天仙子、雪山一枝蒿、红升丹、白降丹、蟾酥、洋金花、红粉、轻粉、雄黄）、相反药（甘草反甘遂、大戟、海藻、芫花；乌头反半夏、瓜蒌、天花粉、贝母、白蔹、白及；藜芦反人参、沙参、丹参、玄参、苦参、细辛、芍药）、相畏药（硫黄畏朴硝，水银畏砒霜，狼毒畏密陀僧，巴豆畏牵牛，丁香畏郁金，川乌、草乌畏犀角，牙硝畏三棱，官桂畏石脂，人参畏五灵脂）。

膏剂处方还需要了解每一味药的出膏量，使用出膏率高的中药在制膏过程中更利于膏剂的固定成型。一般来说，籽类药物出膏率较高，其次是根茎类和皮类，矿石类药物出膏率低。

出膏率较高的常用药物有：

1.**果实种子类** 山茱萸、枸杞子、薏苡仁、酸枣仁、杏仁、桃仁、柏子仁、桑椹、五味子、金樱子、枳壳、莲子、白扁豆、芡实等。

2.**植物皮类** 牡丹皮、黄柏、杜仲等。

3.**根茎类** 何首乌、生地黄、熟地黄、黄精、肉苁蓉、黄芪、人参、沙参、党参、丹参、太子参、百合、玉竹、天冬、麦冬、知母、牛膝、白芍、赤芍、板蓝根、黄芩、巴戟天、山药、百部、甘草等。

4.**菌类** 猪苓、茯苓等。

5.**花类** 金银花、款冬花、菊花等。

第五章
膏方制作工艺与质量控制

膏方作为中药剂型之一，是在复方汤剂的基础上，加入胶类、枣泥等增稠剂，糖类、核桃、芝麻、蜂蜜等矫味剂，藏红花、紫河车等珍贵药材，经过加工精制而成的膏剂。膏方的质量控制体现在膏方开具后到服用的全过程，涵盖处方的质量、药材和辅料的质量、处方调配质量以及膏方制作的质量，对服用和存放亦有要求。为确保膏方的制作质量，配方、核对、熬制、发放等各项工作均需严格控制质量。膏方制作生产车间按法定要求布置，流程规范合理，利于生产的开展。

一、膏方处方的质量

高质量的膏方处方是膏方疗效卓越的基础。与普通处方相比，膏方充分体现了一人一脉案一处方，内容包括患者病史、症状、体征、治则、方药，处方医师不仅要具备深厚的中医功底，还需要经过膏方知识培训和学习。医院规定具有副高职称以上的中医师才可开设膏方专家门诊，开具膏方处方。

二、药材质量控制

药材是膏方的主体部分，选择优质、道地的药材是保证膏方质量的前提。例如贝母、白术、延胡索、山茱萸、玄参、白芍、菊花、麦冬等选择浙江产地；三七、木香、重楼、茯苓等选择云南产地；天冬、天麻、黄精、杜仲、吴茱萸、五倍子、朱砂等选择贵州产地。药材入库后，要严格按批号管理，调剂时先进先出，确保优质、新鲜的药材得以优先使用。

三、处方调配的质量控制

处方调配人员接收到处方，应严格执行调剂规程，认真审核处方，特别要注意审核处方中是否有十八反、十九畏、妊娠禁忌、药物过量等问题，对儿童及年老体弱者尤需注意。审方中发现问题，要及时与处方医师联系，问明原因，协商处理，决不能只凭主观臆断或随意处理。

在调配处方过程中要确保剂量正确，如处方中有需要特殊处理的药物应按照处方要求进行处理，并在药袋外标注清楚，在煎煮及熬制时可以明显地看到相关提示。调配完毕自查无误后签名，经过双人核对后才可以进入下一道工序。

四、膏方制作的质量控制

膏方制作工艺已流传千年，工序繁杂，要求苛刻，每一个环节都将影响膏方的质量，体现的是一个中药煎膏人员的经验积累。俗话说，膏方补不补看医生，灵不灵看药师。膏方制作经验有些记载在典籍里，更多的则蕴藏在实际经验中，需要不断总结、发掘、继承。

（一）制作流程的质量控制

膏方熬制间按工作流程规划布局，设置备料间、清洗间、烘瓶间、熬膏间、切制间、存膏间，待发成品存放于符合规定温度和环境要求的场所。所有物品按划定区域摆放。运输、配料、熬制、包装等各项工作均责任到人。为避免加工过程中物料和成品的混淆和污染，各种容器、煎锅应配有明显的、与记录相符的识别标记；制作完成的膏剂，在盛器外贴上完整记录的标签。

（二）制作人员的培训

对所有参与熬膏的人员进行岗前培训，采用师带徒的培养模式，经过考核合格后才可以进行独立操作。进入煎膏场所的工作人员穿戴清洁工作服，每年定期进行健康检查，对不符合健康要求的人员及时调离。

（三）制备工艺质量控制

规范熬制膏方是保证膏方质量的关键。膏方中药的煎煮都采用煎药机流水线煎提药液，膏方大都是滋补类药材，在加水量、浸泡时间、煎煮时间上要特别关注。拿到处方后，药房窗口工作人员对膏方进行确认，与患者核对相关信息，填写加工单，加工单上记录处方时间、患者姓名、医生签名、各种辅料名称及数量、贵细药材数量、膏方制备的特殊要求等。处方传至膏方制作中心，加工单及胶类、贵细药材等装入药袋，并在药袋外贴上标签，注明病人姓名、电话等信息。对各种贵重药材按医嘱单独处理，各种辅料在膏方熬制时准确称量。

为确保处方调配的质量，煎药人员收到调配好的中药，需再次核对，对处方中要求特殊处理的药材按规定执行。将膏方原料药装入一次性煎药袋后浸入药桶内，加水完全浸没药材，使药材中有效成分可以充分溶出。取浸泡过的药材连袋放入煎药锅内，药液亦倒入锅内，加入规定量的水，设置好相应的煎煮参数，煎煮完毕，收集药液，新鲜出炉的药液须经过静置沉淀，"汤是汤、渣是渣"，需要注意去渣环节，不然淀粉杂质一多收膏时就会糊。静置冷却4～5小时后，药液过100目筛网滤取上清液倒入敞口式夹层蒸汽锅内，加热浓缩，期间多次搅拌，促进蒸发，提高效率。烊膏可以将胶提早用黄酒浸泡，也可以将糖和胶一起用打粉机打碎后倒入药汁中。胶类一入锅马上开始搅拌，手中的竹药杵不能停，一边搅拌一边加入黄酒。当药液浓缩至适当浓度时，放出药液，用100目筛网滤过后，倒入锅内，用文火熬制30分钟以上直至"挂旗"，即可出锅。经过两次的过滤，制作后膏体细腻、口感纯滑。收膏完成后将膏滋装入已消毒的洁净容器内，置凉膏间放置。凉膏间应监测温湿度，温度控制在20℃以下，湿度控制在45%～75%。室内要进行每日两次、每次半小时的紫外线消毒，货架保持清洁，盛装膏方的容器要事先清洗、消毒及烘干。用干净纱布将装有膏方的容器口遮盖上，放置一夜，待完全冷却后，方可加盖，放入冷藏柜保存。如是小包装膏方，包装环节需要注意膏的"老嫩"，应以流浸膏的质量要求进行趁热包装，包装完毕后，放置凉膏间冷却。

五、质量检查

膏方质量检查包括五点：

1. 外观检查 要求冷却后的膏方成品无糖的结晶析出，即无"反砂"现象，且无异味。

2. 相对密度检查 除另有规定外，取供试品适量，精密称定，加水约2倍，精密称定，混匀，作为供试品溶液。照相对密度测定法测定、计算。凡加饮片细粉的煎膏剂，不检查相对密度。

3. 不溶物检查 取供试品5克，加热水200毫升，搅拌使溶化，放置3分钟后观察，不得有焦屑等异物。加饮片细粉的煎膏剂，应在未加入药粉前检查，符合规定后方可加入药粉。加入药粉后不再检查不溶物。

4. 装量检查 按照最低装量检查法检查，应符合规定。

5. 微生物限度检查 按照微生物限度检查法检查，应符合规定。

六、膏方的保存

膏方制作完成后及时通知患者领取膏方。一料膏方一般分2～3个容器保存，近期服用的可以另外分装。一般膏方适宜放在冰箱0～4℃冷藏以防止变质。服用时用干净、干燥的汤勺取用。若膏方存放日久，出现霉点，可以将小霉点除去后剩下部分再次入锅煎熬，熬透后再重新装入干净的容器中保存。为了便于保存和携带，也可以将膏方做成真空小包装。

膏方以中华民族优秀传统文化为底蕴，更彰显中医药防病治病、养生保健的特色和优势。随着中医养生理念的不断深入，膏方将越来越受到群众的青睐和认可。

第六章
膏方适应人群

膏方是中医特殊剂型之一，是中华民族的伟大财富。膏方之"膏"，《博雅》释为"润泽"。唐代开始，膏方增加了扶正补虚为主的药物，作用由治疗转向滋补养生。明清时期，"膏"已专指滋补类方剂，医家大多重视使用"血肉有情之物"来调补身体。近代名医秦伯未先生曾云："膏方者，盖煎熬药汁成脂液而所以营养五脏六腑之枯燥虚弱者也，故俗亦称膏滋药。"（出自《膏方大全》）所以，膏方具有防病治病、补虚强身、抗衰延年的作用。

膏方因其滋润、补养的作用，在临床治疗上有其重要意义。何氏妇科常将膏方用于妇科慢性疾病的调理与亚健康患者的补虚调养。

例如，妇人肾气不足，阳明脉衰，导致屡孕屡堕，可在冬令进补之时以膏方补肾健脾、充养奇经、扶正补虚，待气血调和，五脏安稳，再次备孕往往能获佳音，喜获麟儿，此乃孕前预培其本之功效也。再如，妇人若因肾气不足、冲任虚弱，或肝肾亏损、精血不足，脾胃虚弱、气血乏源、阴血虚弱等导致精亏血少，冲任血海空虚，源断其流，无血可下而导致月经过少、后期，甚至闭经，何氏崇"虚者补而通之"之法，以膏方补肾健脾、益气养血等补益之法，使气血恢复，脏腑平衡，血海充盛，则经水自行。妇人若气血亏虚的同时，兼夹气血阻滞，或痰湿流注下焦，冲任受阻，血海阻隔，经血不得下行而成月经不调之候，何氏妇科常采用"补中有通，攻中有养"之法，补中有行，以利气血化生，使气顺血和则经自调。

第七章

膏方服用注意事项

"春夏养阳，秋冬养阴"，只要辨证得当，四季皆可行膏方调补。为了更好地发挥膏方的作用，增强疗效，减少不良反应，服用膏方时，需要注意以下几点：

1.服用时间 冬季膏方一般在冬至前1周至立春前服用。宜从冬至日起大约服用50天，或服至立春前结束。如果准备一冬服两料膏方，服用时间可以适当提前。四季膏方（主要指春夏秋季）服用时间则四季皆可。由于膏方多为滋腻补益药，适宜饭前空腹服用，以利于药物吸收。若有胃肠道疾病或空腹服用易引起脾胃不适或食欲下降者，则在饭后1小时左右服用。

2.服用方法 根据膏方剂型不同，分为冲服、调服、噙化、嚼服四种。冲服：为较常用的方法，即取适量药膏放在杯中，用温水冲入搅匀使之溶化后服下。调服：因病情需要或膏方胶质稠黏难化，可以把膏方加黄酒或水，用碗或杯隔水炖热，调匀后服下。噙化：又称"含化"，即将药膏含在口中溶化，慢慢下咽，以发挥药效。嚼服：对于制作成干切片的膏方可以细细咀嚼，缓慢服用。

3.服用剂量 一般而言，服膏方应从小剂量开始，逐渐增加。初服每天早晨空腹1匙（约5～10g），1周后可增至早晚各一匙。若为干切片，可以从初服每天早上空腹1片逐渐过渡到早晚各1～2片。病重、体弱的人对有滋补作用、药性平和的药按常规量服；病轻、老人、妇女、儿童可酌情减量。

4.服用注意 服用膏方期间需饮食调和，切忌暴饮暴食，饮酒过度，过食生冷油腻，会造成胃肠负担过重，影响膏方的吸收。进补膏方如发生胃脘闷胀，不思饮食，舌苔厚腻等情况，应停服或减少进服药量3～5日，或配合芳香醒脾、健脾和胃药。慢性疾病发作期和活动期，急性疾病如发热、腹泻等均不适宜服用膏方。应待疾病治愈或者缓解后再恢复服用，以免"闭门留寇"。

5.饮食禁忌 在服用膏方期间，如误食所忌饮食，易降低膏方疗效，甚至引起不良反应。如服用含有人参的膏方时，应忌食生萝卜。服膏方时一般不宜用茶水冲饮，因茶叶能解药性而影响疗效。如患者属阳虚有寒者，应忌食生冷饮食；如属阴虚火旺者，应忌辛辣刺激性食物；如为哮喘患者，宜忌食虾蟹、腥味等食物。

  6.储藏方法 罐装膏方应储存于瓷罐中，亦可用搪瓷烧锅存放，但不宜用铝锅作为容器。罐装膏方最好分装小罐，每个罐子用固定的、干燥、消毒过的勺子取膏，以免污染膏方引起霉变。无论何种剂型的膏方都建议在冰箱0～4℃冷藏保存，避免光照和高温导致变质。

中篇

何氏妇科膏方应用

第八章

流派传承渊源

浙江何氏妇科流派形成于晚清，原为绍兴钱氏女科外姓第二支脉，至今已一百七十余年。绍兴钱氏女科世代居住于山阴（今浙江省绍兴市）之石门槛，故又称"石门槛女科"。"第十一代（北宋末年）始操女科业，为钱氏女科之鼻祖也。"（出自《语肥堂钱氏族谱》）至宋代钱氏十一代裔孙始治妇科，有《大生秘旨》三卷为家传衣钵。自此，钱氏后代继承祖业，名医辈出，迄今已有二十二世。嘉庆《山阴县志》亦载："钱氏，自南宋以来，代有名家。至家垌，而荟萃先世精蕴，声远播焉。"钱氏女科家传《大生秘旨》《胎产秘书》《钱氏产科要诀》等妇科秘籍，从不外传。直到清朝第十九代钱宝灿，破除陈规，收外姓徒弟两人：一为绍兴徐绍忠，另一人即何氏妇科鼻祖何九香。

第一节　何氏妇科鼻祖——何九香

何九香，杭州人（1831—1895），师从清代名医钱宝灿，深得其传，学成后在杭州石牌楼设何九香女科诊所，并附设药店寿山堂，擅长妇科，屡起沉疴。当时浙江抚台之女因"经闭腹膨"，被疑为不贞，何九香先生诊治后力辩非议，以中药活血化瘀治疗后下瘀血盈盆，其恙尽除，由此医名大振，享誉杭城。何九香先生不但医术高超，更具仁爱之心，对家境困难者，不仅免收诊费，更送汤药，故患者接踵而至。

清代上至宫廷御用，下至民间养生，膏方调补之风盛行于世。《医宗金鉴》《寿世保元》《清太医院配方》等书籍中都有膏方补虚、疗疾的记载。何九香先生亦精于膏方调理妇科疾患，怎奈年久未妥善保存医案，失其真迹，甚为遗憾！

第二节 二代传人——何稺香

何稺香（1870—1949），何九香之子，继承父亲衣钵，笃学深研，崇尚实践，不仅医术精湛，更热心中医药事业，曾担任杭州国医公会执行委员。1929年，国民党政府卫生机构提出"废止中医案"，全盘否定中医中药。何稺香先生不但参加了上海名中医张赞臣主办的《医界春秋》之"中医药界奋斗号"抗争活动，还和朱小南等名医一起在《新中医刊》发表文章争取中医的地位和未来。最终国民党政府撤除了"取消旧医药"的决定。为了纪念这次抗争的胜利，并希望中医中药在中国乃至全世界弘扬光大，造福人类，医学界决定将每年3月17日定为"中国国医节"。何稺香先生专门去上海参加了首个"国医节"庆祝大会。1937年，杭州沦陷，何稺香先生举家迁往上海，在天津路、卡法路（现石门二路）开业，直到上海沦陷后回杭城临诊。

第三节 三代传人——何子淮、何少山

第三代传人何子淮、何少山兄弟幼承庭训，尽得家传，在中医妇科方面造诣颇深。在党的中医政策关怀领导下，1953年向国家捐献何氏秘方"定呕饮"，获政府嘉奖。二人在医术上法古不泥，借鉴西医学理论及检测方法以助诊断，博采众长，勇于创新，将何氏妇科流派推向高峰。何氏医术得到国内中医妇科界的广泛认可，仁名远播全国乃至海外。二人分别为全国第一、第二批名老中医药专家学术经验继承工作指导老师。

一、何子淮

何子淮（1920—1997），何稺香长子，13岁起即待诊于何稺香先生左右，继承祖业。1934年考入浙江中医专科学校，1937年就读于上海新中国医学院，获得当时院长朱小南先生亲临教诲，受益匪浅。1939年毕业后，回杭城悬壶应诊，是以医术日臻精深。1955年参加广兴联合中医院（即杭州市中医院前身）工作。1983年被评为浙江省名中医，1991年被评为国家首批名老中医药专家学术经验继承工作指导老师，1992年荣获国务院颁发的"为我国医疗卫生事业作出突出贡献"荣誉证书。何子淮先生曾先后任杭州中医学术流派研究室中医妇科主任、浙江省中医药学会常务理事及中医妇科分会副主任委员、中华中医药学会妇科分会常务理事、杭州市政协委员。

何子淮先生在学术上不但推崇张仲景的辨证论治，而且广泛融入陈良甫、张景岳、傅青主等诸家学术思想。重视整体观念，突出脏腑经络辨证，以奇经调治作为重要手段，理论上强调"妇人以血为本""以肝为先天"，治血病注重调气机，治杂病重视调理肝、脾、肾，用药灵动变化，师古法而不泥古方。对妇科病有许多独到的见解和治法，临床疗效显著。

何子淮先生一生著述甚丰，论文《调冲十法》《崩漏论治》等均在《中医杂志》上发表，并有多篇文章收录在《当代名医临证精华》丛书中，编著出版《何子淮女科经验集》《各家女科评述》两部专著。

二、何少山

何少山（1923—2003），何穉香次子，早年就读于上海大同大学化工专业。在30年代的中国，他看到广大贫苦百姓缺医少药，饱受疾病煎熬，毅然弃工从医，在祖传父授、业有所成之后，于1948年在杭城石牌楼女科诊所悬壶应诊，由于医技精深，在病家中声誉鹊起，成为"何氏女科"第三代传人。曾任全国第二批名老中医药专家学术经验继承工作指导老师、农工民主党浙江省常委、农工民主党杭州市副主委、浙江省政协委员、浙江省政协教文卫体委员会副主任、杭州市政协副秘书长。

1952年，杭州市成立了华东第一家中医院，即广兴联合中医院。1955年，在浙江省卫生厅副厅长、名医叶熙春的举荐下，何少山先生担任院管会主任职务，主持全院工作，并兼任妇科负责人。为了解决医院初创时期的困难，何少山先生同何子淮先生一起毅然把"何氏妇科"诊所的诊疗设备、中药配方等全部无偿捐献给医院。"何氏妇科"也成为医院特色专科之一。在何少山先生的领导下，医院在短时间内克服了重重困难，业务兴旺，成为杭州市卫生系统先进医院。原朝鲜卫生相，亲临参观。

何少山先生潜心研究中医妇科理论。在学术上，他继承和发扬了何氏妇科中医理论，突出脏腑经络辨证，重视整体观念，立法处方虽多遵古训，但又不拘一家之言，博采众家之长，融合中西医学。对妇科常见病、多发病、疑难病的诊治积累了丰富的经验，尤其对不孕症、崩漏、急慢性盆腔炎、滑胎、产后杂病的诊治有其独到的见解。何先生所撰写的《论温阳止崩》等二十余篇论文和继承人章勤整理出版的《何少山医论医案经验集》都成为当代中医妇科的重要文献，"何氏妇科"不但享誉国内，而且声名远播及港台、日本、东南亚及欧美，成为当今中国中医妇科一支重要的学术流派。

何少山先生对于以虚为主的妇科疾病，主张膏方冬令进补。何老指出，与普通门诊病历不同的是，每一张膏方都是一份完整的医案，包括患者病史、症状、体征、诊断、治则、方药、炮制和服用方法等内容，全面反映医生的中医理论功底和临床辨证思维。因此，开一份膏方务必慎之又慎。每到秋冬之时，患者接踵而来，何少山先生常常在门诊详细询问患者病史，诊查病情，晚上回家后，再根据病案仔细斟酌开具膏方，足见其谨慎认真。

第四节　四代代表性传人——何嘉琳

何氏妇科第四代从事医务工作者有7人，何子淮先生之子何嘉言是中西医结合主任医师，女儿何嘉珍为主治医师，虽均已退休，但仍坚持出诊，为患者服务。何少山子女中，长女何嘉琳作为杭州市中医院中医妇科学科带头人，虽已年过古稀，仍奋斗在临床教学第一线。两子何嘉琅、何嘉琪均在意大利罗马行医，小女何嘉瑛在美国亚特兰大行医。

第四代代表性传承人何嘉琳（1944—，何少山长女，何子淮学术继承人），主任医师，教授，博士生导师，享受国务院政府特殊津贴专家，杭州市中医院终身学术导师，浙江省国医名师，全国名中医。全国第三、第四、第六、第七批老中医药专家学术经验继承工作指导老师，国家中医药管理局全国名老中医传承工作室专家，全国第一、第二批中医学术流派建设项目浙江何氏妇科流派传承工作室负责人。兼任中华中医药学会妇科专业委员会顾问，中华中医药学会学术流派传承分会专业委员会顾问，中国中医药研究促进会妇科流派分会顾问，浙江省中医药学会妇科专业委员会名誉主任委员，杭州市农工党第五至七届副主任委员。

何嘉琳教授1968年毕业于杭州市第三届中医基础理论学习班（大专班），留任杭州市中医院中医妇科工作至今。1986年参加上海中医药大学"全国高等医药院校中医妇科师资进修班"，学成结业，其间得到朱南孙、庞泮池、沈仲理等各位前辈的教导，收获颇丰。1988年担任杭州市中医院中医妇科主任。1991年被人力资源和社会保障部、卫生部、国家中医药管理局遴选为全国首批名老中医专家——何子淮学术继承人。跟师三年，医技日增。从事中医妇科临床、教学、科研六十年，在继承已故国家级名中医何子淮、何少山学术经验的基础上，总结、探析、运用何氏妇科学术流派经验，将"治病求本"作为大法贯穿在临床治疗中，在诊治子宫内膜异位症、不孕症、复发性流产等妇科疑难病的上疗效卓著。

何嘉琳教授认为，妇人以血为用，经、孕、产、乳皆易耗血致虚，再加上作息不调、饮食不节、精神焦虑等，进一步导致脏腑功能失常，气血失调，冲、任、督、带损伤而致病。膏方在普通中药汤剂的基础上加入血肉有情之品，方大效宏，兼具"补虚"与"疗疾"两大作用，不但能平衡气血阴阳，调和脏腑经络，更能扶正祛邪以防病、治病。应香港中医药学会邀请，何嘉琳教授分别于2012年、2013年两次在"全国中医妇科四大流派""香港首届膏方高峰论坛"作专题讲座，香港会展中心座无虚席，反响热烈。何嘉琳教授从医60年，学验俱丰，德艺双馨，展示了一位中医人的无私奉献和伟大事业，为当代中医妇科承上启下、传承创新发展付出了大量心血，赢得了业界和广大患者的高度认可和尊崇。

第五节　五代代表性传人——章勤

章勤（1965—，何少山学术继承人），何氏妇科第五代代表性传承人，主任中医师，浙江省名中医，博士生导师。全国第六、第七批老中医药专家学术经验继承工作指导老师，全国第二批优秀中医临床人才。兼任中华中医药学会妇科分会副主委、生殖分会常务委员，中国中医药研究促进会妇科流派分会副会长，世界中医药联合会生殖医学分会副会长、妇科分会常务理事，浙江省中医药学会妇科专业委员会主任委员，杭州市中医药协会妇科专业委员会主任委员等职务。章勤教授作为何氏妇科外姓弟子，不但在学术上"融汇中西，兼收并蓄"，既学有渊源，又博采众长，获得患者及同行的认可，而且与何嘉琳教授一样，作为农工党杭州市委会副主任参政议政，在社会上享有较高的知名度。

章勤教授从浙江中医药大学毕业后师从何少山先生，1997年作为全国第二批名老中医药专家何少山的学术经验继承人跟师3年，2008年经考核被遴选为全国第二批优秀中医临床人才研修3年，期间师从国医大师夏桂成、朱南孙及何氏妇科第四代代表性传承人何嘉琳等专家。擅长应用中西医结合方法诊治卵巢储备功能下降、不孕症、盆腔炎等疾病。在传承何氏妇科经验的同时，带领团队开拓创新，将"浙江何氏妇科流派传承工作室"建设成为国家临床重点专科（中医），国家中医药管理局重点学科，国家中医药管理局"十五"至"十二五"重点专科，国家中医药管理局"十四五"中医药特色高水平学科，国家GCP中药临床试验基地，浙江省中医药重点学科，"十三五"浙江省中医药（中西医结合）重点学科，浙江省重大疾病（不孕不育）中医药防治中心，浙江省中医妇科诊疗中心，浙江省中医妇科专科联盟牵头单位，长三角妇科流派联盟牵头单位，杭州市一级医学重点（高峰）学科，连续5年荣获艾力彼中国中医医院最佳临床型专科。学科建设带动了科室业务发展，门诊人次及出院人次逐年攀升，社会影响力亦与日俱增，成为行业翘楚，更是医院的品牌科室。

第五代传人中崔林为第三批何嘉琳全国名老中医药专家学术经验继承人，杭州市名中医；赵宏利、王素霞为第四批何嘉琳全国名老中医药专家学术经验继承人，分别为杭州市名中医、杭州市首届中医药高层次人才；汪慧敏师从何嘉琳，现为香港中医学会主席；叶一平、江伟华、陈浩波师从何嘉琳，已成为浙江省名中医及温州市名中医；高涛、方晓红、马景已成为杭州市青年名中医。马一铭等何氏妇科第六代传人也正逐步成长，通过不断学习与实践，将会成为流派的中流砥柱。

第九章 学术思想特点

第一节　中西汇通，病证结合

历代何氏传人均具开放包容精神，认为医药为救人而设，本无中西之别。随着西医学不断发展，何氏传人不囿于门户之见，一方面主张中西汇通，取彼之长，补己之短，不断吸纳新知，学习西医诊断方法、治疗措施；另一方面，力求辨证与辨病结合，分期与分型结合，中医病因病机与西医生理病理变化结合，中药传统疗效与现代实验研究结合。何嘉琳教授由此提出"衷中通西，能中不西"的学术观点，精中通西，取各所长，互补互用，追求临床实效。

一、衷中通西，能中不西

何氏妇科自何九香悬壶杭城开始，每代皆有名医。何氏家学，年幼读五经而识文字，稍长则研读《内经》等医学巨著，继则博览诸家之论，独重于妇科，力求精专。直到三代传人何子淮、何少山兄弟，学习、应用中医的同时，受到西医思想的影响。何子淮先生曾说："过去认为，祖国医学是经过几千年来与疾病作斗争所积累起来的实践经验，经过历代医学大家的总结与传承，形成了独特的理论体系。我们通过临床实践，事实也证明这些理论是能够指导临床而获得显著效果的。但以这样的态度来对待医学宝库，还是有一些片面的，会存在着故步自封、抱残守缺的不正确思想，就会忽视其中某些不合理的或者是对讲不清的部分而很少加以考虑。特别是怎样采取中西医结合方式进行系统整理，发扬提高，更有许多弄不清楚的地方。"（摘自《重订何子淮女科》）

四代传人何嘉琳教授在父亲何少山、大伯何子淮的影响下，不但精于中医妇科理法方药，还注重西医诊疗思维的培训，创造性地提出"衷中通西，能中不西"的学术思想，极大地丰富和发展了何氏妇科理论。

所谓"衷中通西"，首先是要"衷中"。《说文解字》："衷，里亵衣。从衣，中声。"本义是指贴身的内衣，引申指"内心"。何嘉琳教授强调，"作为中医师，要发自内心地热爱中医，相信中医，才能学好中医，用好中医"。何氏妇科传承一百七十余年，以卓越的临床疗效闻名于世，何氏传人自幼随诊堂前，目睹药到病除的案例不胜枚举，由此建立中医自信之心，热爱之情。何氏庭训，学习中医必先以《内经》《金匮要略》等四大经典奠定基石，树立正确的中医理论体系，继则博采众长，学习李东垣的脾胃论、朱丹溪的滋阴降火论、张景岳的温阳益肾论等诸家理论，后则认真研读《傅青主女科》《女科秘旨》等妇科典籍，融会贯通，为临床所用。何稚香先生处方用药，执简忌繁，极其清疏，以至炉火纯青。对后辈时时教诲、谆谆告诫："用药如用兵，防兵多乱阵；药在于精，选药要精当。要博取各家之长，做到一药数用；同时不能拘泥，以致通常达变。"关于学习中医，何子淮先生曾说："医书一端，古今以来汗牛充栋，层出不穷。学者当用自己的智力去鉴别，拮取其长，汲其精华，略弃其短。"何子淮先生曾告诫弟子：学问无止境，实践方能不断开辟，此认识真理之道路也。在医学上也是如此。不积跬步，无以至千里；不积小流，无以成江海。做学问，当忌"乱"贵"专"，所谓"教之道，贵以专"也。又学贵"博"且"专"，未有不博而能专者也。博览群书，熟读精思，才能获得广博精深的知识。博必须与专结合，博而不专，一事无成。做学问还得忌"浮"贵"深"。浮皮潦草，浮光掠影，一目十行，不求甚解，必浅。浮读只能形成初步概念；反之，深思熟虑，深入钻研，锱铢必较，分毫必争，锲而不舍，金石可镂，方能获得精良的成就。必须入其圈中，方能超乎象外；不入其门，只能终身是门外汉。还要从诸家入，而复从诸家出，取其精华，融一炉冶。更是要"不相菲薄不相师""不薄今人爱古人"。古人之书当读，若拘泥古人之言则不可。

何嘉琳教授年过古稀，床头仍摆放《妇人大全良方》等书籍，时时翻阅，思考不倦，实乃后辈楷模。何老平素对病人和蔼可亲，平易近人；对后辈认真教导，无论是何氏子弟还是外姓传人，都一视同仁，毫无保留地传授临床经验。"衷于中医，自信于中医"，通过一代代的传承与创新，何氏妇科不断发展壮大，成为全国十大妇科流派之一。

"通西"中的"通"在《说文解字》："通，达也"，"通"本义为到达，又有"精通"之意。何嘉琳教授指出，医学发展日新月异，我们应该学习现代科学技术和诊疗手段，借以提高中医临床疗效、阐明中医药疗效作用机制，这就是中医药现代化。何老用现代科学方法系统研究了卵巢功能下降的生理病理机制，用临床研究和动物实验阐明何氏妇科名方——育麟方的疗效与机制，并获得浙江省科学技术进步二等奖。古稀之年，她还认真学习复发性流产西医理论，引入血栓弹力图、血小板聚集、子宫动脉血流、抗心磷脂抗体等西医检测方法，进一步提高了诊断能力。何老指出，"中医与西医，各有所长，现代中医不但要学好中医知识，更要熟悉、精通西医理论和最新进展，这样才能用好中医来治病，才能讲清楚为什么中医药有疗效。"

所谓"能中不西"，是在"衷中通西"的基础上，知道"哪些疾病中医能治、西医不能治；哪些疾病中西医都可治，但在时效、近效、远效上中医更有优势；反之亦然"，从而真正做到"能用中药就不用西药"。中医药以"简、便、廉、验"著称，临床上可以用中医解决的问题，大可用中医来解决。比如，复发性流产妊娠合并血栓前状态，西医以低分子肝素、阿司匹林肠溶片等药物治疗，这些药物一则属于妊娠期C类药物，是否有导致子代畸形风险不确定，安全性仍待论证；二则价格高昂，低分子肝素1针价格在35～120元之间，若全孕程治疗，经济支出巨大。何嘉琳教授在西医抗凝理论的基础上，翻阅中医典籍，从王清任《医林改错》中发现"少腹逐瘀汤治疗数堕胎医案"。案中写道："道光癸未年，直隶布政司素纳公，年六十，因无子甚忧，商之于余。余曰：此易事耳，至六月，令其如君服此方，每月五付，至九月怀孕，至次年甲申六月二十二日生少君，今七岁矣。此方更言险而不险之妙。孕妇体壮气足，饮食不减，并无伤损，三个月前后，无故小产，常有连伤数胎者，医书颇多，仍然议论滋阴养血、健脾养胃、安胎保胎，效方甚少。不知子宫内先有瘀血占其地，胎至三月再长，其内无容身之地，胎病靠挤，血不能入胎胞，从傍流而下，故先见血。血既不入胎胞，胎无血养，故小产。如曾经三月前后小产，或连伤三五胎，今又怀胎，至两个月前后，将此方服三五付，或七八付，将子宫内瘀血化净，小儿身长有容身之地，断不致再小产。若已经小产，将此方服三五付，以后成胎，可保无事，此方去疾、种子、安胎，尽善尽美，真良善方也。"

何嘉琳教授说，以前我们一贯认为安胎之法或补肾、或健脾、或止血，看到西医用低分子肝素保胎，要么全盘否定，要么就盲目跟风，却不知老祖宗早就有先见之明。以少腹逐瘀汤来保胎，就是活血安胎法的最早应用。何老在此基础上提出补肾活血法治疗肾虚血瘀型胎漏、胎动不安，疗效卓越。这也体现了何老在诊治疾病中充分运用中西医结合的优势，参照西医诊断和作用机制，结合中医辨证论治以达到提高临床疗效的目的。

"能中不西"非"只中不西"。何老认为，面对某一疾病，若时下中医不行西医行，西药或者手术当用就用，但要注意"用中医思维在临床实践中对西医治疗方法进行思考和研究"。比如，宫腔粘连又称为Asherman综合征，是指产后、流产后、子宫肌瘤或子宫纵隔手术等引起子宫内膜基底层损伤和粘连，从而导致宫腔、宫颈内口、宫颈管或上述多处部位或全部阻塞，引起子宫内膜不应性或阻塞性月经过少或闭经，甚至导致不孕或复发性流产。何老指出，轻度宫腔粘连可以通过中药补肾活血治疗，但中重度宫腔粘连如果死守中药治疗，往往效果欠佳。宫腔镜对于宫腔粘连的诊断准确率高达99%，可以明确病变部位，且检查与粘连分离治疗同步进行，是目前临床常规诊疗手段。那么，在中重度宫腔粘连这个疾病中，中药是否的确无用武之地呢？并不是！何老强调，粘连之地用手术分离开，相当于在贫瘠的山丘地带开垦荒地，术后应当立即撒种以养地促进生机恢复，若非如此，术后复粘的概率极高。手术创伤，一则导致血运紊乱，瘀血留聚，胞宫留瘀或者胞脉、胞宫瘀浊内阻，冲任气血运行不畅，影响胞宫修复，阻碍精卵的运行和摄纳，导致不孕、流产、异位妊娠等疾病；二则损及冲任，冲为血海，任主胞胎，术后患者不但气血虚损，还会由于胞宫与冲、任、督脉直接连属，通过经脉与肝、肾、脾等脏腑间接属络而影响经络、脏腑的气血运行，导致阴阳平衡失调，干扰正常生殖功能。因此，何老主张宫腔镜术后以龟鹿二仙汤为底，补肾活血，口服中药，配合妇外Ⅳ号灌肠预防粘连复发，尽早促孕。龟鹿二仙汤以龟甲、鹿角片、紫河车血肉有情之品填补奇经，仙茅、巴戟天、续断等补肾温阳，当归、赤芍、熟地黄等养血活血，全方旨在补肾振督，暖宫调冲，以冀春回大地，内膜生长，月经量增，育麟有望。妇外Ⅳ号为中药活血化瘀、清热解毒之剂。其中当归、川芎、丹参、乳香、没药等活血化瘀，蒲公英、败酱草、大血藤等清热解毒，三棱、莪术、皂角刺等消瘀破癥，诸药合用，活血化瘀兼清热解毒而不伤正。此外，将中药注入直肠，通过肠黏膜、淋巴及静脉丛吸收，直接用于盆腔，可以改善盆腔的血液循环，提高机体免疫能力，消除盆腔内瘀血，抑制粘连复发，实乃见效快、操作简便、胃肠刺激小、成本低廉的好方法。

二、治病求本，病证合参

治病求本，首见于《素问·阴阳应象大论》的"治病必求于本"。告诫医者在错综复杂的临床表现中，要探求疾病的根本原因，从而制定正确的治本方法。这是几千年来中医临床辨证论治一直遵循的基本准则。

张景岳云："万事皆有本，而治病之法，尤推求本为首务。"何少山先生认为，治病不仅要看到病变的局部，还要观察人体的全貌，抓住主证，才能准确地辨证施治。"夫治病之道，以法为师，以药为器，器既利，法从活，尚获其要，而数种而足。尚不获其要，则百药不能奏功。"（出自《脚气钩要》）只有抓住疾病的本质，遣方用药才够精当。

病因病机为本，症状、体征为标，何氏妇科主张接诊病人必详细询问病史、症状，诊查体征，结合望闻问切与西医学实验室检查，在整体观念的基础上，辨病与辨证相结合，探明病因病机，治病求本。

（一）治病求本，首重问诊

女子就诊时常因怕羞，不敢直述病情，故非详细询问不能尽悉隐微。三代传人何子淮先生在上海新中国医学院就读时得到了校长朱小南先生教诲，深受影响，尤其推崇"朱氏妇科十问要诀"，即"一问年龄二问经，及笄详察婚与亲，三问寒热汗与便，四探胸腹要分明，头痛腰酸多带下，味嗅辨色要须清，五重孕育胎产门，崩漏注意肿瘤症，六淫七情括三因，八纲九候祖先问，本病杂症弄清楚，十全诊治方得准"。

（二）知常达变，明辨病症

所谓的"常"，就是辨证论治的一般规律；而"变"则是灵活变通的特殊规律。何少山先生认为，临床病症变化多端，治法要随之改变。不但要把握常见证候的辨治，还需善于处理稀少见证。诊治要有预见性，争取主动，灵活用药方可获得立竿见影的疗效。知常达变，辨明病证才能治病求本。在传统中医学思想的基础上，何少山先生融入了西医学生理病理知识，进一步提高了"治病求本"疗效。

例如，传统不孕症多从肝肾论治，这是"常"法，但是对于流产后导致的继发不孕，何少山先生从生理病理角度深入分析，认为流产主要导致妇女三方面受影响：

1.流产后胞宫留瘀　流产若出现生殖道感染、妊娠物滞留、内膜创伤等情况，可导致血运紊乱，瘀血留聚胞宫、胞络，冲任气血运行不畅，影响胞宫的修复，并阻碍精卵在生殖道内的运行和摄纳，导致再次流产、继发不孕等疾病发生。

2.流产后胞宫虚损　流产势必损伤冲任脉络，尤其是体质虚弱者，易于患诸虚而致不孕。冲为血海，任主胞胎，流产后的患者，不但气血虚损，还会由于胞宫与冲、任、督、脉直接连属，通过经脉与肝、肾、脾等脏腑间接属络而影响有关经络、脏腑的气血运行，导致阴阳平衡失调，干扰正常生殖功能。

3.流产后心理应激　流产作为一种心理刺激，患者会产生各种不同的心理反应，若不能适应这种变化，亦会导致机体生殖功能的改变。特别是流产后在较长时间内未能再孕者，或经反复多次检查和治疗月经状况仍无好转时，患者往往出现悲观、忧郁、烦躁等复杂情绪，情怀不畅，肝气郁滞，均可加重流产后的瘀滞和虚损的程度，给再次怀孕带来困难。

因此，何少山先生提出，流产后继发不孕更侧重于"瘀、虚、郁"三点，抓住疾病矛盾特殊性，分清主次，审证求因，分投温通疏补之法，或兼而施之，补不足、损有余、畅心扉，最终达到冲任调和，胞宫藏泻有度，为排卵、受精、着床各环节清除障碍，方能孕育有望。

（三）病证合参，中西汇通

何氏妇科发展到第四代，西医学中妇产科学知识更多地融入中医临床诊治中，在何嘉琳教授"衷中通西，能中不西"的诊治理念指导下，今天的何氏妇科传人在望闻问切基础上，不断借鉴西医实验室检测、超声等技术手段，进一步提高诊断准确性。在辨病与辨证相结合的基础上选方用药，最大程度发挥中医治疗的灵活性与准确性。

辨证论治又叫辨证施治，是在中医学整体观念的指导下，将望闻问切所收集的症状和体征资料，通过分析、综合，辨清疾病的发生原因、性质、部位以及邪正关系，概括、判断为某种性质的证，从而针对性地确定治疗原则和方法。辨证论治是中医诊断、治疗疾病的基本原则，也是中医学的基本特点之一。

辨病论治早在中医学理论体系构建之初尚无"证"的概念时就已存在。如：《黄帝内经》十三方、"风论"、"疟论"、"咳论"、"痹论"、"痿论"，《伤寒论》中"辨某某病脉证并治"，温病学的"春温""湿温""暑温"等，都是以病作为辨析对象。尤其是方书之祖《金匮要略》就有按病用药，专病、专方、专药的特点。例如，产后抽风用竹叶汤，妊娠呕吐不止用干姜人参半夏丸，妊娠小便难用当归贝母苦参丸。传统中医学的有些病名不够具体、准确。随着医学的发展和中西医结合的深入，辨病有了更广泛的概念，既指辨中医学的病或症状，又包括辨西医学的病或征。结合西医学的疾病诊断后的"辨病"，不但能较为准确地反映疾病的病因、病位及病变器官的病理变化、整体功能的反应状态，还可以基本了解病情轻重、病程演变、预后转归等。

以"子宫内膜异位症"为例，中医学没有相关病名，常以临床表现不同而分属于"痛经""月经过多""不孕""癥瘕"等范畴。何嘉琳教授根据患者继发性、进行性加重的痛经、不孕或慢性盆腔痛、性交痛等病史，结合妇科检查、影像学检查（超声、盆腔CT等）、血清CA125、腹腔镜检查等方法，准确地进行辨病诊断。在此基础上进行辨证论治。如表现为经行腹痛剧烈，畏冷便溏，面色青黯，唇舌紫黯，脉弦紧，证属寒湿凝滞于胞宫胞脉，治拟温胞汤，以附子、肉桂、吴茱萸温经散寒，当归、失笑散、川楝子、延胡索活血理气，小茴香暖宫止痛，经净后从"癥瘕"治。不孕症伴月经后期量少、腰酸肢软者，证属本虚标实，肾阳不足为本，血瘀内阻为标，治疗以补肾化瘀，用鹿角片血肉有情之品补肾助阳，填补奇经，配穿山甲走窜之性，通经络而达病所，菟丝子、巴戟天温肾助阳，熟地黄、当归、川芎养血活血，补肾化瘀调经以助孕。

总之，何氏妇科以辨病为纲，辨证为目，中西汇通，病证合参，提纲挈领，能够精准地诊断疾病、概括病因病机，从而指导用药，达到"治病求本"的目的。

第二节　肝肾为要，共为先天

秦伯未有云："膏方并非单纯之补剂，乃包含救偏却病之义，故膏方之选药，须视各个之体质而施以平补、温补、清补、涩补，亦须视各个病根，而施以生津、益气、固津、养血。"何嘉琳教授指出，在冬三月"生机潜伏，阳气内藏"之时，通过精准的病证合参，统筹兼顾，开具配伍合理、选药精当的膏方，有助于调节体内五脏六腑、气血阴阳之平衡，或温，或清，或补，或消，达到补虚与疗疾于一体的目的。膏方一般用药二三十味，药味虽多，但非随意拼凑堆积。在病证合参的基础上，明辨主次，按照君臣佐使的原则，合理配伍，既要发挥每味药物所长，又要关注各药之间相互协调，或相须，或相使，达到协同增效的作用。何氏妇科素来推崇脏腑辨证，膏方调治妇科疾病首重肝肾，次调心脾。

一、女子以肝为先天

何子淮先生认为，肝在五行六气中属木，主风，十二经络中为足厥阴之脉，其主要生理功能为主疏泄和藏血。肝藏血，全身血液除营养周身外，皆藏于肝，其余部分下注冲脉（血海）。从其经络循行来看，冲脉起于会阴，挟脐上行，而足厥阴经脉亦环阴器，行抵少腹，故与冲脉相连，肝血充足则血海满盈，月经能以时下。肝的疏泄、藏血功能对于人体情志条达、气血平和起到重要的调节作用，故肝的生理病理变化对脏腑气血的影响十分重要。叶天士亦强调，妇科病的治疗首先要调肝。

中医学认为肝体阴而用阳，是指肝的阴血为体，且具有调节一身气血为用的特性。肝藏一身之血，阴血充足则肝体得养，具备正常的体阴之性；肝主疏泄，调节情志，条达气血，主一身气机的疏畅而协调五脏之气血，能够发挥正常的阳用。肝病的特点，主要反映在肝体不足和肝用失司两个方面。肝体不足可导致肝阳亢奋和肝风内动；肝气不用，影响其他脏腑、经络正常功能的发挥，内在不调又导致外邪入侵时出现多种病理反应，常见的有肝失疏泄的肝郁气滞，兼湿留的气滞挟湿，兼食积的气郁食滞，兼寒袭的寒凝肝经，兼湿热的肝经湿热。由于肝之阴阳失调，又可致气血逆乱之肝厥证等。以上这些病证均与肝的病理变化有着密切的联系，在妇科临床上涉及到经、带、胎、产、杂诸病，是妇科疾病发生的重要病机之一。

（一）肝气郁结

这是肝用失职最为常见的病证，也是引起其他兼证的基本因素。肝为将军之官，性喜条达而恶抑郁，任何引起人精神情志过分变动的七情刺激，导致肝的疏泄功能失常，都可成为肝气郁结的原因。女性患者多郁善感，肝气郁结常导致月经不调、经前乳胀、乳房结块、不孕、产后乳汁不下以及脏躁等疾病。对于这类病患，何氏妇科主张首先以情志相胜法、移情变气法、劝诱开导法进行情志调节，次用芳香浓郁之品疏肝理气解郁。在膏方中，常在柴胡疏肝散（陈皮、柴胡、川芎、香附、枳壳、芍药、甘草）基础上，加入郁金、合欢皮、橘叶、乌药、路路通、玫瑰花、绿萼梅等芳香通络之品。对素来形体亏虚者，则不可概投芳香辛燥药，恐其伤阴血、散元气。何子淮先生对素体阴虚而兼肝郁者，采用养阴解郁法，养其肝阴之体，疏其肝木之用，用药常选生地黄、枸杞子、生白芍、地骨皮、麦冬、合欢皮、北沙参、玉竹、八月札、绿萼梅、淮小麦等。对气阴不足之肝郁，采用益气健脾解郁法，用药常选太子参、焦白术、麦冬、茯苓、八月札、平地木、白扁豆花、玫瑰花、橘皮、橘络等。对肾气不足之肝郁者，采用益肾解郁法，用药常选熟地黄、石楠叶、淫羊藿、菟丝子、鹿角片、当归、白芍、路路通、青皮、八月札、生麦芽等。

（二）肝郁挟湿

肝气郁结，疏泄功能障碍，首先导致脾胃之气不运，脾受克乘，中州不健，运化水谷之能失司，导致湿浊中阻或痰湿下注，常见带下绵绵、经来量少、经闭、不孕、子肿、子满等。何氏妇科主张宣郁行滞、健脾化湿。基本方为：香附、大腹皮、枳壳、砂仁、苍术、白术、生山楂、赤小豆、茯苓皮、生姜皮、姜半夏、白扁豆花、泽泻、石菖蒲、郁金。其中，山楂味酸，膏方时宜量少或不用。若湿滞痰阻，还可以在健脾化湿药之中加入陈皮、川芎等2～3味理气行滞之品，疗效更佳。

（三）气郁食滞

产后、病后情志不遂、饮食不慎者，可见肝木犯胃，食积不化，出现食少泛恶、脘腹痞满胀闷、嗳腐吞酸等症状，何氏妇科主张开郁和胃，佐以消食。基本方为：仙半夏、北秫米、橘皮、橘络、郁金、绿萼梅、玫瑰花、茯苓、鸡内金、平地木、太子参、石斛、山楂炭、石菖蒲。膏方用药时还可加入枣泥，既可补中益气以健脾开胃，又可增加收膏效果。

（四）肝经湿火

七情过极，肝气怫逆，木郁热炽，五志化火，导致肝火上炎、血逆气乱，妇人多有月经先期、量多、色紫，或经行吐衄，或经期前后伴有头晕头痛、目赤耳鸣、烦躁不寐等。若郁火内结，兼有湿毒外袭，内火外毒相搏，流注下焦，妇人则多有月经不调、带下黄赤、少腹灼痛等急、慢性盆腔炎症。何氏妇科主张"逆者平之""热者清之"，用药可选龙胆泻肝汤、羚角钩藤汤、何氏红藤汤等，肝热得清，肝火得泄，肝阳得平，则诸病可消。这类药物实属苦寒清热泻火之品，若症状改善后采用膏方调补，则常在黄芪建中汤温中补气、和里缓急以扶正的基础上，或配合羚角钩藤汤（羚羊角片、桑叶、川贝母、生地黄、钩藤、菊花、茯神、生白芍、生甘草、淡竹茹）凉肝息风，增液舒筋；或配合何氏养血清肝方（石决明、当归、生白芍、牡丹皮、绿萼梅、枸杞子、生地黄、牛膝、龙齿、天冬、淮小麦、炙甘草）养血清肝滋肾；或配合何氏芪竭颗粒（黄芪、桂枝、当归、芍药、血竭、没药、茯苓、制大黄、大血藤、败酱草、甘草）益气养血、温经化瘀、利湿解毒，膏方缓进以收功。

（五）寒凝肝经

肝病虽然多热证，但若肝气不足，肝用失司，劳倦乏力、形气不足，或经行、产育调养不慎，风寒从下而入，寒湿之邪也可凝滞肝经，诸如女子寒凝胞宫之痛经；慢性盆腔炎过服寒凉药物，久病虚损，导致形体瘦弱，腹部如有条索膨起，腹痛隐隐，喜温喜按；下焦肝肾寒湿留滞之不孕等。何氏妇科主张暖肝温经以散寒，常用药：小茴香、淡吴萸、肉桂、艾叶、荔枝核、橘核、乌药等。何嘉琳教授指出，此类病人多为病久体虚者，尤其适合膏方调补，选方用药以养血温通，佐以活络为原则，力避阴寒滋腻之品。

（六）阴虚肝旺

妇人有素体肝肾亏虚者，或经行、孕期营血下脱或下注胞宫，聚养胎元，或更年期水乏血枯，水不涵木，致肝体失养、肝阳亢奋，而见头昏目眩、心悸怔忡、失眠烦躁，出现经前头痛、脏躁、子烦及绝经前后诸证等疾病。何氏妇科主张养阴潜阳，育阴与清肝并进。宗《内经》"肝苦急，急食甘以缓之"之意，基本方为：枸杞子、炙甘草、生白芍、酸枣仁、生地黄、何首乌、百合、麦冬、当归、蒺藜、淮小麦、大枣。何嘉琳教授指出，何首乌具有补肝益肾、养血祛风之效，实乃良药，但此药炮制要求颇高，稍有不当易导致肝功能损伤。一料膏方中药物用量为平素6~10倍，若炮制不当，唯恐出现肝功能损伤，故近年来常以菟丝子、桑寄生、桑椹等药物替代。

（七）血虚风动

肝藏血而主筋，阴血暴竭，肝失所养，筋少血濡而不用，常见项强龂齿、四肢抽搐、瘛疭等症状。妇人产后失血过多，或产后风袭最易发生此证，此仲景所谓"新产血虚，汗出喜中风，故令病痉"是也。何氏妇科治疗此证宗"风淫于内，治以甘寒，佐以咸寒"和《临证指南医案》"缓肝之急以息风，滋肾之液以驱热"之法，用药以滋阴养血，柔肝息风为主。膏方用药：生地黄、熟地黄、白芍、山茱萸、枸杞子、蒺藜、牡丹皮、钩藤、杭白菊、生牡蛎，加入阿胶、龟甲胶、鳖甲胶血肉有情之品养血滋肝肾，血足风自止。

（八）肝厥

肝之阴阳失调，气血逆乱严重者，可见肝厥之证。肝厥，亦称气厥。盖肺司呼吸，主一身之外气；肝主疏泄，司一身之内气。肝厥者多由于情志怫逆、怒则气上，气血并走于上，阻塞清窍而致昏厥跌仆。《内经》有"薄厥""阳厥"的论述，与肝厥所属一候。如《素问·生气通天论》云："阳气者，大怒则形气绝，而血菀于上，使人薄厥。"《素问·病能论》亦云："阳气者，因暴折而难决，故善怒也，病名阳厥。"临床常见妇人性情多疑善虑，情绪烦躁不安，一遇忿怒、暴郁，则阴阳气乱，突发眩晕，跌仆倒地，不省人事，或伴四肢颤抖抽搐，似痫非痫之状，过后或也有能自行恢复神志者。《内经》对这类病人的治疗，"使之服生铁落为饮"，取"生铁落下气疾（下气开结）"的作用，使气血下行，循行原位则已。何氏妇科治疗宗《内经》之法，主张以镇肝清舒、豁痰开郁为法。基本方为：珍珠粉（或珍珠母代）、灵磁石、郁金、石菖蒲、合欢皮、生白芍、女贞子、天竺黄、淡竹沥、朱灯心。此病治疗"急则治其标"，一旦症状改善，就可采用膏方滋补气血、调和肝之阴阳，补虚救偏以收功。膏方中常用何氏养血清肝方，重用石决明平肝清热，镇摄浮越之阳；当归、杭白芍养血柔肝；牡丹皮、绿萼梅既清肝凉血，又能促进气血流通；生地黄、枸杞子滋阴补肾；天冬滋补金水，生津固阴以培肾元；青龙齿、淮小麦安神定志，再加入阿胶滋阴养血、龟甲胶滋阴潜阳。全方以养血清肝为主，佐以滋肾，肝木得肾水滋养，乙癸同源，气血阴阳平衡则疾病除矣。

二、肾为先天之本

《内经》云："女子七岁，肾气盛，齿更发长；二七而天癸至，任脉通，太冲脉盛，月事以时下，故有子；三七，肾气平均，故真牙生而长极；四七，筋骨坚，发长极，身体盛壮；五七，阳明脉衰，面始焦，发始堕；六七，三阳脉衰于上，面皆焦，发始白；七七，任脉虚，太冲脉衰少，天癸竭，地道不通，故形坏而无子也。"肾主藏精而寓元阳，为水火之脏，天癸之源，冲脉之本，气血之根，主生殖而系胞脉。作为先天之本，肾阴、肾阳是维持机体及其他脏腑阴阳的本源。各脏腑之阴，皆赖肾阴以滋养；各脏腑之阳，皆赖肾阳以温煦。肾脏功能的盛衰，不但关系到其他脏腑的盛衰，而且对人体生长、发育、衰老、生殖起着决定性作用，与妇女之经、孕、产、乳关系密切。先天禀赋不足、房劳多产、劳逸失常、久病失养、惊恐伤志、邪气损伤、作息不调皆可伤肾。肾中阴阳失衡，生精、化气、生血失职，天癸产生和泌至失调，冲任失荣失固，系胞无力，最易产生经、带、胎、产、杂病诸疾。例如，肾气不足，精血不充，冲任血海亏虚，经血化源不足以致月经过少、月经后期、闭经；年近七七，肾气虚则封藏失司，冲任不固，不能制约经血，子宫藏泻失常则发为崩漏；肾阴不足，天癸渐竭，营阴暗耗，脏腑失养而发经断前后诸证，甚至年未至六七，出现卵巢储备功能下降；肾虚冲任损伤，系胞无力，胎元不固而致胎漏、胎动不安，甚至堕胎、小产。何嘉琳教授认为，补肾不可速效，或滋补肾阴，或温养肾阳，皆当缓缓进之，膏方最是得宜。

肾中阴阳同居其中，彼此互相依存，互相制约，共同完成肾脏的生理功能。如果阴虚日久，常累及肾阳，阳虚日久，亦累及肾阴，是以肾病日久失治，往往呈现阴阳俱虚的复杂现象，此时又宜阴阳双补。

（一）温肾阳

何少山先生治妇科病尤重温肾阳。他认为，妇女一生经历青春期、育龄期、绝经期等生理阶段，在各时期一系列生理功能都需要有充足的阳气来促进完成。如女孩从童幼迈入青春发育期时，需要有充盛的肾气激发天癸分泌，任通冲盛，初潮产生，完成人生一大转折。育龄期是妇女生殖系统器官成熟和功能旺盛时期，作为生殖功能标志的月经按时畅下，是靠月经周期中阴阳消长转化来实现的。特别是在阳长至重，血气显著活动变化，释放氤氲乐育之气，发生排卵时，更是必须以高涨的阳气作为条件；在绝经期前后，由于肾气渐衰，天癸将绝，冲任虚弱，精血不足，导致机体脏腑气血功能紊乱，月经最终闭止，其主要原因就是肾气虚衰，命门不足，失却温煦、推动功能。

阴为阳之基，气为血之帅，所以凡伤阴血，必定随之耗损阳气。此时本应生生不息，充满活力的阳气并非有余，而是时显不足。《素问·生气通天论》又说："阳不胜其阴，则五脏气争。"即指阳虚导致五脏气机失和，功能失调，而表现出寒象，即阳虚生外寒，阴盛生内寒。

当素体禀赋阳气虚弱的妇女，在行经、胎孕、产褥期间，气血相对虚弱，腠理疏松，血室正开之际，特别容易感受寒邪。如气候骤冷衣着不全，或冒雨涉水，暑天贪凉，恣食生冷等，致使寒邪内袭伤阳气，寒凝冲任，客居胞中而致病。亦有内伤情志，房劳多产，疲倦过度，损伤脏腑阳气，督脉失却命门之火资助，不能统督一身阳气，维持阴阳脉气平衡，导致冲任、胞宫功能失常，引起一系列阳气虚、阴寒盛之病证。肾阳不足，封藏失职、冲任失固而致崩漏、带下，命门火衰、胞宫失于温煦而致不孕、胎萎不长、堕胎、经行泄泻、子肿、产后排尿异常等疾病，伴见腰膝酸软、畏寒腹冷、夜尿频多、五更泄泻、性欲减退、舌质淡黯、苔薄白、脉沉细等症。

明代医家张景岳说："天之大宝，只此一丸红日；人之大宝，只此一息真阳，凡阳气不充，则生意不广。"肾藏一身元阳，即一身的阳气根于肾。何少山先生指出，"温阳之目的，在于振奋阳气，驱散阴寒，同时兼收少火生气，阳中求阴之利，更好地调节机能，增强抗病能力"。何少山先生常以温补肾阳法治肾阳虚所致崩漏、不孕、复发性流产等疾病。常用淫羊藿、仙茅、胡芦巴、鹿角胶、补骨脂、巴戟天、蛇床子、菟丝子、阳起石、鹅管石等药物。何老认为温补肾阳药中宜加温润填精之品，如枸杞子、肉苁蓉、山茱萸、覆盆子等，同时加入参、芪、术益气补中，补后天而滋先天，达到益火之源以消阴翳的目的。章勤教授在何少山先生基础上，结合李中梓"气血俱要，而补气在补血之上，阴阳并需，而养阳在滋阴之上"的理论，提出"养阳助孕法"，将养阳法贯穿于整个月经周期调理中，"卵泡期当养阳滋长，排卵期当养阳疏理，黄体期当养阳助孕，经行期当养阳通经"，依时补肾养阳，循期调周，则经调孕至。

何嘉琳教授指出，膏方中温补肾阳亦要守"三因制宜"。比如江南一带，气候偏温热，刚燥劫津之桂、附，易伤阴耗液损血，用之需慎，即使阴寒内盛，亦用量极轻。此外，临证运用崇景岳之法，当各有侧重。张景岳说："用热之法，尚有共要。以散兼温者，可用散寒邪也。以行兼温者，行寒滞也。以补兼温者，补虚寒也。"这便是大法，并可依此在临床上变通活用。

（二）滋肾阴

何氏妇科起源于浙江绍兴，发展于浙江杭州，深受丹溪养阴派影响。阳主动，阴主静，人的生命活动常处于阳动的状态之中，精血阴液最易耗损，故人之七情五志，不宜妄动，以保持阴精。朱丹溪在《局方发挥》中提出："妇人以血为主，血属阴，易于亏欠，非善调摄者不能保全也。"何嘉琳教授认为，女子以血为本，以血为用，经、胎、产、乳等生理活动皆耗阴血，故妇人易处于"血不足而气有余"的生理状态，若复受阳扰，相火妄动，则诸病生焉。充分体现了丹溪"阳有余阴不足"的学术思想。例如，久病体虚、饮食不节、作息不调等导致肾阴亏虚，血海不能满盈，出现月经过少，甚则闭经；肾水不足，肝失滋涵，虚火妄动，冲任不固，固摄无权，则发为崩漏；阴虚之体一旦受孕，肾阴不足，阴虚内热，日久成瘀，可见肾虚血瘀之胎漏、胎动不安；还有阴虚阳失潜藏导致绝经前后诸证、子烦、胎萎不长；肝肾阴虚，带脉失约导致带下病；阴虚生风化燥而致阴痒等疾病，临证可见头晕耳鸣、颧红、咽干、五心烦热、失眠盗汗、足跟痛、尿短赤等症状。何氏妇科治疗常用血中补阴之法。何少山先生认为，肝肾乃乙癸同源，精血合一。《张氏医通》云："气不耗，归精于肾而为精；精不泄，归精于肝而化清血。"说明精血之间具有相互资生、相互转化的关系，故有精血合一、肝肾同源之说。又肝为肾之子，肾精既损，肝血自然不充，所谓"母虚及子"，故滋补肾阴每需兼以益肝。常用二至丸为基础方，加生地黄、熟地黄、枸杞子、玉竹、黄精、何首乌等养血滋肝肾之阴，又因肾主封藏，肾阴亏损，封藏失职，则精易走泄，故又常加五味子、菟丝子、桑寄生、山茱萸、覆盆子之类补肾涩精，以固封藏。何嘉琳教授告诫，膏方滋补，贵在缓缓以进，对于肾阴虚之体，可用大补阴丸等配伍治疗，对于阴虚火旺者，可加入生地黄、牡丹皮、玄参、麦冬、白芍等滋阴凉营，龟甲胶、牡蛎等滋阴潜降，而不主张用黄柏等苦寒损阴之药以折其阳。诚如叶天士所云："从来精血有形，药饵焉能骤然充长。"补精血犹如"填隙",非一日之功,宜多服久进,则难成易亏之阴,可望渐充。

何嘉琳教授强调,膏方补肾时虽有温肾阳、滋肾阴的差异,但需崇张景岳的阴阳相求理论。在治疗肾阳不足证时,常在温补肾阳药中加温润填精之品;在治疗肾阴不足证时,常在滋补肾阴药时配温肾阳药。在膏方中应选用仙茅、杜仲、续断、菟丝子、覆盆子、怀牛膝等培补肝肾,养血益精之品。谨记"善补阳者,必于阴中求阳,则阳得阴助而生化无穷;善补阴者,必于阳中求阴,则阴得阳升而泉源不竭"。

第三节　重视后天,固护脾胃

《妇科经纶》云:"妇人经水与乳,俱由脾胃所生。"薛立斋曰:"血者,水谷之精气也。和调五脏,洒陈六腑,在男子则化为精,在妇人则上为乳汁,下为血水,故虽心主血,肝藏血,亦皆统摄于脾,补脾和胃,血自生矣。"脾与胃位于中焦,互为表里。脾胃为仓廪之官,在体为肉,开窍于口。脾主运化,输布水谷精微,胃主受纳,腐熟水谷,升清降浊,为生化之源,五脏六腑,四肢百骸,皆赖以营养,具有益气、统血、主肌肉等生理功能,故古人称脾胃为"后天之本"。金元时期著名医家李东垣,最为重视脾胃,提出"内伤脾胃,百病由生"理论。

正如《素问·经脉别论》云:"饮食入胃,游溢精气,上输于脾。脾气散精,上归于肺,通调水道,下输膀胱。水精四布,五经并行。""脾主运化水谷精微",为人身气血生化之源,若脾胃虚弱,气血生化之源匮乏,人体气血不足,冲任亏虚,无法充足地供应经、孕、产、乳等生理需求,可致月经后期、月经量少、闭经、不孕、胎萎不长、妊娠腹痛、产后缺乳等诸疾。"脾主升,胃主降",脾胃升降失常,中气下陷,带脉失约,冲任失固,可导致阴挺下脱、崩漏不止、带下无度、胎漏、滑胎等。"脾主运化水湿",湿困脾土,中阳不振,运湿无力,水湿停聚,流溢泛滥,可导致经期水肿、经期泄泻、妊娠浮肿等。若湿浊下注,带脉失约,则带下量多。若痰湿阻滞冲任,胞脉闭塞,与气血搏结,则可导致闭经、不孕、癥瘕等病。

"五七,阳明脉衰,面始焦,发始堕;六七,三阳脉衰于上,面皆焦,发始白。"何嘉琳教授指出,中年之后脏腑功能逐渐减弱,后天脾胃随之而虚,脾虚则运化和统摄失权,常变生诸疾,是以年过五七,治疗时多从脾论治。但中青年患者,亦可因先天不足,或因后天失调,或因罹病日久以致脾虚而衍成妇科病,此类患者临床上也不鲜见。因此,脾胃虚弱者应有舌脉症状为据,不可凭年龄用事,只有辨证施治,药随病转,方为万全之计。

何嘉琳教授熟读中医经典,受仲景启迪,临证时尤重"健脾气、护胃气"。仲景在六经用药中处处皆能体现出顾护脾胃的思想。比如:太阳病之桂枝汤以姜、枣和营卫,亦护脾胃;炙甘草调和诸药,亦和胃气;啜粥以滋胃。阳明病之白虎汤以粳米同煎以护胃气。少阳病之小柴胡汤中姜、枣、参、草皆助胃健脾之品。太阴病之建中、理中皆是助中焦、强脾胃之正法。少阴病之炙甘草、干姜亦温中之剂。厥阴病之乌梅丸蒸之以五斗米，亦顾胃气之法。

《内经》云："中焦受气取汁，变化而赤，是谓血。"中焦脾胃运化功能包括运化水谷精微和参与体内的水液代谢。何嘉琳教授指出，膏方用药往往二三十味，虽有平补、清补、调补、温补、峻补等不同，但补益药多味厚滋腻，不易消化，若脾胃虚弱，运化失控，升降失常，不但不能起到调补功效，而且还有水湿停滞而成他病之虞。故何嘉琳教授在膏方用药时不但忌用大苦、大寒、大热等克伐之品，以免遏郁中阳，还适量加入健脾开胃之品以畅通道路，建筑中焦。由此提出，主次区别用药。若以脾胃虚弱致病为主，用药则重用健脾养胃之品。或用《太平惠民和剂局方》理中汤（人参、炒甘草、白术、炮姜）温中逐水，止汗去湿，治疗脾胃不和，中寒上冲，胸胁逆满，心腹疼痛，痰逆恶心，或时呕吐，心下虚痞，隔塞不通，饮食减少，短气羸困，或肠胃冷湿，泄泻注下，水谷不分，腹中雷鸣，伤寒时气，里寒外热，霍乱吐利，手足厥冷，胸痹心痛等。或用《太平惠民和剂局方》四君子汤）[人参（去芦）、甘草（炙）、茯苓（去皮）、白术]温养脾胃，治疗荣卫气虚，脏腑怯弱，心腹胀满，全不思食，肠鸣泄泻，呕哕吐逆。或用《何氏济生论》健脾汤（人参、茯神、龙眼肉、黄芪、酸枣仁、白术、木香、炙甘草）健脾养血，补中益气。

若患者脾胃虚症为次者，则用药以帮助水谷精微运化，促进药物吸收，增加疗效。在患病之初，体尚壮实，强调祛邪即是保胃气，邪气一除，脾气能运，胃气自能通畅。对于久病正衰，何嘉琳教授主张"大积大聚，衰其大半则止"。在疾病调理上尤重食疗，认为药物多系草木金石，其性本偏，使用稍有不当，不伤阳即伤阴，胃气首当其冲，胃气一绝，危殆立至。故何老处方中，60%以上必用参、术、芪，深具仲景、东垣之意。

何子淮先生亦强调，苦寒不败胃，当伍和中之品；峻猛易损中，宜配甘缓之药；养阴滋腻妨碍中阳，更宜参以周旋鼓舞脾胃之剂；发汗不伤表，加滋养之味；清攻不致伤里，配合调中益气。首先是筛选精当，维护中气，保护胃腑，不致损害脾胃。第二做到全面照顾，解决主要矛盾，避免周折反复，便于早日恢复，使之无后顾之忧。总之，临证时谨记"勿拘""勿忘"。或健脾以养血，四君子汤配合枸杞子、桑椹、花生衣等，治疗妊娠贫血、月经后期或用于崩漏后期调养等；或健脾以祛湿，常用苍术、厚朴、制半夏、陈皮、薏苡仁、藿香、佩兰等祛湿悦脾药，治疗带下过多、盆腔炎等；或健脾以温阳，加入炮姜、艾叶、党参、黄芪、白术、白扁豆等，治疗脾虚之子宫脱垂、崩漏；或健脾以宁心，甘麦大枣汤、百合地黄汤等治疗绝经前后诸证、经前期综合征等疾病。总之，应灵活机变，随证遣方用药。

第四节　怡养心神，形神并顾

心主神明，主血脉，统一身血液生成及运化，推动血液在经脉内运行，为胞宫行月事、助胎孕提供动力。心气下通于肾，心肾交合于胞宫，心肾相交，脉道通畅，月事得以下。《素问·评热病论》云："心气不得下通，故月事不来也。"

《妇人规》云："妇人幽居多郁，常无所伸，阴性偏执，每不可解。加之慈恋爱憎，嫉妒忧恚，罔知义命，每多怨忧。"现代女性外有事业纷繁，内兼持家之辛、抱哺之苦、教养之累，俱以劳伤心神，心气郁结，更兼时常熬夜、作息不调者，营阴暗耗，心失濡养，心气不得下降以交通于肾，以至于胞脉痹阻，气血失调。一旦有流产、手术等外界刺激，易产生不同的心理反应，若不能及时调适，易导致机体生殖功能失调而出现病变。

章勤教授在何氏妇科经验基础上，结合国医大师夏桂成教授"治病先治人，治人先调心，心调病自半，却病又延年"理论，注重调治"心-肾-子宫轴"，交济心肾，平补阴阳。又因胞宫为胎孕之处，元气皆聚于此处，用药常选阴阳双补之品，以何氏育麟方合天王补心丹加减。方中以淫羊藿温补肾阳，肉苁蓉、菟丝子、山茱萸平补肾阴肾阳，质润而不燥，助肾阳亦能补益精血，奏"壮水之主以制阳光，益火之源以消阴翳"之效。以莲子心由心走肾，能使心火下通于肾，又回环上升，使肾水上潮于心，为交通心肾要药，柏子仁香气透心，体润滋血，透心肾而悦脾，用此清心降火药时，常佐以天冬、生地黄等滋肾阴药物，清心与滋阴相辅相依，以求"阴平阳秘，精神乃治"的状态。茯神宁心安神益肺，肺气下降，则心亦下交，味甘益脾，脾气上升，则肾亦上交。酸枣仁养血，宁心安神，太子参补心气，当归、白芍调益荣卫，滋养气血，伍以绿萼梅疏肝宁心。葛根滋水育肾养血的同时入阳明经以鼓舞胃气上行，以生津液。若患者有潮热汗出、心烦等类似围绝经期症状者，章勤教授常重用天冬、淮小麦、石决明、稽豆衣等养阴宁心、敛汗除烦。

何氏妇科认为"神过用则劳，其藏在心，静以养之。""神明则形安"，临证应以调神为第一要义，讲究"天人合一"，注重"以人为本"。章勤教授提出，治妇科病，尤其是焦虑、抑郁患者，需以清气静神为本，少思少虑，用神有度，常乐观，和喜怒，无邪念妄想，取"恬淡安神"之意。现今社会生活节奏快速，源于社会、工作、家庭之压力颇大，尤其是不孕症、复发性流产患者往往有不同程度焦虑、抑郁的心理表现。章勤教授强调，心静则神清，心定方能凝神，调心之要莫过于养心。心广容万类，心正诚意念，心平得中和，心安寡怨尤，心静绝攀缘，心定除外累，心神清明，则血气和平，有益健康。

何穉香晚年直至病重时仍叮嘱后人：治病不能看人，临证贫富老幼无别。教导后人要把病人当作亲人一样对待。病者苟有一线生机可寻，医者便不能说无法可治，要知己之名与人之命，孰轻孰重。因此，何氏祖训"临证须要有道德心、慈悲心、矜怜心"，至今仍为每位传人谨记。正是在这样的教诲下，何氏历代传人看诊察脉的同时，尤其注重问诊，掌握患者心理及隐曲所在，审其偶，察其遇，有的放矢予安慰纾解，做到药治与心解结合，疏导患者的不良情绪，解答患者的疑惑，更辅佐以中药或宁心安神，或交通心肾，或疏肝解郁等治疗，每多良效。

此即所谓："精神内守，病安从来？"

第五节　重视奇经，调理冲任

奇经思想起源于《黄帝内经》，与妇科的联系主要体现在冲、任、督、带四脉，围绕女子胞形成一个纵横交错的经脉网络系统。"经脉所过，疾病所主。"《奇经八脉考》曰："督主身后之阳，任、冲主身前之阴……带脉横束诸脉……是故医而知乎八脉，则十二经、十五络之大旨得矣。"何氏妇科十分重视奇经八脉与女性生理病理的关系。女子在解剖上有胞宫、胞络，生理上有经、孕、产、乳，只有冲任之气通畅，精血充盈，八脉调和，方能经调体健，嗣育有机；脏腑气血病变累及奇经，经络失养或者不畅则妇科诸疾生焉。因此，何氏妇科临证用药上尤其重视奇经。

何氏妇科认为导致奇经病变有两个方面的原因：其一是脏腑失调，气血紊乱，津液代谢失常，延及奇经。其二是各种致病因素直接损伤奇经，如多次堕胎及产多乳众，损伤奇经。经期、产后，调摄失宜，血室所开之时，最易为外邪所侵。个别素体虚羸或伴有其他疾病者，稍有不慎就易影响奇经而致病。

《素问·上古天真论》指出："二七而天癸至，任脉通，太冲脉盛，月事以时下。"张介宾云："月经之本，所重在冲任。"《妇人大全良方》曰："冲为血海，任主胞胎……经水渐盈，应时而下。""妇人冲任二脉为经脉之海……若阴阳和平，经下依时。"冲任受损，若致血海逆乱则出现月经过多、崩漏诸疾；若血海枯竭则出现月经过少、闭经等病。

《素问·骨空论》曰："督脉为病，脊强反折……其女不孕。"督脉分支络肾贯心，为心肾相交通道。督脉不振则影响心肾阳气交通。督脉阳虚，冲任失固，胞客虚寒，不但不易受孕，还易导致经血亏损，月事不调。《内经》有"冲脉为病，女子不孕"的记载。王冰曰："冲为血海，任主胞胎，二者相资故能有子。"滑伯仁亦云："任者，妊也，为人生养之本。""谓之任脉者，女子得之以妊养。"《景岳全书》曰："凡此摄育之权，总在命门，正以命门为冲任之海。"人体只有奇经通畅、脏腑气血阴阳平衡，才能够孕育有望。

带脉通于任督，任督二脉有病可累及带脉，导致约束无力而致带下绵绵。《傅青主女科》记载："任督病而带脉始病。"傅氏立"易黄汤"治带下病时指出："盖山药、芡实专补任脉之虚……加白果引入任脉之中……所以奏功之速也。"奇经之中,任、冲、督、带若发生病变均可导致带下病。

《素问·骨空论》曰:"任脉为病……女子……瘕聚。"任脉主一身之阴,一旦为病,经脉气血瘀滞,久而成瘕聚。瘕,指石瘕;聚,指结聚。《黄帝内经》首次提出奇经与女子胞的特殊联系。督、任、冲分别作为阳脉之海、阴脉之海和血海,除了有蓄积汇聚的作用外,也有停聚瘀浊的可能。本应排泄的阴血如滞留不去,日久易形成瘕聚。

由此可见,奇经与女性经、带、胎、产、杂病均有密切联系。何氏妇科将奇经病变分为虚实两端。虚者,脉络失养,治当补养;实者,脉络不通,治当宣通。"通"必须具备两个条件:①以盛为基础,欲以通之,必先充之,亏则无以流通。②以其经脉通畅为前提,譬犹水涸无以成流,渠塞亦难以畅通。因此治疗奇经为病,以"通""补"为总则。八脉之中,通补结合,以补为本,以通为用。具体方法如下。

一、健脾养血、调补奇经

此法多用于饮食、劳倦、忧思损伤脾胃,化源不足,或大病久病,产后失血、伤津,久患虫疾等所致气血不足,奇经失养之证。临床常表现为:月经后期、闭经、痛经、不孕、乳汁稀少,伴见头晕眼花,面色苍白或萎黄,心悸少寐,神疲气短,纳少便溏,舌淡胖苔薄,脉细弱。主方归脾汤、四物汤出入。旨在健脾益气,养血滋源,归于血海,充养奇经,上为乳汁,下为月水。膏方可加入阿胶滋阴补血、枣泥健脾益气。

二、益精填液、填补奇经

此法用于先天肾气不足,下元亏损,或多产房劳,伤及肝肾,或久病及肾,以致精亏血少,奇经匮乏之证。临床常表现为:初潮偏迟、月经稀少、闭经、痛经、不孕、胎漏,或经行早期、量少、色红、崩漏,伴有形体消瘦,面色憔悴,头晕耳鸣,腰酸腿软,足跟痛,或咽干便燥,五心烦热,舌红少苔,脉沉细或细数。用药以归芍地黄丸、左归饮出入。并遵"善补阴者,必于阳中求阴,阴得阳助而生化无穷",在大剂补阴之中加入几味助阳药,如淫羊藿、石楠叶、巴戟天、鹿角片等。若病变日久,八脉俱损者加紫河车、鹿角胶、龟甲胶等血肉有情之品。

三、益气升提、固摄奇经

此法用于先天肾气不足,或多产房劳,或大病久病,或饮食劳倦所伤,或内伤七情所致带脉失约、冲任不固之证。临床常表现为:阴挺、崩漏、胎漏、胎动不安、带下过多等,伴见神疲乏力,面色欠华,头晕眼花,腰肩酸楚,尿频清长,舌淡苔薄,脉细弱。用药以补中益气汤、举元煎、右归饮出入。若久崩淋漓不止者,加赤石脂、禹余粮、海螵蛸以固守奇经;胎漏者加阿胶、苎麻根、杜仲、桑寄生等固奇经安胎元;带下日久者加莲须、芡实、龙骨等束带固任。在此基础上,加入奇经之药,如金樱子、狗脊、阿胶、海螵蛸等，其作用比单纯调治脏腑更胜一筹。

四、温肾壮督、补养奇经

此法多用于先天不足，或大病久病，或流产及产育过多所致奇经虚寒，下元虚弱之证。临床常表现为：不孕、痛经、月经不调、崩漏，伴见面色晦黯，畏寒肢冷，背脊常有冷感，腰酸肢软，失眠，健忘，精神不振，小便清长，舌淡苔薄白，脉沉细。用药以何氏妇科祖传经验方振元饮、暖宫丸加减。常选用鹿角片、龟甲、巴戟天、肉苁蓉、熟地黄、紫石英、巨胜子、当归、石楠叶、天冬、泽兰等。若腰骶酸疼甚，加千年健、钻地风。

五、理气活血，通达奇经

此法用于情志抑郁，或经期、产后外感寒邪、内伤生冷所致气滞血瘀，奇经不畅之证。临床常表现为：痛经、月经过少、崩漏、恶露不绝、月经后期、闭经、癥瘕之偏实者，伴见精神抑郁，烦躁易怒，胸胁胀痛，舌质紫黯，脉沉涩或沉弦。叶天士云："奇经之结实者，古人用苦辛和芳香以通脉络。其虚者，必辛甘温补，佐以流行脉络，务在气血调和，病必痊愈。"气滞者以青囊丸，血瘀者以血竭化癥汤加减，并配合随证施药。

六、暖宫散寒，温通奇经

此法用于久处寒湿之地，或淋雨受寒，不及时宣发，寒湿搏于奇经、郁滞少腹之证。临床常表现为：月经后期、量少、痛经、不孕，伴见形寒畏冷，恶心呕吐，大便溏烂，或少腹吊痛。陈自明云："妇人经来腹痛，由内风寒客于胞络冲任。寒湿之邪搏于冲任，血海为之凝滞，此非辛散不能宣通脉络之瘀阻，非温不解寒凝。"故用辛温芳香之品以散寒温经暖宫，方用温经汤加减。

七、化湿导滞，疏畅奇经

此法用于过食肥甘，脾运失常或脾阳不振，运化无力，精不化血，变生痰浊，流注奇经，留于任脉，隔阻胞宫则为不孕；壅于任脉则带下绵绵。临床常表现为：月经稀少、闭经、不孕、带下过多，伴见形体肥胖，胸胁满闷，呕恶痰多，神疲倦懒，便溏，舌质润苔腻，脉滑。此乃本虚标实之证，治疗以化痰利湿行气，畅行奇经，并兼以健运脾胃，杜绝痰湿之流。用药以五皮饮、二陈汤加减以化痰浊，利水湿，通胞络。在月经将行之际加温煦胞宫之艾叶、石楠叶、紫石英、狗脊等；带下过多者加椿皮、白扁豆花、鸡冠花等。

八、养血清肝，平降奇经

此法用于暴怒伤肝或肝郁化火，或血不养肝，肝气上逆导致冲任之气逆乱之证。临床常表现为：经行吐衄及头痛、恶阻，伴见心烦易怒，夜寐少宁，胸满胁痛，嗳气叹息，口苦咽干，头胀而晕，尿黄便结，舌红苔黄，脉弦数等。恶阻者以何氏祖传定呕饮加减，常选用煅石决明、桑叶、炒白芍、焦白术、黄芩、绿萼梅、砂仁、紫苏梗、当归身；腰酸者加杜仲、桑济生。经行吐衄以傅青主清海汤加减，常选用桑叶、玄参炭、麦冬等。

第十章

治疗经验特色

第一节　调冲十法治月经

月经病的范围比较广泛，包括月经的期、量、色、质四个方面的异常，以及伴随月经周期、绝经前后出现的一系列症状为特征的疾病。大凡女子月经之病无不与脏腑经络，特别是与奇经密切相关，故谓"冲脉为月经之本也"。月经的生成是脏腑、气血、经络作用于胞宫，尤以肾气–天癸–冲任–胞宫轴为主的生理现象。

何子淮先生认为冲任二脉同起胞中，出于会阴。冲脉在腹股沟处与足少阴肾经相并上行抵胸，冲脉隶于阳明，调节十二经的气血，所以称"冲为血海"；任脉在小腹部与足三阴经（肾、肝、脾）相交，对阴脉有调节作用，所以称为"阴脉之海"，任主胞胎。从其功能作用来说，冲任二脉既受脏腑（尤其是肾、肝、脾）所主宰，但又可司管胞宫功能，冲任二脉功能失调可致各种月经病、妊娠病。由此可见，冲任二脉是联系脏腑、经络、胞宫的枢纽要道。传统的月经病治疗，是分经行先期、经行后期进行辨证论治，鉴于冲任二脉的充盛与虚衰对月经来潮、绝止起关键作用，何子淮先生以"治病求本"为原则，化繁为简，针对导致月经病的病因病机，以调整脏腑经络气血功能为主，创立"调冲十法"，后经何嘉琳教授归纳总结，并融于膏方调补之中，或疏理、或理气、或平肝、或凉血、或化湿、或养血、或益气、或补养……，以膏代汤，峻药缓图，徐徐调治，以求阴平阳秘，身体康健。

一、清邪调冲以开路

本法主要用于正气本虚又感受外邪，导致外感风寒、风热，及胃肠炎、热淋等，祛邪不忘调冲，达到邪除、经行双顾的目的。主要在开膏方前根据体质服用1~2周清邪调冲中药，清体内邪气，为后续膏方进补开路铺垫。

1.外感风寒者，治宜温散疏解调冲。药用桂枝、荆芥、羌活、川厚朴、紫苏叶、生姜、防风等，如伴月经过少、经行腹痛者，加丹参、当归、通草、川芎。

2.外感风热者，治宜清热凉血调冲。药用桑叶、甘菊花、金银花炭、黄芩炭、牡丹皮、赤芍、白芍、荷叶炭、连翘、竹茹、焦栀子等。

3.胃肠炎而见呕吐腹泻者，治宜和胃化滞调冲。药用藿香、佩兰、葛根、川黄连、广木香、白豆蔻、川厚朴、白芍等，成药可用保和丸。

4.热淋而见尿频、尿急、刺痛者，治宜清热利湿调冲。药用蒲公英、车前草、川黄柏、瞿麦、泽泻、泽兰、凤尾草、通天草、淡竹叶、白通草、甘草、忍冬藤、六一散等。

二、疏理调冲以行经

本法主要用于情志抑郁、肝气不疏、横逆犯胃、肝郁胃阻、血脉不畅致冲任失调，临床可见经前乳胀作痛，甚至结块；经前、经行小腹痛，胀甚于痛；月经后期，经行不畅，情志抑郁，善太息，脘腹胀，纳食不佳，脉弦或濡，苔薄白。

何氏妇科治疗时常选用清芳流动、疏郁舒泄之品，以遂肝木曲直之性，使肝木条达，横逆之气畅消而胀痛诸症自除。常用药物有香附、郁金、柴胡、八月札、娑罗子、乌拉草、青皮、生麦芽、合欢皮、乌药、青橘叶、路路通等，配伍当归、川芎、月季花、丹参畅通血脉。

何子淮先生指出，疏理调冲不可过用香燥动血之品，且用量不宜过大，以免劫伤阴血。临证如乳房、乳头痛甚至结块者，加蒲公英、王不留行、浙贝母等散结通经；脘腹胀闷甚者加荜澄茄、荜茇理气消胀，肝胆气滞兼见肩背胀痛板急者，加鬼箭羽、乌拉草温运消胀，形体偏胖者，加椒目运泻水气。

何嘉琳教授强调，妇科膏方调补常在非经期服用以求调和阴阳，温养脏腑，使春生阳回，雨露自滋。经期宜因势利导，顺其势而行，若经行正常则可不用药，若月经量少可用桃红四物汤、益母草等活血化瘀以通其经，若有经前期综合征、乳房小叶增生等，可用疏理调冲法疏肝解郁，还当配合心理治疗，劝慰患者避免精神刺激，保持情绪悦乐，身心同治。

三、平肝调冲

本法多用于肝郁化火，挟五志之火损及冲任二脉，热迫冲任，经量颇多，失血愈多，肝失涵养，肝火更炽，愈演愈烈，经前郁勃之气一触即发而致病。临床可见经前头痛，夜寐不安，烦躁易怒，口干，经期提前，经量时多时少，甚则出现口鼻齿衄之逆经，舌质红苔薄，脉弦。类似于西医的经前期综合征、围绝经期综合征等。

何子淮先生对本证引"天下无倒行之水，水倒行风激之；人身无逆行之血，血上行火激之"来阐述其病机，提出治宜平肝调冲。药用生石决明、钩藤、桑叶、甘菊花、夏枯草、决明子、龙齿、白芍等，佐以墨旱莲、玉竹、生地黄、淮小麦、合欢皮等育阴润燥宁神，绿萼梅、代代花舒泄肝郁。如木郁火炽，血热气逆，损伤阳络，引起逆经，则加白茅根、槐米、牡丹皮、牛膝等。何嘉琳教授指出，白芍可分生用与炒用，生白芍酸寒入肝，专清风燥而敛流泄，故善治厥阴木郁风动之病，肝胆表里同气，上清风木，下清相火，更有捷效；炒白芍养血柔肝和脾，更善通畅血运而调经。制膏时胶类常选龟甲胶，质静沉降，滋阴潜阳，益肾阴而通任脉，以制阳亢之气。

四、凉血调冲

本法多用于素体阳盛，或七情过极，五志化火，或过食辛辣动血之品，或外感热邪，血分伏热，扰动血海，冲任失守者。临证可见：月经先期、量多，甚则崩漏，头目昏晕，咽干欲饮，烦闷易怒，大便干结，舌红苔黄腻，脉弦数或洪。治宜清凉直折，宁静血海。常用药有桑叶、地骨皮、牡丹皮、荷叶、槐米、玄参、血见愁、焦栀子、生白芍、生地炭、藕节炭、仙鹤草、墨旱莲等。诸凉血清肝药中加入焦栀子，清解血分之郁热，清心泻火而凉血止血；槐米清肝与大肠二经之热，凉血泄热而止血；在血热炽盛，迫血妄行，营阴大伤，正气欲脱时配伍太子参、生黄芪益气清肝以固冲任。

"血方止，防炉烟难熄，灰中有火，加凉血养阴法再进，加强釜底抽薪疗效。"何嘉琳教授认为，月经过多、月经先期、崩漏等血热之证，血止后尤其适合用膏方凉血养阴调冲，常配阿胶收膏。阿胶甘、平，归肺、肝、肾经，具有补血滋阴，润燥，止血之功。正如成无己所云："阴不足者，补之以味，阿胶之甘，以补阴血。"

五、温理调冲

本法多用于经期生冷不忌，受寒、淋雨、涉水或久居湿地，风冷、寒湿客于胞脉冲任而致之血气凝滞、运行不畅的寒实证；或素体阳虚，阴寒内盛，冲任虚寒，致使经水运行迟滞，经血不能畅下，不通则痛的虚中夹实证。临床表现为：月经后期，经前、经行腹痛，量少不畅，色紫黑有块，形寒畏冷，面色㿠白，痛甚呕吐，大便稀溏，舌质淡苔薄白，脉沉紧。常用药物有附子、肉桂、干姜、艾叶、淡吴萸、当归、川芎、香附、乌药、木香、延胡索等。如形体壮实、疼痛剧烈者可加制草乌散寒止痛，广木香改红木香行气止痛。如腹痛，经量多、色紫黑属气虚寒郁者，则用黄芪、桂枝、炒白芍、当归、附子炭、川芎、炮姜、艾叶炭、失笑散、乌药、广木香、延胡索等。阳虚寒盛之体则加淫羊藿、煅紫石英温补命门。

何嘉琳教授指出，附子等辛热、有毒之品，在膏方使用时需要慎重，辨证使用，宜少不宜多，中病则止。寒重者，可选鹿角胶以为膏，其味甘咸、性温，归肝、肾经。《本草汇言》记载："鹿角胶，壮元阳，补血气，生精髓，暖筋骨之药也。前古主伤中劳绝，腰痛羸瘦，补血气精髓筋骨肠胃。虚者补之，损者培之，绝者续之，怯者强之，寒者暖之，此系血属之精，较草木无情，更增一筹之力矣。"

六、化瘀调冲

本法多用于因寒凝、气滞或房劳、产伤等导致血行不畅，瘀阻冲任，胞脉不通，离经之血，溢于脉外，时瘀时流者。临床表现为：经行腹痛或头痛、身痛，或伴经量过多或过少，淋漓不断，色紫黯夹块，甚则膜样组织排出，或伴经间期出血，甚至闭经、不孕、癥瘕等，舌质紫黯苔薄，脉细涩或弦涩。常用药物有血竭、蒲黄、五灵脂、三棱、莪术、皂角刺、刘寄奴、当归、川芎、制香附、郁金、茜草、白芍、赤芍、桃仁等。血竭散瘀定痛，止血生肌，配伍桃仁、刘寄奴、郁金、香附疏通气血；赤芍、白芍、失笑散化瘀止痛；茜草、皂角刺、三棱、莪术化瘀破癥；当归、川芎养血和血。

瘀血不去，新血不生。化瘀调冲以破瘀荡胞，疏浚地道，使冲任通畅，新血归经。临证偏寒凝者加附子炭、炮姜、艾叶、党参、黄芪鼓散寒湿，使气血畅行而新血得生，又能益气摄血；瘀热崩漏则加制大黄、血余炭、马齿苋清热化瘀，反佐以炮姜温中止血，一温一寒，互制互用，相反相成，使血止而不留瘀，热清而血自止。应用本法时，需考虑妇人体质强弱、病程长短、冲任虚实，何子淮先生主张瘀滞者不宜过于宣通，通后以膏方养血益阴，使津液流通，常用当归、熟地黄、枸杞子、川续断、杜仲等滋补肝肾而收全功。何嘉琳教授在膏方应用时常加入藏红花15～30g，其性味甘、平，入心、肝经。《饮膳正要》言其："主心忧郁积，气闷不散，久食令人心喜。"《品汇精要》亦载："主散郁调血，宽胸膈，开胃进饮食，久服滋下元，悦颜色，及治伤寒发狂。"临床以其活血化瘀，散郁开结，而治忧思郁结，胸膈痞闷，吐血，伤寒发狂，惊怖恍惚，妇女经闭，产后瘀血腹痛，跌扑肿痛等疾病。

七、补益调冲

本法包括益气升举、双补气血、补肾填精三法，多用于先天禀赋不足或大病失养，或多次流产、房劳、手术损伤造成气血衰少、肾精亏耗、冲任失养、统摄无权、封藏失职所致疾病。临床表现为月经先后无定期，经量过多或稀少，甚至闭经或淋漓难净，形体消瘦，面色不华，头昏腰酸或经行浮肿、泄泻，舌质淡苔薄，脉虚细。

（一）益气升举法

本法多用于脾虚下陷、冲任失守所致月经先期、过多、崩漏；脾阳不振、运化失职所致经行浮肿、泄泻等。常用药物有太子参或党参、黄芪、苍术、白术、升麻炭、炮姜、松花炭、诃子炭、肉豆蔻炭、补骨脂、石榴皮、鹿衔草等。如暴崩患者，瞬息之间，气随血散，常可见虚脱之象，何子淮先生认为此时若执补血止血之法，阴或可挽而阳难复，变生倾覆，唯宜速回其阳，故除用独参汤益气摄血，更须用附子炭、炮姜回阳固脱；补骨脂温肾助阳，壮火益土而止血；配伍生地炭、阿胶纯净救阳，引火归原，使阳药不致有刚燥动血之弊；淮小麦、远志炭安心神而引阴血归经，使已去之血可以速生，将脱之血可以尽摄。何嘉琳教授认为，止崩之后体虚者膏方尤宜野山参大补元气，固脱生津，安神。《本草纲目》言其："治男妇一切虚证，发热自汗，眩晕头痛，反胃吐食，痎疟，滑泻久痢，小便频数，淋沥，劳倦内伤，中风，中暑，痿痹，吐血，嗽血，下血，血淋，血崩，胎前产后诸病。"

（二）双补气血法

妇人数脱于血，故血虚冲任失养而致闭经、月经后期或过少、经行身痛、头痛等，宜气血双补，使脾胃气充，心血得养，方能诸病得愈。药用八珍汤加黄芪、龙眼肉、何首乌、黄精等双补气血，使阳生阴长，雪消而青自来，血盈则经水自至。何嘉琳教授膏方中常以阿胶收膏。《本草经疏》云："阿胶，主女子下血，腹内崩，劳极洒洒如疟状，腰腹痛，四肢酸疼，胎不安及丈夫少腹痛，虚劳羸瘦，阴气不足，脚酸不能久立等证，皆由于精血虚，肝肾不足，法当补肝益血。《经》曰：精不足者，补之以味。味者阴也，此药具补阴之味，俾入二经而得所养，故能疗如上诸证也。血虚则肝无以养，益阴补血，故能养肝气。入肺肾，补不足，故又能益气，以肺主气，肾纳气也。今世以之疗吐血、衄血、血淋、尿血、肠风下血、血痢、女子血气痛、血枯、崩中、带下、胎前产后诸疾，及虚劳咳嗽、肺痿、肺痈脓血杂出等证者，皆取其入肺、入肾、益阴滋水、补血清热之功也。"陈年阿胶火毒渐消，滋阴补肺、补血止血的功效更胜一筹。"气为血之帅"，何嘉琳教授在气血双亏证的膏方调补中，常以野山参大补元气，达到生血、行血、摄血的目的。

（三）补肾填精法

久崩患者，八脉空虚，肝肾均亏，纯用草木，难以峻补，必须增加血肉有情厚味胶质之品补肾振督，填补冲任，方能治精血虚愈。首选三胶（鹿角胶、龟甲胶、阿胶）填精养血，以固冲任，配伍牛角䚡、海螵蛸、巴戟天、肉苁蓉、菟丝子、紫河车、枸杞子、淫羊藿、石楠叶、巨胜子、黄精、楮实子等药补肾生精以化气血，使冲任得养而经水自调。《本经逢原》记载："鹿角，生用则散热行血，消肿辟邪，熬胶则益阳补肾，强精活血，总不出通督脉、补命门之用，但胶力稍缓，不能如茸之力峻耳。互参二条《经》旨，乃知茸有交通阳维之功，胶有缘合冲任之用。然非助桂以通其阳，不能除寒热惊痫；非龟、鹿二胶并用，不能达任脉而治羸瘦腰痛。"

八、化痰调冲

本法多用于过食肥甘或素体脾肾阳虚，不能温煦运化水湿，气血运行不利，导致痰湿内蕴、湿走肌肤则日见肥胖；痰湿下流胞宫、胞脉不通故月事不下、月经过少；胞脉闭塞，不能摄精成孕，故婚久不孕；痰湿滞于胞络，与血气相结，积而成癥。临床表现为月经后期，月经过少，闭经，不孕，癥瘕。症见形体肥胖，甚则浮肿，胸闷口腻，多痰，带下量多，质黏腻，大便溏烂，舌质润，苔白腻，脉滑或濡。治宜化痰调冲。对痰湿壅盛实者，膏方前1~2周可用开路方重剂化痰湿消脂，佐以健脾肾活血。常用药物有制半夏、胆南星、化橘红、白术、苍术、冬瓜皮、生姜皮、桑白皮、茯苓皮、泽泻、泽兰、丹参、山楂、香附、郁金等。痰多、胸闷、头昏甚者加天竺黄、石菖蒲、海浮石化痰开窍醒脑；畏寒明显者加细辛、炒椒目、官桂、附子温化痰饮。何嘉琳教授继承何子淮先生"脾肾阳虚而痰湿不化者宜温化，通经不在于逐瘀，而在于调血"之论，对痰湿内盛、本虚标实者调补常以补肾健脾、活血化痰为膏方宗旨，常用淫羊藿、菟丝子、胡芦巴等温肾养血，黄芪、太子参、白术等健脾益气以促进水湿运化，当归、川芎、丹参、鸡血藤、月季花、牛膝等养血活血，化橘红、制半夏、胆南星、白芥子等化痰祛湿，大枣打泥以收膏。《本草纲目》记载："《素问》言枣为脾之果，脾病宜食之，谓治病和药，枣为脾经血分药也。"何嘉琳教授指出，治痰湿者，必先养脾胃，此治病求本也。

九、清湿调冲

本法多用于经期、产后（包括流产）体虚，血室正开，湿热之邪内侵，稽留于冲任，阻滞气血，不通则痛；湿热内蕴，流注冲任，带脉失约而见带下；氤氲之时，阳气内动，热伤冲任，冲任失固而见经间期出血。相当于西医学的盆腔炎、子宫内膜炎、排卵期出血等病。临床表现为下腹或少腹痛，经期前后加剧，经行发热，月经量时多时少、淋漓不净，经间期出血，带下赤白，舌质红，苔黄腻或白腻，脉弦数或濡数。

清湿调冲即清热利湿、化瘀止血之法。何子淮先生认为本法治疗，不仅治经，还可治带。甚则湿浊带下过多时，还要通过治带来调经。首选制大黄，取其清泻热毒、破积滞、行瘀血，引血归经之用。配伍白芍、赤芍、牡丹皮、桃仁、红花、七叶一枝花、大血藤、蒲公英、白花蛇舌草等药清热化湿解郁滞、化瘀生新固冲任。血证可加血竭、茜根炭、海螵蛸、地榆炭、马齿苋等。何嘉琳教授认为，本病初起，邪正俱实，当重剂清湿解毒，发挥其快利之性而荡涤积垢，推陈出新，使湿毒之邪从腑气而出，配伍龙胆泻肝经湿热，乳香、没药理气化瘀止痛。如病程迁延日久，腰腹痛隐隐不休，系正虚邪实，则可以膏方扶正与祛邪并用，常用黄芪建中汤合大血藤汤加减。黄芪建中汤源出《金匮要略》，旨在温中补虚，和里缓急，方以黄芪、大枣、甘草补脾益气，桂枝、生姜温阳散寒，白芍缓急止痛，饴糖补脾缓急，对于病久体虚，正虚邪实或虚实夹杂者，多能奏效。大血藤汤中以大血藤、马齿苋、蒲公英等清热解毒；延胡索、川楝子、炒蒲黄等理气散瘀止痛。全方合用，鼓舞正气的同时清热解毒，以达到扶正祛邪之目的。

十、抗痨调冲

本法适用于肺结核、盆腔结核、生殖器结核等疾病，经西药规范抗痨治疗后病情虽趋稳定，但遗留月经病，缠绵不愈者。临床表现为月经过少，闭经，不孕，少腹胀痛，经行加剧，形体瘦削，低热反复，午后颧红，盗汗，食欲不振，脉细数，舌质红等。多为气血虚弱、阴精亏耗、冲任失养所致，采用抗痨调冲治疗，使不少患者月经恢复正常，解除了病痛，甚至自然怀孕。常用药物有沙参、天冬、麦冬、十大功劳叶、炙百部、百合、阿胶、炙鳖甲、白薇、地骨皮、当归、炒白芍、泽兰等。

结核病经过"早期、适量、联合、规律、全程"治疗后，仍出现月经过少、闭经、不孕等疾病，辨证着重在一个"虚"字，治疗强调持久调理，短期不能奏效，膏方调养尤为适宜。用药时常在养阴药中配伍百部、十大功劳叶清热杀痨虫；鳖甲清热除蒸，软坚散结消盆腔粘连；白术、太子参、怀山药、大枣等培土生金；鸡血藤、虎杖、月季花、茺蔚子等养血活血，鼓舞月经畅下；大血藤、七叶一枝花、皂角刺、薏苡仁、莪术等清热解郁，畅通血脉。细料药中常加冬虫夏草（"保肺益肾，止血化痰，已劳嗽"，出自《本草从新》）、紫河车（"凡骨蒸盗汗，腰痛膝软，体瘦精枯，俱能补益"，出自《会约医镜》），胶类常选龟甲胶、阿胶、鹿角胶，三胶合用达到填补肾精，以养冲任的目的。

第二节　育麟五法求子嗣

何氏妇科擅治不孕症，在祖传经验用药的基础上中西汇通，不断开拓创新。何嘉琳教授受西医理论启发，将不孕症分为子宫性、排卵障碍性、输卵管性、免疫性，虽病因繁多，贵乎详察，提倡审因与辨证相结合，以辨证为主、辨病为辅的原则指导用药。同时指出，不孕症作为一种慢性病，病程迁延，调养之道非朝夕可及，将何氏育麟五法融入膏方调养之中，峻药缓图，可谓上乘之法。

一、温肾填精法

肾为先天之本，藏精系胞，乃人体生长发育、繁衍后代之根本所在。充盈的肾精是实现排卵的物质基础，故《妇人规》有"经候不调，病皆在肾经"之说。元阳不足，命火衰微，上不能蒸腾脾阳，资气血生化之源，下不能温煦胞脉，行孕育生命之能；真阴亏损，精血枯竭，血海空虚，胞脉失养，则无以摄精受气。无论是卵巢储备功能下降、多囊卵巢综合征等排卵障碍性不孕，还是幼稚型子宫、小子宫等子宫性不孕，都必须以补肾填精为大法，针对不同病因，随证进退。

先天禀赋不足，素体肾阳虚衰，或房事不节、久病大病、反复流产损伤肾气，或高龄导致肾气渐虚，寒湿伤肾，肾阳亏虚，命门火衰，阳虚气弱，则生化失期，有碍子宫发育或不能触发氤氲乐育之气，致不能摄精成孕，见形衰色悴，性欲淡漠，月经应行不行，经量少、色淡，腰酸肢楚，下部冷感，眩晕耳鸣，眼眶黯，舌质淡黯，苔白，脉沉细尺弱。治宜温肾暖宫，调补冲任。用药可选温胞饮、右归丸等。何氏益肾毓麟方（紫石英、菟丝子、覆盆子、当归、川芎、紫河车、巴戟天、淫羊藿、肉苁蓉、熟地黄、枸杞子、党参、黄芪、生甘草、香附、丹参）补益肾阳，温暖胞宫，调和阴阳，共济后天以助孕。寒凝胞宫者，可用麟珠丸（鹿角片、淫羊藿、菟丝子、覆盆子、细辛、炙蜂房、当归、川芎、枸杞子、巴戟天、石楠叶、紫石英、蛇床子、韭菜子、紫河车）。麟珠丸药味多且药性热，聚力下焦冰寒之地，驱散阴寒以暖宫。改为膏方后亦有峻药缓图之意，益火之源，调和阴阳，使肾中真阴真阳平衡，胞宫得暖，冲任得复，气血通畅，血海按时满溢，月事以时下，易于摄精成孕。

素体肾阴亏虚，或房劳多产、久病失血，耗损真阴，天癸乏源，冲任血海空虚；或阴虚生内热，扰动冲任血海，均不能摄精成孕，发为不孕症。见月经先期、量少，甚至闭经或者崩漏不止，形体消瘦，头晕耳鸣，五心烦热，失眠多梦，眼花心悸，肌肤失润，阴道干涩，舌质稍红略干，苔少，脉细或细数。治宜滋肾养血，调补冲任，用药可选养精种玉汤、左归丸、育阴汤。亦可取养精育胞汤（菟丝子、覆盆子、炒白芍、牡丹皮、枸杞子、太子参、墨旱莲、女贞子、甘草、淮小麦、大枣、葛根、天冬、麦冬）补益肝肾之精，养心血而安神志，全方寓"阴阳互求，先后天共补"之意，滋肾养肝，健脾养血以助孕。

病程迁延，亏耗日久，肾中阴阳俱虚者，治疗当双理阴阳，知其阴阳亏损之所在而补之。予以温肾纳阳，益火之元；滋阴填精，壮水之主。使阳得阴助而生化无穷，阴得阳升而泉源不竭，补天癸，益冲任，发育胞宫，促其受孕。如金匮肾气丸、景岳毓麟珠、沈氏归肾丸、《济阴》苁蓉菟丝丸等均可化裁运用。膏方调养时，或用肉桂、巴戟天、淫羊藿、菟丝子、人参、杜仲、锁阳等鼓舞之；或用地黄、制何首乌、山茱萸、枸杞子、当归、白芍、山药等充养之，其中温肾药多有肾督同补之功，具有促进生殖作用。胶类常选阿胶、龟甲胶、鹿角胶三胶合用。阿胶补血滋阴，润燥，止血，《本草纲目》言其"大要只是补血与液，故能清肺益阴而治诸证"。龟甲胶滋阴，补血，止血，《本草汇言》言其"主阴虚不足，发热口渴，咳咯血痰，骨蒸劳热，腰膝痿弱，筋骨疼痛，寒热久发，疟疾不已，妇人崩带淋漏，赤白频来，凡一切阴虚血虚之证，并皆治之"。鹿角胶温补肝肾，益精养血，《本草汇言》言其"壮元阳，补血气，生精髓，暖筋骨之药也。前古主伤中劳绝，腰痛羸瘦，补血气精髓筋骨肠胃。虚者补之，损者培之，绝者续之，怯者强之，寒者暖之，此系血属之精，较草木无情，更增一筹之力矣"。精血亏耗者可加入紫河车粉30～50g峻补精血，因其禀受精血结孕之余液，得母之气血居多，《本草经疏》赞其"补阴阳两虚之药，有返本还元之功"。

此外，临证时，温肾填精法亦需要根据兼证有所加减。比如，形体肥胖的多囊卵巢综合征患者往往兼夹痰湿之气，治疗应偏于温肾化痰，常加用紫石英、石菖蒲、姜半夏、陈胆星、焦山楂、炙鸡内金等。高催乳素血症者，若见乳头泌液，因乳房属胃，乳头属肝，多兼肝郁之证，治疗应偏于补肾疏肝、理气和胃，常加用柴胡、鹿角片、炒白芍、路路通、炒麦芽、蒲公英等。卵泡发育不良，小卵泡者，多兼精血虚寒，治宜补肾阳、填肾精，常用巴戟天、淫羊藿、熟地黄、肉苁蓉、鹿角霜等。未破裂卵泡黄素化综合征者，多兼气机阻滞，瘀血内阻，治疗偏于补肾理气活血，常加用香附、郁金、益母草、丹参等。

二、补肾疏肝法

肝藏血，主疏泄，厥阴经通过任脉与胞宫相联，且司血海，具调养胞脉之功。肝肾精血相生，乙癸同源，为冲任之本。若水不涵木，肝失柔养，则易肝郁气滞。《医学正传》云："女属阴，得气多郁。"多年不孕的女性往往焦虑、抑郁，心中郁结不舒，肝气横逆，血气乖争，胞宫不宁，愈发难以受孕。不孕症中此类型较为多见。清代《傅青主女科》强调从肝肾论治不孕症，创制养精种玉汤、温胞饮、开郁种玉汤、宽带汤等。

何嘉琳教授于膏方用药时，在归芍地黄丸、左归饮、振元饮等补肾填精的基础上，融入何氏解郁三法，滋水荣木，养血疏肝，以求春回大地，求子有望。

（一）育阴解郁

肝脏体阴而用阳。肝郁已久，疏之不愈，或反更甚，肝体失其濡润柔和之性，与其营养不足有着密切的关系。而且"体阴"的亏损，一方面促进了肝郁的形成和发展，另外一方面又造成了郁而化火伤阴的病理循环，予芳香辛燥之疏肝解郁剂，只会是火上浇油，加重病情。正如王孟英所说："气为血帅……然理气不可徒以香燥也，盖郁怒为情志之火，频服香燥，则营阴愈耗矣。"故王旭高治肝气，如见此证，常以柔肝之法，以柔济刚。妇科病中有素体阴亏而肝木失其条达之性，肝气郁滞或久郁化火伤阴者，临床常表现为月经先期，月经过多，经前乳胀，胸闷烦躁，五心烦热，夜寐少安，大便干结，舌尖红，脉象弦细或数等，尤其是卵巢储备功能下降合并不孕者症状尤其显著。何氏妇科主张养其肝阴之体，疏其肝木之用。基本方为：生地黄、枸杞子、生白芍、地骨皮、麦冬、合欢皮、北沙参、玉竹、八月札、川楝子、绿萼梅、淮小麦。胶类常以阿胶、龟甲胶合用，补肾填精，充养奇经以助孕。

（二）扶脾解郁

郁证之始，起自肝经，久郁之变，不伤营阴，即犯脾土，《金匮要略》早有"见肝之病，知肝传脾，当先实脾"之训。肝病及脾或乘胃，内科病证十分多见。《局方》逍遥丸即是培土疏木的典型代表方剂。妇科肝脾同病之证，《傅青主女科》也颇为重视。傅氏曰："若大便下血过多，精神短少，人愈消瘦，必系肝气不舒，久郁伤脾，脾伤不能统血，又当分别治之。"何氏妇科结合《内经》"二阳之病发心脾"、肝郁乘脾病机，临证时以肝脾同治法取效。素有脾胃虚弱之人，经年不孕，七情不遂，稍有刺激，则中土倍见损伤，肝郁克脾，脾伤不能通任脉而达带脉，任、带失调，胎孕不受，临床表现为月经或先或后，或多或少，经前烦躁易怒，胸胁乳房胀痛，精神抑郁，善太息，大便溏稀，胃纳不香，舌暗红苔薄白，脉弦细。膏方之中宜用益气扶脾、理气解郁之法。基本方为：太子参、焦白术、麦冬、茯苓、八月札、平地木、白扁豆花、荜澄茄、仙半夏、玫瑰花、橘皮、橘络。脾虚甚者，可以大枣300g打泥收膏，李杲赞其："温以补脾经不足，甘以缓阴血，和阴阳，调营卫，生津液"。

（三）益肾解郁

肝木肾水母子相生，乙癸同源，肝的疏泄条达和调节血液的功能须依赖肾水的滋养，肾受五脏六腑之精（包括肝胆之精血）而藏之，则肾精充足。肝郁之证，病久致肝阴亏损，穷则势必及肾，而肝肾不足，水不涵木，肝的正常功能无法得到发挥，往往成为肝郁形成和发展的重要条件和因素。肝肾为冲任之本，肝肾病变又对冲任影响最为显著，故不孕症者多见肾虚肝气不调之证。何氏妇科主张益肾解郁之法。基本方为：熟地黄、石楠叶、淫羊藿、菟丝子、鹿角片、当归、白芍、路路通、青皮、八月札、生麦芽。常以鹿角胶、龟甲胶合用收膏，以血肉有情之品补肾填精，充养奇经。

三、荡涤胞脉法

西晋《针灸甲乙经》云："女子绝子，衃血在内不下，关元主之。"率先提出瘀血导致不孕的机制。《诸病源候论》引《养生方》说："月水未绝，以合阴阳，精气入内，令月水不节，内生积聚，令绝子。"人贵气血流通，五脏能够正常进行功能活动，有赖气血津液作为动力源泉，只有气血津液运行无阻，五脏才得安和，若运行不利，阻于某部，即呈病态。胞宫职司生殖，最宜畅通。倘使摄生不慎，血凝津壅，堵塞胞宫、胞脉，男女之精交会通道受阻，自然不能受孕。瘀血既是病理产物，又是致病因素。寒、热、虚、实、外伤均可致瘀滞冲任，胞宫、胞脉阻滞不通导致不孕。经期、产后余血未净，房事不节亦可致瘀，瘀积日久成癥。相当于西医学子宫内膜息肉、子宫内粘连、子宫内膜异位症、输卵管炎等。不孕症者往往伴随月经后期，经来腹痛，经色紫黯，有血块，块下痛减，或见经间期出血，或见肛门坠胀，性交痛，舌质紫黯或舌边有瘀点，苔薄白，脉弦或弦细涩。王清任创少腹逐瘀汤、血府逐瘀汤、膈下逐瘀汤分别用于血瘀偏寒、偏热、偏气滞的不同证型。

沈封尧曰："陈良甫谓三十年全不产孕者，胞中必有积血。主以荡胞汤。"荡胞汤为《备急千金要方》中妇人求子第一方，具有活血逐瘀，荡涤胞宫的作用。何少山先生赞其"临证验用，恰到好处，竟能祛寒湿、起沉疴，出奇制胜"。方中大黄泻热毒，破积滞，行瘀血，《本经》称其"下瘀血，血闭，寒热，破癥瘕积聚，留饮宿食，荡涤肠胃，推陈致新，通利水谷，调中化食，安和五脏"。朴硝擅长软坚散结，能"除寒热邪气，逐六腑积聚，结固留癖，胃中食饮热结，破留血，闭绝，停痰痞满，推陈致新"。再加入虻虫、水蛭、当归、赤芍、牡丹皮、桃仁、牛膝等活血化瘀之品，可荡涤胞内瘀滞。配伍陈皮、厚朴，不但芳香化中焦湿浊，使湿浊不致下趋，还能疏畅气机，得桔梗相助开提肺气，行气导滞。茯苓淡渗利湿，祛除已停之滞。桂心、附子温补阳气，既助血药增强祛瘀之功，又助利湿药增强化气行水功效，同时佐制大黄等苦寒之性，达到逐瘀而不伤正的功效。配伍人参温补元气，促使妇女子宫发育，故于祛邪之中寓有扶正之意。纵观全方，集活血、祛瘀、调气、行津、温阳于一体，补泻同施，气畅、瘀祛、津行，则胞无所阻；阳气旺盛，代谢健全，则孕育之机可复。

何嘉琳教授认为，"瘀"之产生，原因众多，治疗各异。此法适合于正不虚，或虚不重，而瘀邪重者。气虚推动无力或气机阻滞日久而致瘀者，可用太子参、黄芪益气之余加入枳壳、佛手、川芎、丹参等理气行气；肾阳亏虚或寒气凝集胞宫而致瘀者，可用党参、桑寄生、巴戟天、紫石英等温补肾阳，并加入赤芍、当归、枳壳等活血行气；热灼津血而致瘀者，可在石斛、麦冬、黄芩等滋阴凉血之余加入牡丹皮、当归等清热凉血，活血散瘀；跌扑损伤致瘀者可加入三七、丹参等活血化瘀。瘀阻胞宫导致不孕症，往往病程迁延日久，表现为本虚标实，膏方治疗时宜补泻兼行，根据患者体质之壮实羸弱，病邪之新起久伏，证候之虚实主次，因势利导，随证选用。若虚甚者，或补肾，或健脾，或益气，或养血，补虚力量稍增，虻虫、水蛭等祛瘀药稍减；若瘀甚者，可加赤芍、当归、丹参等活血消癥、通络清源以祛瘀。

输卵管炎性不孕者，临床常见小腹一侧或者两侧隐痛，劳累则易复发，伴见腰酸乏力，月经不调等。治疗从虚、瘀入手，用药注重温通。常用大血藤汤配合防己黄芪汤（或黄芪建中汤）温阳化湿、活血通络。方中黄芪、白术益气健脾以补中州；大血藤、败酱草清热解毒化瘀；荔枝核、皂角刺、路路通、三棱、莪术等消瘀通络；当归、川芎、丹参养血活血。

此外，何氏妇科还积极采用中医外治法，包括中药保留灌肠法（肛肠纳药法）、中药定向透析等，通过黏膜吸收，达到清热解毒、活血通络的作用。内外同治的用药方式可最大限度地提高药物吸收率，降低肝、肾代谢负担，双管齐下，事半功倍。

四、养正除积法

景岳云："壮盛之人无积，虚人则有积。"凡气弱血运无力，气滞血瘀，或病邪留滞，癥瘕积聚，瘀阻胞门者，必难受孕。临床常表现为婚久不孕，宿有癥瘕，如子宫肌瘤、子宫腺肌病等，经来腹痛，胀坠拒按，经色黯黑，月经延后，面色晦黯，肌肤甲错，声怯语微，行徐动塞，形体虚羸，舌紫夹瘀，苔薄，脉细涩。邪气久客，其气更虚，邪实正虚，治宜调补气血，以衰病势，养正除积，缓消癥瘕。通利导滞，疏畅闭塞，清理胞宫以摄精气。

何嘉琳教授认为，养正除积法适合于正虚重而瘀邪轻者。对于癥瘕积聚者，宜扶正化瘀，但难求旦夕之效。采用膏方调养实乃峻药缓图之良方，具有"养正而积自除"之意。膏方中常以黄芪建中汤温养脾胃，建设中州。黄芪建中汤源自《金匮要略》，主治虚劳里急，气血阴阳诸不足。虚劳指因过劳或其他原因引起的慢性衰弱性疾病，亦指久病导致脏腑虚损的一系列虚弱症候；里急指的是腹中拘急时痛。仲景设此方时，指出此腹痛为胃脘痛，病在少腹非本方所宜。何少山先生认为，本方旨在温中补虚，和里缓急。虚劳里急临床虽见症不一，但总的病机相同，即中气虚寒、肝脾失调、营卫失和、阴阳两虚。脾胃为营卫气血生化之源，脾虚势必影响气血形成，气血不足即可致阴阳两虚。所以凡病久体虚，正虚邪实或虚实夹杂者，用本方多能奏效。

慢性盆腔炎症性包块、输卵管炎、子宫内膜异位症等导致不孕症者，共同点是病程长，迁延难愈。中医学素有久病多虚、多瘀之说，故治当鼓舞正气，以达到扶正祛邪之目的。临床治疗以黄芪建中汤为主，结合各病特点，化裁用药，颇多效验。黄芪建中汤由黄芪、饴糖、桂枝、芍药、甘草、生姜、大枣组成。对兼夹湿热者，如慢性盆腔炎小腹疼痛可加用大血藤、马齿苋、败酱草、白花蛇舌草等清热解毒；对有盆腔粘连者，可加制大黄、牡丹皮、桃仁清热凉血，活血化瘀；对输卵管炎性阻塞者，加用路路通、皂角刺、土鳖虫等祛瘀通络；对兼夹瘀积，如盆腔炎性包块、内膜异位囊肿可加防己、血竭、没药、三棱、莪术等软坚散结，改白芍为赤芍，或赤芍、白芍同用以加强清血分实热，散瘀血留滞之功；营血不足者，可加当归、川芎、熟地黄等养血滋阴，并以阿胶收膏，补血滋阴；肝气郁结者，加入月季花、绿萼梅、白芍、香附等疏肝解郁；寒凝胞宫者，加入官桂、干姜、小茴香等散寒止痛，理气和胃。一旦气血流畅，坚软癥缩，输卵管通畅，则生育有望。

五、祛痰开郁法

肥人多气虚，正如朱丹溪所云："肥盛妇人不能成胎者，此躯脂满溢，闭塞子宫，不能受精而施化也。"不孕之妇人多气郁，肝郁脾衰，气机升降不畅，精微化生失其正，津液败而湿聚痰生，怫郁多而气滞血瘀，痰瘀互结，遏伤阳气，阻塞胞脉，易致不孕。往往表现为形态丰腴，但经汛逐月后期，甚或闭经，带下绵绵，量多黏稠，面色㿠白，胸腹胀满，纳呆泛恶，舌淡红，苔白腻，脉细滑。尤在泾说："气血贵充悦，地道喜温和，生气欲条达。"治疗应以醒脾升阳，祛痰启宫，疏肝行气，逐瘀通胞之法。

何氏妇科常用苍附导痰汤加味（《叶天士女科》），理气开郁加郁金、砂仁、石菖蒲；活血化瘀加当归、川芎、丹参、红花、泽兰；温肾壮阳加鹿角霜、官桂、巴戟天、淫羊藿、仙茅等。用药时应注意养血宜取流畅，行瘀宜取和化，顺气宜取疏达，法贵精专，以期确效。

此类患者若有胰岛素抵抗，甚至糖尿病，在膏方矫味时，宜选用木糖醇。木糖醇是一种有机化合物，化学式是 $C_5H_{12}O_5$，原产于芬兰，是从白桦树、橡树、玉米芯、甘蔗渣等植物原料中提取出来的一种天然甜味剂。广泛存在于各种水果、蔬菜、谷类之中，作为糖尿病患者常用的一种甜味剂，它的甜度相当于蔗糖，在体内能够不需要胰岛素参与而直接透过细胞膜被组织吸收和利用，不影响血糖水平，是为佳选。

第三节　攻补兼施消癥瘕

妇人癥瘕包块的致病因素不外乎经期或产后体虚受邪，或饮食寒温不节，或风冷外受，或中寒停湿，或湿热之邪内侵，内阻气血，留滞经络，以致血脉凝涩，隧道闭塞。临床表现为少腹有包块隆起，或固定有形，逐月增大，按之不移，或聚散无常，游离转动；或少腹两侧有条索状物顶起，时发腹痛，或剧烈胀痛，腰酸如折，白带增多，色黄汁浓稠，尿感频急；伴见经量或多或少，或经久不孕，精神不振等。妇科检查还能触及硬性包块状物，或不硬而活动的囊状肿物。结合西医学有关资料，可将其分为两个证型。

一、包块型

腹部触诊或阴道指诊可触及坚硬肿块，固定不移，触痛明显，经来量多如崩，秽带阵下脓臭，或有寒热。面色憔悴，肌肤甲错，舌质暗紫，脉象沉涩。此型的病机为败瘀聚结。其病因往往是行经期或产后（或流产后）胞络空虚，风寒之邪乘虚而入；或房劳冲击，败瘀留滞；或崩漏下血，过用寒凉或炭类止血，剩瘀不下，凝结成积；也有忿怒忧思，动气伤血，日久渐积成块。西医学之盆腔包块、子宫肌瘤、子宫腺肌瘤等可结合此型论治。

二、囊泡型

阴道指诊时可触及不坚且活动，呈囊泡状物，时聚时散，触痛不甚明显，自觉胀痛不剧，时有带下量多色青，面色白，精神郁闷不振，舌润苔薄，脉弦滑。此型病机多为郁滞气蓄。病因或为内伤七情之郁，忿怒伤肝，木失条达；或忧思伤脾，气机不畅；或痰湿停聚下焦，聚结成块。相当于西医学卵巢囊肿、子宫内膜异位症及盆腔炎性包块等。

崇《内经》"坚者削之""结者散之""留者攻之"治法，遵"大积大聚，其可犯也，衰其大半而止"训条，在具体临证之时，又需结合患者体质强弱盛衰，"谨守病机，各司其属，有者求之，无者求之，盛者责之，虚者责之"。

子宫肌瘤多为脾胃虚弱，气血失调，痰瘀互结，日久成癥，治宜扶正祛邪，软坚消癥。常选用黄芪、猫人参、山慈菇、海藻、昆布、黄药子、当归、赤芍、夏枯草、浙贝母、猫爪草、天葵子、莪术。若月经过多者，去莪术、赤芍，加海螵蛸、煅牡蛎、仙鹤草等。

盆腔炎性包块多为内伤脾虚，水湿运化失常，停聚于体内，加之外感湿热之邪，壅遏气机，湿瘀互结而致病者，临床伴见小腹掣痛、带下过多、色黄味臭等症。常用防己黄芪汤合桂枝茯苓丸加减，健脾渗湿，活血化瘀，缓消癥块，酌加清热化湿、解毒之品，如制大黄、大血藤、败酱草、忍冬藤、白花蛇舌草、半边莲等。

子宫内膜异位症、子宫腺肌病这类疾病多为久病伤气，气虚血瘀。由于气虚推动作用减弱，造成气滞，血行不畅，瘀血内停，同时气虚导致气的固摄作用失常，血不循经，逆流腹腔，瘀积于内，引起内异症等。治宜扶正化瘀，从整体进行调节，同时抓住

"痛"这一主症，配以散瘀定痛之法。临床常用药物有黄芪、血竭、乳香、没药、白术、桂枝、片姜黄、当归、白芍、赤芍、三棱、莪术、三七、生甘草等，共奏益气消癥，散瘀定痛之功。由于"久病入肾"，内异症患者又常有婚久不孕，腰骶坠痛等表现，可加入鹿角片、淫羊藿、肉苁蓉、枸杞子、菟丝子等温肾填精养胞，氤氲之时以助孕。

第十一章
膏方用药心法

何穉香先生处方执简忌繁，极其清疏，以至炉火纯青。其对后辈时时教诲、谆谆告诫：用药如用兵，防兵多乱阵；药在于精，选药要精当，做到一药数用。膏方药味虽多，非简单堆砌，而是根据治则精挑细选，君臣佐使配伍而成。

第一节　药有阴阳辨证用

《内经》首先提出"药有阴阳"理论，《神农本草经》在此基础上对中药药性进行详细论述。例如，就植物药与矿物药而言，矿物药质地沉重主降，属性为阴，植物药质地轻清属阳；就植物药而言，药用花、叶、枝者多属阳，若用根者多为阴。中药药性包括四气、五味、升降浮沉、归经及毒性等。

四气分寒热温凉（平）。《素问·阴阳应象大论》曰："阳为气，阴为味……味厚者为阴，薄者为阴中之阳，气厚者为阳，薄者为阳中之阴。"故四气属阳，五味属阴。四气之中，温热性因能兴奋、鼓动而属阳，多具有温中散寒补虚的功效，比如巴戟天、紫石英、肉桂、附子等；寒凉性因能抑制而属阴，具有清热、泻火、解暑、解毒等功效，比如蒲公英、大血藤、金银花等；平性药介于温热与寒凉药物之间，具有开胃健脾、强壮补虚的功效，比如甘草、山药等。

五味分酸苦甘辛咸（淡）。《素问·至真要大论》曰："辛甘发散为阳，酸苦涌泄为阴，咸味涌泄为阴，淡味渗泄为阳。"

辛，"能散能行"，不但具有发散、行气、行血的作用，且《内经》有"辛以润之"，就是说辛味药还有润养的作用。可以说，解表药、行气药、活血药多具辛味。比如：白芷，辛、温，归肺、胃、大肠经，具有散风除湿、通窍止痛、消肿排脓的作用；延胡索，辛、苦、温，归肝、胃经，具有活血散瘀、行气止痛的作用；桂枝，辛、甘、温，归膀胱、心、肺经，具有发汗解肌、温经通脉的功效；巴戟天，辛、甘，入肝、肾经，具有补肾阳、壮筋骨、祛风湿的作用。

甘，"能补、能和、能缓"，具有补益、和中、调和药性、缓急止痛的作用。一般而言，滋养补虚、调和药性、止痛的药物多具有甘味。比如：大枣，甘、温，归脾、胃经，具有补脾和胃、益气生津、调营卫、解药毒的功效；阿胶，甘、平，归肝、肺、肾经，具有滋阴补血、安胎的功效；当归，甘、辛、温，归肝、心、脾经，具有补血和血、调经止痛、润燥的功效。

酸，"能涩、能收"，具有收敛、固涩之功。一般固表止汗、敛肺止咳、涩肠止泻、固精缩尿、固崩止带的药物多具有酸味。临床用于体虚多汗、肺虚久咳、久泻肠滑、遗精滑精、遗尿尿频、崩带不止等气血精津耗散滑脱之证。比如：白芍，苦、酸、凉，归肝、脾经，具有平肝止痛、养血调经、敛阴止汗的功效；覆盆子，甘、酸、平，归肝、肾经，具有益肾、固精、缩尿的功效。

苦，"能泄、能燥、能坚"，苦之"泄"，指能通泄大便、降泄肺气、清泄热邪，可治便秘、咳喘、邪热亢盛之证；苦之"燥"，既有与温性相合的"苦温"具温燥寒湿之功，又有与寒性相聚的"苦寒"具清热燥湿之用，可分别治疗寒湿与湿热之证；其"坚"则是指固肾精、泻相火以疗肾阴亏虚的相火亢盛之证。一般而言，清热泻火、下气平喘、降逆止呕、通利大便、清热燥湿、苦温燥湿、泻火存阴的药物多具有苦味。苦味药多用治热证、火证、喘咳、呕恶、便秘、湿证、阴虚火旺等。如黄芩、栀子清热泻火，杏仁、葶苈子降气平喘，半夏、陈皮降逆止呕，大黄、枳实泻热通便，龙胆、黄连清热燥湿，苍术、厚朴苦温燥湿，知母、黄柏泻火存阴等。

咸，"能下、能软"，即具有泻下通便、软坚散结的作用。泻下或润下通便及软化坚积、消散结块的药物多具有咸味。咸味药多用治大便燥结、瘰疬痰核、瘿瘤、癥瘕痞块等。如芒硝泻热通便，海藻、牡蛎消瘰散瘿，鳖甲、土鳖虫软坚消癥等。此外，《素问·宣明五气篇》还有"咸走血"之说。肾属水，咸入肾，心属火而主血，咸主血即以水胜火之意。如大青叶、玄参、紫草、青黛、白薇都具有咸味，均入血分，同具有清热凉血解毒之功。《素问·至真要大论》又云："五味入胃，各归所喜攻……咸先入肾。"故不少入肾经的咸味药如紫河车、海狗肾、蛤蚧、龟甲、鳖甲等都具有良好的补肾作用。同时为了引药入肾、增强补肾作用，不少药物如知母、黄柏、杜仲、巴戟天等药用盐水炮制也是这个意思。

关于药物的升降浮沉及归经，《本草纲目·序列》云："酸咸无升，甘辛无降，寒无浮，热无沉"。总之，药性中温热性，辛甘味，升浮性属阳；寒凉性，酸苦咸味，沉降性属阴。

《素问·至真要大论》提出，治病宗旨概为"谨察阴阳所在而调之，以平为期"。中药阴阳学说是中药配伍规律的理论指导和依据。以补肾为例，"肾寓真阴真阳，为一身阴阳之本"。调整肾中阴阳尤为重要。肾阴不足，或表现为阴虚水亏，而见月经后期、月经过少、闭经、眩晕耳鸣、形体消瘦、咽干舌燥等，或表现为阴不制阳，虚热内扰，而见月经先期、月经过多、崩漏、五心烦热、潮热颧红、盗汗不寐等。制膏时若虚热不甚则以左归丸、六味地黄丸、瓜石丸、沙参麦冬汤等滋补肾阴为主，虚火较甚则以知柏地黄丸、大补阴丸等滋阴降火为主。肾阳不足则表现为月经色淡质稀、神疲倦怠、畏寒肢冷、腰膝冷痛、痛经等，治疗时常以右归丸、温经汤、肾气丸等补益肾中真火。此外，何氏妇科常根据阴阳偏胜，在用鹿角霜、紫河车、巴戟天、杜仲等补肾阳药的同时，加入天冬、石斛、黄精、墨旱莲等补肾阴之品，以求达到"阳得阴助而生化无穷，阴得阳升而源泉不竭"的良效。

第二节　精到使用芳香药

何氏妇科认为，女子以肝为先天，妇科最重视调肝。肝气郁结，是妇科疾病的主要发病因素之一。按照《内经》"木郁达之"的原则，治疗多采用疏泄气郁、调理气机的药剂以遂其曲直之性，使肝木得以条达，气机得以和畅，则诸证可以消除。

"行气"是对气分病的一种治疗方法。气滞者宜先行气，香附、郁金、合欢皮、青皮、八月札、佛手、降香等为妇科最常用的芳香行气、理气解郁的药物。其中尤推香附辛香浓郁，独以解郁行气见长。朱丹溪的越鞠丸引为主药，李时珍谓其能"利三焦、解六郁"，对经、带、胎、产百病之气郁均有良效，故又称"气病之总司，女科之主帅"。气郁则血滞，郁金行气解郁兼有活血止痛之功。傅青主认为，宣郁通经汤用郁金治疗经前腹痛，亦可用于肝胃气痛等证。合欢皮擅长解郁宁神，服之神志安宁，心悦愉快。气行则血行，青皮理气散结，疏肝下食化滞，有导行之功。八月札疏肝理气定痛，其性平和，入肝、胃两经，调和气机有独特之功。枳壳味辛性平，入脾、胃两经，对肝克脾土及脾湿痰滞有殊功，李东垣、李时珍均认为其"气下则痰喘止，气行则痞胀消，气通则痛刺止，气利则后重除"。降香辛香流窜力强，能破沉涸凝滞，疏导理气止痛，并引气下降，行气又健脾胃。另如绿萼梅、香橼、厚朴花、玫瑰花、砂仁行气兼消胀止痛，乌药、川楝子、豆蔻疏通肝经郁滞。解除乳房结块胀痛的有橘叶、橘核、路路通，兼能通经的有代代花、月季花等。

何子淮先生尤其指出，临床使用行气药物应注意以下几个方面：

1.芳香药物多香燥易于伤阴，如遇肝体虚弱者宜酌加一二味柔润之品，如白芍、当归，且须适可而止，不应长期服用。

2.肝郁易于化热，故舌苔黄腻，脉弦数，郁未解而内热盛，宜解郁行气与清肝泄热之品同用，如越鞠丸中香附与栀子并用就是最好的例子。

3.郁证舌质红而少苔，阴分已伤，宜先用滋阴养血药。如郁未解，可加少量行气药，如治郁热血枯闭经的一贯煎，或用一味川楝子。

4.芳香行气之药多属轻清之剂，剂量不可过重，如绿萼梅、香橼、佛手、川厚朴花、砂仁、乌药各6g，代代花、荜茇、甘松各1.5～3g。

5.对孕妇，尤其是孕早期或有流产史者，芳香理气药等宜避用或慎用，辛香走窜之行气药选用更要慎重。

6.芳香药中如玫瑰花、月季花均可用于解郁，但用法迥异。玫瑰花适用于月经过多或泄泻者，有止涩作用。孕妇胸脘烦郁则可少量配用月季花，与玫瑰花相反，月季花适用于闭经及大便燥结，用其活血、润肠之性。

7.煎熬汤药，如玫瑰花、代代花、砂仁之类最宜后下，其他亦不宜久煎。行气解郁、芳香走窜的药物都偏于轻飘，煎久则气味皆散失而乏效。

第三节　药对配伍显奇效

“药对”之名最早见于北宋徐之才所著《雷公药对》，而“药对”之方则早在《黄帝内经》中已有记载，如《素问·腹中论》的“以四乌鲗骨一藘茹，二物并合之”。药对是指两味或两味以上的中药在阴阳、七情等中医理论的指导下，通过升降相因、寒热平调、散中寓收、补泻兼施等配伍方法，充分利用相须、相使等协同增效配伍，以提高疗效；对有毒副作用的药物，利用相制配伍以抑制毒性、扬长避短。药对是中药和方剂的连接纽带，膏方药多方宏，但不是简单堆砌药材，掌握药对配伍方法，是临证开膏方的重要前提。

一、补肾填精固根本

肾为先天之本，五脏六腑之根，主藏精，主生殖。《素问·上古天真论》曰：“女子七岁，肾气盛，齿更发长，二七而天癸至，任脉通，太冲脉盛，月事以时下，故有子。”作为天癸之源，肾中精气充盛，天癸始能泌至，注于冲任，经脉气血流畅，男女生殖之精成熟，男精乃能溢泻，女精乃能降至，氤氲之时阴阳相和，两精相搏，生命由此开始。《内经》云：“肾者主蛰，封藏之本，精之处也。”肾为冲任之本，肾脉与冲脉合而盛大，为太冲脉，在经络交通上，冲任皆有交会穴与肾经直接交会，冲任二脉在女性生理中的特殊作用皆受肾的主导。《傅青主女科》云：“盖胞胎居于心肾之间，上系于心而下系于肾，胞胎之寒凉，乃心肾二火之衰微也。”可以说，肾精化气生血，肾主津液，主系胞胎。故先天禀赋素弱，或因后天房事不节，耗伤肾中精气，肾精、肾气亏损，肾中阴阳失衡，生精、化气、生血功能不足，天癸产生和泌至失调，冲任失荣失固，导致血海不能按时满盈而出现月经过少、闭经，胞宫失养、系胞无力而致滑胎等。

（一）淫羊藿–肉苁蓉

淫羊藿味辛、甘，性温，入肝、肾经，功效温肾壮阳，强筋骨，祛风湿。《本草经疏》称其为“补命门要药”。《医学纂要》云其：“补命门肝肾，能壮阳益精。”肉苁蓉味甘、咸，性温，入肾、大肠经，功效补肾阳，益精血，润肠道。《本草经疏》云："肉苁蓉，滋肾补精血之要药。"淫羊藿与肉苁蓉相配伍，补肾壮阳效力增强。二者均为温柔平补之剂，温而不燥，补而不峻，滋而不腻，临床上不论是肾阳虚还是肾阴虚之不孕、闭经、月经过少、滑胎均可用之。常用量：两者均为10～15g。

（二）鹿角霜-巴戟天

鹿角霜味咸，性温，入肝、肾经，功效补肾助阳，收敛止血。巴戟天味辛、甘，性温，入肝、肾经，功效补肾壮阳，益精，强筋壮骨。鹿角霜为血肉有情之品，益精血、调冲任，"通督脉之气"，擅长温通督脉。巴戟天甘温能补，辛温能散，性较温和，甘润不燥，补而不滞。两药配合，相须为用，一则补肾壮阳，固摄冲任，二则益肾填精，共奏益肾温冲之功，使冲脉得养，胎孕乃成。临床上多用于肾阳虚衰所致月经不调、不孕症、产后身痛等疾病。常用量：鹿角霜6～10g，巴戟天10～15g。

（三）覆盆子-桑椹

覆盆子味甘、酸，性微温，入肝、肾经，具有固精缩尿，益肾养肝功效。《本草正义》谓："覆盆，为滋养真阴之药，味带微酸，能收摄耗散之阴气而生精液。"《药性论》曰："男子肾精虚竭阴痿，能令坚长，女子食之有子。"桑椹味甘、酸，性寒，入肝、肾经，具有滋肝益肾，滋阴养血功效。《本草经疏》载："桑椹，甘寒益血而除热，为凉血补血益阴之药。"二药均为果实类药，又专入肾经，能坚肾气，补益肾阴。二者相须为用，滋阴填精，治疗肾阴虚损之月经不调、不孕症等疗效显著。此药对多用于经后期，血海空虚之时，滋养肾阴以促进卵泡生长发育。常用量：两者均为10～15g。

（四）女贞子-墨旱莲

女贞子味甘、苦，性凉，入肝、肾经，具有滋补肝肾，乌须明目功效。《本草经疏》称其："气味俱阴，为入肾除热养精之要品，肾得补，则五脏自安，精神自足，百病去而身肥健矣。"墨旱莲味酸甘，性寒，入肝、肾经，具有补益肝肾，凉血止血功效。《本草正义》称其："入肾补阴而生长毛发，又能入血，为凉血止血之品。"二药均入肝、肾经，合用为经典名方"二至丸"。既能补养肝肾之阴，又能凉血止血，补中有清，滋而不腻，多用于肝肾阴虚所致口苦咽干，头昏眼花，失眠多梦，腰膝酸软，下肢痿软，遗精，早年发白等。常用量：两者均为10～15g。

（五）菟丝子-覆盆子-枸杞子-桑椹

菟丝子味甘，性温，归肝、肾、脾经，具有滋补肝肾，固精缩尿，安胎，明目，止泻的功效。《本草汇言》记载："菟丝子，补肾养肝，温脾助胃之药也。但补而不峻，温而不燥，故入肾经，虚可以补，实可以利，寒可以温，热可以凉，湿可以燥，燥可以润。"覆盆子味甘、酸，性温，归肾、膀胱经，具有益肾，固精，缩尿功效。《本草经疏》记载："覆盆子，其主益气者，言益精气也。肾藏精、纳气，精气充足，则身自轻，发不白也。"枸杞子味甘，性平，归肝、肾经，具有滋肾润肺，补肝明目的功效。《本草经疏》记载："枸杞子，润而滋补，兼能退热，而专于补肾、润肺、生津、益气，为肝肾真阴不足、劳乏内热者补益之要药。"桑椹味甘、酸，性寒，归心、肝、肾经，具有补血滋阴，生津润燥的功效。《本草经疏》云："桑椹，甘寒益血而除热，为凉血补血益阴之药，消渴由于内热，津液不足，生津故止渴。五脏皆属阴，益阴故利五脏。阴不足则关节之血气不通，血生津满，阴气长盛，则不饥而血气自通矣。热退阴生，则肝心无火，故魂安而神自清宁，神清则聪明内发，阴复则变白不老。甘寒除热，故解中酒毒。性寒而下行利水，故利水气而消肿。"

菟丝子、覆盆子、枸杞子、桑椹四味药物均为果实、种子类药材，四子相配，补而不腻，不温不燥，不论肾阴虚、肾阳虚皆可应用，是平补肝肾之佳品。可使肝肾精血充沛，冲任血海充盈，自能经血调、胎孕成。常用量：菟丝子15～30g，覆盆子10～12g，枸杞子10～15g，桑椹10～15g。

（六）鹿角片–炙龟甲

鹿角片味咸，性温，归肝、肾经，具有温肾阳，强筋骨，行血消肿功效。《本草纲目》赞其："生用则散热行血，消肿辟邪；熟用益肾补虚，强精活血。炼霜熬膏，则专于滋补矣。"龟甲味甘、咸，性平，归肝、肾经，具有滋阴通任，益肾健骨的功效。《本草蒙筌》赞其："专补阴衰，善滋肾损。"两药皆为血肉有情之品，培补先天之力远胜草木无情之品。两药合用，阴阳俱补，填精血，养任督，大补精髓。适用于肾虚精亏之闭经、不孕症、先天性子宫发育不良，形体虚羸，性欲淡漠，或为崩漏复旧阶段调养。常用量：鹿角片6～10g，龟甲6～12g。

（七）紫石英–紫河车

紫石英味甘，性温，归心、肺、肾经，具有镇心安神、温肺、暖宫的功效。虽为金石之品，但药性和缓。《本经》记载："补不足，女子风寒在子宫，绝孕十年无子。"紫河车味甘、咸，性温，归心、肺、肾经，具有温肾补精，益气养血的功效。紫河车为血肉有情之品，善于填补先天之损。正如《本草经疏》记载："人胞乃补阴阳两虚之药，有返本还元之功。"《本草逢原》亦云："紫河车禀受精血结孕之余液，得母之气血居多，故能峻补营血。"两药配合，用于治疗肝肾不足、胞宫虚寒所致排卵障碍、月经稀少、崩漏、不孕症等。常用量：紫石英10～15g，紫河车（打粉）3～6g。

（八）仙茅–淫羊藿

仙茅味辛，性热；有毒，具有补肾阳，强筋骨，祛寒湿的功效。善补命门而兴阳，温补肾阳而止泻，《本草纲目》记载其"久服通神强记，助筋骨，益肌肤，长精神，明目"。淫羊藿味辛、甘，性温，可补肾阳，强筋骨，祛风湿，李时珍言其"能益精气，乃手足阳明、三焦、命门药也。真阳不足者，宜之"。生命之繁衍、胚胎之孕育，无不依赖此一丝真阳，若女子肾精虚衰，命门元气不足，失却温煦功能，则诸病由生。二者皆入肝肾，具有补肾壮阳之功，配伍见于龟鹿二仙汤，相须为用，温肾壮阳，功专力宏。临床上尤适于肾阳衰微、命火不足所致的不孕症和月经不调、崩漏、滑胎等疾病。常用量：仙茅10～15g，淫羊藿10～15g。

（九）黄精-玉竹-天冬

黄精味甘，性平，质润，归脾、肺、肾经，具有补气养阴，健脾，润肺，益肾的功效。《本草纲目》谓："黄精为服食要药，故《别录》列于草部之首，仙家以为芝草之类，以其得坤土之精粹，故谓之黄精。"玉竹味甘，性微寒，具有养阴润燥，生津止渴的作用。养阴而不滋腻恋邪，善除烦闷，润心肺，补五劳七伤。天冬味甘，性寒，归肺、肾经，具有养阴润燥，清肺生津，兼滋肾阴、降虚火的功效。如李时珍言："天门冬清金降火，益水之上源，故能下通肾气，入滋补方，合群药用之有效。"三者养阴润燥的功效相似，临床每相须合用加强药力，可用于治疗肾阴不足，虚火内扰所致月经不调、不孕症、妇人脏躁、卵巢功能减退等诸疾。常用量：三药用量均为10～15g。

（十）制黄精-制何首乌-玉竹

黄精，味甘，性平，归脾、肺、肾经，具有补气养阴，健脾，润肺，益肾功效。《本草便读》谓之："此药味甘如饴，性平质润，为补养脾阴之正品。"制何首乌，味甘，性温，具有补肝，益肾，养血功效，为"七宝美髯丹"之主药。《本草正义》云："何首乌，专入肝肾，补养真阴……性则温和，皆与下焦封藏之理符合，故能填益精气，具有阴阳平秘作用。"玉竹，味甘，性平，入肺、胃经，具有养阴，润燥，除烦，止渴的功效。《日华子本草》称其："除烦闷，止渴，润心肺，补五劳七伤，虚损。"三药均为道家服食之品。三药合用不但能补肝肾、益精髓、调月经，而且还能降血糖、祛膏脂。常用量：三药用量均为10～15g。

（十一）山茱萸-山药-龟甲

山茱萸，味酸涩，性微温质润，其性温而不燥，补而不峻，直入肝肾，既能滋补肝肾之阴，又能温补肾中之阳，是平补肝肾阴阳之要药。山药略带涩性，不寒不燥，作用缓和，既可补气，又可益阴，是健脾胃、养后天的佳品。龟甲乃水中之物，血肉有情之品，禀至阴之性，性味咸寒，长于滋肾养肝，调补冲任。因妇人阴血常虚，其经、胎、产、乳无一不消耗阴血，如再罹患崩漏、堕胎、癥瘕诸疾，则更耗阴血，故此三者合用，合山茱萸之温涩肝经，山药之收摄脾经，龟甲之滋补肾经，实三阴并治之剂。常用量：山茱萸6～10g，山药10～30g，龟甲10～15g。

（十二）巴戟天-肉苁蓉

肉苁蓉和巴戟天同属温肾助阳之品。肉苁蓉味甘、咸，性温，归肾、大肠经，具有补肾阳，益精血，润肠通便的功效。肉苁蓉质润滋养，咸以入肾，性柔而不燥，补肾壮阳中还兼润燥益精之功。《本草汇言》记载："肉苁蓉，养命门，滋肾气，补精血之药也。男子丹元虚冷而阳道久沉，妇人冲任失调而阴气不治，此乃平补之剂，温而不热，补而不峻，暖而不燥，滑而不泄，故有从容之名。"巴戟天味甘、辛，性微温，性偏燥而不柔，温阳助火力胜，兼有祛风除湿之力。二药合用，相须配对，增强温肾壮阳之力，润燥相宜，具有补火而无燥水之妙，兼有扶阳通便的作用。可用治肾阳虚衰所致经、带、胎、产、杂病诸疾，及阳虚气弱之大便难下。常用量：肉苁蓉10～15g，巴戟天10～15g。

（十三）巴戟天－杜仲

巴戟天味甘、辛，性温，归肝、肾经。具有补肾阳，强筋骨，祛风湿的功效。《本草汇》谓："巴戟天，为肾经血分之药，盖补助元阳则胃气滋长，诸虚自退，其功可居草薢、石斛之上。"杜仲味甘，性温，归肝、肾经，具有补肝肾，强筋骨，安胎的功效。《本草纲目》云："杜仲，古方只知滋肾，惟王好古言是肝经气分药……杜仲色紫而润，味甘微辛，其气温平，甘温能补，微辛能润，故能入肝而补肾，子能令母实也。"巴戟天与杜仲同归肝、肾两经，均具有补肾阳、强筋骨、祛风湿的作用。两者相须为用，滋肾之余又可润肝燥、补肝虚，适用于肝肾亏虚之腰痛不能俯仰、阳痿遗精、宫冷不孕、月经不调、风湿痹痛、筋骨痿软等。常用量：巴戟天10～15g，杜仲6～15g。

（十四）黄精－枸杞子

黄精性平，味甘，归脾、肺、肾经，具有补气养阴，健脾，润肺，益肾功效。《日华子本草》言其："补五劳七伤，助筋骨，止饥，耐寒暑，益脾胃，润心肺。"《四川中药志》言其："补肾润肺，益气滋阴。治脾虚面黄，肺虚咳嗽，筋骨酸痹无力，及产后气血衰弱。"枸杞子性平，味甘，归肝、肾经，具有滋补肝肾，益精明目功效。《药性论》记载："枸杞子能补益精诸不足，易颜色，变白，明目，安神。"两者皆可养阴填精且性味平和，相辅相成，脾、肺、肝、肾同补，适用于脾胃虚弱，肝肾亏虚，精血不足所致月经失调、不孕、绝经前后诸证等。常用量：黄精9～15g，枸杞子10～20g。

（十五）续断－杜仲

续断味苦、辛，性微温，归肝、肾经，具有补肝肾，续筋骨，调血脉的功效。《本草汇言》记载："续断，补续血脉之药也。大抵所断之血脉非此不续，所伤之筋骨非此不养，所滞之关节非此不利，所损之胎孕非此不安，久服常服，能益气力，有补伤生血之效，补而不滞，行而不泄，故女科、外科取用恒多也。"杜仲味甘，性温，归肝、肾经，具有补肝肾，强筋骨，安胎的功效。《本草经疏》记载："杜仲，按《本经》所主腰脊痛，益精气，坚筋骨，脚中酸痛，不欲践地者，盖腰为肾之府，《经》曰，动摇不能，肾将惫矣。又肾藏精而主骨，肝藏血而主筋，二经虚，则腰脊痛而精气乏，筋骨软而脚不能践地也。《五脏苦欲补泻》云：肾苦燥，急食辛以润之，肝苦急，急食甘以缓之。杜仲辛甘具足，正能解肝肾之所苦，而补其不足者也。强志者，肾藏志，益肾故也。除阴下痒湿，小便余沥者，祛肾家之湿热也。益肾补肝，则精血自足，其主补中者，肝肾在下，脏中之阴也，阴足则中亦补矣。"二药均入肝、肾经，补肝肾、强筋骨、止血、安胎，用于治疗肝肾亏虚之腰酸、腰痛、妇人崩漏、胎动不安等。常用量：二药均为10～15g。

（十六）桑枝–桑寄生

桑枝味微苦，性平，归肝经，具有祛风湿，利关节功效。《本草撮要》记载："桑枝，功专去风湿拘挛，得桂枝治肩臂痹痛；得槐枝、柳枝、桃枝洗遍身痒。"桑寄生味苦、甘，性平，归肝、肾经，具有补肝肾，强筋骨，祛风湿，安胎元功效。《本草经疏》记载："桑寄生，其味苦甘，其气平和，不寒不热，固应无毒。详其主治，一本于桑，抽其精英，故功用比桑尤胜。腰痛及小儿背强，皆血不足之候。痈肿多由于营气热。肌肤不充，由于血虚。齿者，骨之余也，发者，血之余也，益血则发华，肾气足则齿坚而发眉长。血盛则胎自安。女子崩中及内伤不足，皆血虚内热之故。产后余疾，皆由血分。乳汁不下，亦由血虚。金疮则全伤于血。上来种种疾病，莫不悉由血虚有热所发，此药性能益血，故并主之也。兼能祛湿，故亦疗痹。"二药合用，补肝肾、祛风湿、强筋骨，治疗肝肾不足之关节疼痛、经行身痛、产后身痛等。常用量：二药均为10～15g。

（十七）鹿角胶–阿胶

鹿角胶又名白胶、鹿胶，味甘、咸，性温，归肾、肝经，具有温补肝肾，益精养血功效。《本草经疏》记载："凡作劳之人，中气伤绝，四肢作痛，多汗或吐血下血，皆肝、心受病。白胶味甘气温，入二经而能补益中气，则绝伤和，四肢利，血自止，汗自敛也。折跌伤损，则血瘀而成病，甘温入血，通行又兼补益，故折跌伤损自愈。妇人血闭无子，及崩中淋露，胎痛不安，腰痛羸瘦者，皆血虚肝肾不足之候，温肝补肾益血，则诸证自退，而胎自得所养也。"阿胶，味甘，性平，微温，归肝、肺、肾经，具有滋阴补血，安胎的功效。《千金翼方》赞其："主心腹内崩劳极，洒洒如疟状，腰腹痛，四肢酸疼，女子下血，安胎，丈夫小腹痛，虚劳羸瘦，阴气不足，脚酸不能久立，养肝气。久服轻身益气。"二药合用，补阳益精，补血止血。治疗精血不足，面色不华，六脉沉细，崩中漏下。常用量：汤剂：鹿角胶10～15g，阿胶10～15g；膏方：鹿角胶150～250g，阿胶150～250g。

（十八）鹿角胶–龟甲胶

鹿角胶味甘、咸，性温，归肾、肝经，具有温补肝肾，益精养血功效。《本经》赞其："主伤中劳绝，腰痛羸瘦，补中益气，妇人血闭无子，止痛安胎。"龟甲胶味甘、咸，性凉，归肝、肾、心经，具有滋阴潜阳、益肾健骨、固经止血等功效。鹿角胶温肾阳、通督脉、补命门。龟者，为介虫之长，得天下阴气最厚，龟类灵而寿，为长寿之物，善通任脉。取其甲熬胶以补心、补肾、补血，皆以养阴也，为补阴之最。二药一阴一阳，合用之后补益肝肾、填补奇经之功效卓越。《本经逢原》云："非龟、鹿二胶合用，不能达任脉而治羸瘦腰痛。"二药主治血虚头晕、腰膝酸冷、虚劳消瘦、产后体虚、不孕症等。常用量：汤剂：鹿角胶 10～15g，龟甲胶 10～15g；膏方：鹿角胶 150～250g，龟甲胶 150～200g。

（十九）桑螵蛸－海螵蛸

桑螵蛸味甘、咸，性平，归肝、肾经，具有益肾固精，缩尿，止浊功效。《本经逢原》记载："桑螵蛸，肝肾命门药也，功专收涩，故男子虚损，肾虚阳痿，梦中失精，遗溺白浊方多用之。《本经》又言通五淋，利小便水道，盖取以泄下焦虚滞也。"海螵蛸味咸、涩，性温，归脾、肾经，具有收敛止血、涩精止带、制酸、敛疮功效。《本草经疏》记载："乌贼鱼骨，味咸，气微温，无毒，入足厥阴、少阴经。厥阴为藏血之脏，女人以血为主，虚则漏下赤白，或经汁血闭，寒热癥瘕；少阴为藏精之脏，主隐曲之地，虚而有湿，则阴蚀肿痛，虚而寒客之则阴中寒肿。男子肾虚，则精竭无子，女子肝伤，则血枯无孕。咸温入肝肾，通血脉而祛寒湿，则诸证除，精血足，令人有子也。"二药名中均有螵蛸，但一为海中之乌贼，一为树上之螳螂，俱有补肾、固摄之功效。两药合用，固冲止崩、涩精止泻、缩尿束带，多用于肾虚不固之崩中漏下、带下绵延。亦可应用于活血调经方中，起固摄冲任，防经血妄行之效，组成通补兼施之方。常用量：二药均为 10～15g。

二、清热凉血祛外邪

血热是妇科常见的致病因素之一，素体阳盛、外感热邪、过食辛辣、过服温热药物、肝郁化热等都可能导致血热于内，热扰冲任、胞宫，冲任不固，经血妄行，导致月经先期、崩漏、胎漏、产后恶露不绝等疾病。在辨明热因、热势的前提下，还需要辨明热、火、毒之势，分别主以清热、泻火、解毒各法治疗。

（一）瓜蒌子－瓜蒌皮

二药分属葫芦科植物栝楼的种子和皮，性寒，味甘，同归肺、胃、大肠经。瓜蒌子润燥作用较强，润肺涤痰，滑肠通便；瓜蒌皮长于下气宽胸，清肺化痰。二者同用，上可清肺胃之热，化痰散结，下能润大肠之燥，滑肠通便，肺、胃、大肠三者同治，去痰浊、止喘嗽、通大便之力增强。常用于燥咳痰黏、肠燥便秘等。常用量：瓜蒌子 9～15g，瓜蒌皮 6～10g。

（二）桑叶－地骨皮

桑叶味甘、苦，性寒，归肺、肝经，具有疏散风热，清肺润燥，清肝明目功效。《本草经疏》记载："桑叶，甘所以益血，寒所以凉血，甘寒相会，故下气而益阴，是以能主阴虚寒热及因内热出汗。其性兼燥，故又能除脚气水肿，利大小肠，除风……故又能明目而止渴。发者血之余也，益血故又能长发，凉血故又止吐血……皆清凉补血之功也。"地骨皮味甘，性寒，归肺、肝、肾经，具有凉血除蒸，清肺降火功效。《药品化义》记载："地骨皮，外祛无定虚邪，内除有汗骨蒸，上理头风，中去胸胁气，下利大小肠，通能奏效。入泻白散，清金调气，疗肺热有余咳嗽；同养血药，强阴解肌，调疮痘不足皮焦。以其性大寒，酒煎二两，治湿热黄疸最为神效。"二者配伍见于何氏凉血清海汤，本方系何氏妇科家传验方，多用于月经先期、月经过多、经期延长、崩漏等血分实热证，其特点为补阴而无浮动之虞，摄血而无寒凉之苦，子宫清凉而血海自固。取桑叶轻清疏散之性，既可凉润滋阴，亦可清肝明目；地骨皮善行血分，《本草纲目》云其"解骨蒸肌热消渴，风湿痹，坚筋骨，凉血"，属养阴清热凉血之妙药。女子以血为本，血藏之于肝，肝疏泄适常，则胞宫藏泄有期，此二者皆为甘寒清润之品，同入肝经，合而为用，可达潜移默夺、宁静血海之效，功专而力著。常用量：桑叶 10～15g，地骨皮 10～20g。

（三）马齿苋－生贯众

马齿苋，味酸、性寒，归大肠、肝、脾经，具有清热解毒，散血消肿的功效。《本草正义》记载："马齿苋，最善解痈肿热毒。"《唐本草》言其能"破血癥瘕瘕"。贯众，味苦、凉，归肝、胃经，具有杀蛔虫、绦虫、蛲虫，清热，解毒，凉血，止血的功效。《本草正义》记载："贯众，苦寒沉降之质，故主邪热而能止血，并治血痢下血，甚有捷效，皆苦以燥湿、寒以泄热之功也。然气亦浓厚，故能解时邪热结之毒。《别录》除头风，专指风热言之，凡大头疫肿连耳目，用泄散而不遽应者，但加入贯众一味，即邪势透泄，而热解神清，不独苦寒泄降，亦气之足以散邪也。故时疫盛行，宜浸入水缸中，常饮则不传染，而井中沉一枚，不犯百毒，则解毒之功，尤其独著，不得以轻贱而忽之。"两药合用，清热解毒、凉血止血之力较强，常用于热毒内蕴之温热斑疹，吐血，衄血，肠风便血，血痢，血崩，带下，疮疡，尿血，月经过多，刀伤出血，蛔虫、蛲虫、绦虫病，人工流产术后调养等。常用量：马齿苋 10～20g，贯众 10～15g。

（四）半枝莲－半边莲

半枝莲味辛、苦，性寒，归肺、肝、肾经，具有清热解毒，化瘀利尿的功效。《泉州本草》称其"清热，解毒，祛风，散血，行气，利水，通络，破瘀，止痛。内服主血淋，吐血，衄血；外用治毒蛇咬伤，痈疽，疔疮，无名肿毒"。半边莲味辛，性平，归心、小肠、肺经，具有利尿消肿，清热解毒功效。《陆川本草》称其"解毒消炎，利尿，止血生肌。治腹水，小儿惊风，双单乳蛾，漆疮，外伤出血，皮肤疥癣，蛇蜂蝎伤。"二药合用，辛开苦降，清热解毒的同时，还可化瘀利尿。用于治疗输卵管积水、咽喉肿痛、女性盆腔炎、妇科肿瘤等属湿热之毒内蕴者。常用量：半边莲 10～15g，半枝莲 10～15g。

（五）玄参－牡蛎－浙贝母

三者均为外科消瘰丸的组成药物，用于化痰消瘿。浙贝母味苦，性寒，归肺、心经，具有清热散结，化痰止咳功效。《本草正》赞其"大治肺痈，肺萎，咳喘，吐血，衄血，最降痰气，善开郁结，止疼痛，消胀满，清肝火，明耳目，除时气烦热，黄疸淋闭，便血溺血，解热毒，杀诸虫及疗喉痹，瘰疬，乳痈发背，一切痈疽肿毒，湿热恶疮，痔漏，金疮出血，火疮疼痛，较之川贝母，清降之功，不啻数倍"。牡蛎味咸，性微寒，归肝、胆、肾经，具有重镇安神，潜阳补阴，软坚散结功效。《本经逢原》记载："牡蛎，《本经》治伤寒寒热，温疟洒洒，是指伤寒发汗后寒热不止而言，非正发汗药也。仲景少阳病犯本，有柴胡龙骨牡蛎汤，《金匮》百合病变渴，有栝楼牡蛎散，用牡蛎以散内结之热。即温疟之热从内蕴，惊恚之怒气上逆，亦宜咸寒降泄为务。其拘缓鼠瘘、带下赤白，总由痰积内滞，端不出软坚散结之治耳。"玄参味苦、咸，性寒，具有泻火解毒，清热凉血，养阴生津功效。既能助浙贝母、牡蛎软坚散结以消瘰，又可滋补肝肾。玄参以解毒为主，浙贝母以化痰为能，牡蛎以散结为要，三药参合，相互为用，滋阴凉血，泻火解毒，软坚散结，消肿之力益彰。常用于治疗子宫内膜异位症、输卵管积水、子宫肌瘤、乳腺结节等。常用量：玄参9~15g，牡蛎10~30g，浙贝母10~15g。

（六）苦参－白芷

《本草纲目》云："苦参、黄柏之苦寒，皆能补肾，盖取其苦燥湿，寒除热也。热生风，湿生虫，故又能治风杀虫。"苦参味苦，性寒，归心、肝、胃、大肠、膀胱经，擅清热燥湿杀虫，善治赤白带下。白芷味辛，性温，归胃、大肠、肺经，具有散风除湿，通窍止痛，消肿排脓的功效。《药性论》谓其："治心腹血刺痛，除风邪，主女人血崩及呕逆，明目，止泪出，疗妇人沥血、腰腹痛，能蚀脓。"白芷辛香温燥，辛能祛风，温燥除湿，且芳香透窍。两药一寒一热，相反相成，适用于妇女带下过多、疮疡痈疽。常用量：苦参5~10g，白芷5~10g。

（七）地肤子－蛇床子

地肤子味辛、苦，性寒，归肾、膀胱经，具有清热利湿，祛风止痒的功效。《本草求真》记载："地肤子，治淋利水，清热，功颇类于黄柏。但黄柏其味苦烈，此则味苦而甘，黄柏大泻膀胱湿热，此则其力稍逊。凡小便因热而见频数，及或不禁，用此苦以入阴，寒以胜热，而使湿热尽从小便而出也。但虚火偏旺，而热得恣，固当用以清利，若不佐以补味同入，则小水既利而血益虚，血虚则热益生，热生则淋益甚矣。"《本草原始》称其能"去皮肤中积热，除皮肤外湿痒"。蛇床子味辛、苦，性温，有小毒，归肾经，具有温肾壮阳，燥湿，祛风，杀虫的功效。《本草新编》记载："蛇床子，功用颇奇，内外俱可施治，而外治尤良。若欲修合丸散，用之于参、芪、归、地、山萸之中，实有利益，然亦宜于阴寒无火之人，倘阴虚火动者，服之非宜。"《别录》言："其温中下气，令妇人子脏热，男子阴强，令人有子。盖以苦能除湿，温能散寒，辛能润肾，甘能益脾，故能除妇人男子一切虚寒湿所生病。"《本经》言其"主妇人阴中肿痛"。两药一温一寒，临床各种类型的阴道炎均可使用。常用量：内服：地肤子9~15g，蛇床子3~9g；外用二者可用至30g。

（八）臭椿皮－海螵蛸

臭椿皮，味苦、涩，性寒，归大肠、胃、肝经，具有清热燥湿，收涩止带、止泻、止血功效。海螵蛸即乌贼骨，味咸、涩，性温，归脾、肾经，具有收敛止血，涩精止带，制酸，敛疮功效。《本草纲目》记载："乌鲗骨，厥阴血分药也，其味咸而走血也，故血枯、血瘕、经闭、崩带、下痢、疳疾，厥阴本病也；寒热疟疾、聋、瘿、少腹痛、阴痛，厥阴经病也；目翳、流泪，厥阴窍病也；厥阴属肝，肝主血，故诸血病皆治之。按《素问》云：有病胸胁支满者，妨于食，病至则先闻腥臊臭，出清液，先唾血，四肢清，目眩，时时前后血，病名曰血枯，得之年少时，有所大脱血，或醉入房中，气竭肝伤，故月事衰少不来，治之以四乌鲗骨一藘茹……所以利肠中及伤肝也。观此，则其入厥阴血分无疑矣。"此药对一寒一温，既能清热燥湿，又具有收涩止带、止血之功。常用于带下过多、崩漏、经间期出血等。常用量：臭椿皮6～12g，海螵蛸10～15g。

（九）苍术－黄柏

苍术味辛、苦，性温，归脾、胃、肝经，具有燥湿健脾，祛风散寒，明目功效。《本草正》记载："苍术，其性温散，故能发汗宽中，调胃进食，去心腹胀疼，霍乱呕吐，解诸郁结，逐山岚寒疫，散风眩头疼，消痰癖气块，水肿胀满。其性燥湿，故治冷痢冷泄滑泻，肠风，寒湿诸疮。"《本草纲目》言其："治湿痰留饮，或挟瘀血成窠囊，及脾湿下流，浊沥带下，滑泻肠风。"黄柏味苦，性寒，归肾、膀胱经，具有清热燥湿，泻火除蒸，解毒疗疮功效。《本经逢原》记载："黄柏，生用降实火，酒制治阴火上炎，盐制治下焦之火，姜制治中焦痰火，姜汁炒黑治湿热，盐酒炒黑治虚火，阴虚火盛面赤戴阳，附子汁制。"《本经》言其："主五脏肠胃中结热，黄疸，肠痔；止泄痢，女子漏下赤白，阴伤蚀疮。"苍术辛苦温燥，可升可降；黄柏苦寒沉降，善清下焦湿热。二药相伍，一温一寒，相互制约，相互为用，并走于下，清热燥湿，消肿止痛，除湿止带的力量倍增。李杲云："黄柏、苍术，乃治痿要药……去下焦湿热作肿及痛，并膀胱有火邪，并小便不利及黄涩者。"常用于治疗赤白带下，热痢，泄泻，消渴，黄疸，痿躄，梦遗，淋浊，痔疮，便血，骨蒸劳热，目赤肿痛，口舌生疮，疮疡肿毒等。常用量：苍术10～15g，黄柏6～12g。

（十）大血藤－败酱草

大血藤味苦，性平，归胃、大肠经，具有清热解毒，祛风活血功效，系景岳治肠痈"大血藤煎"之要药。败酱草味辛、苦，性凉，归胃、大肠、肝经，具有清热解毒，消痈排脓，活血行瘀功效。败酱草与大血藤均能清热解毒，善治肠痈。但败酱草兼有消痈排脓之功，又能祛瘀通经止痛；而大血藤尚可活血祛瘀、通络止痛，能用于治疗跌打损伤瘀肿疼痛、瘀滞痛经、风湿痹痛、关节不利。两药同用见于何氏妇科经典名方"妇外四号"，用于治疗产后瘀滞腹痛、盆腔炎等疾病。常用量：大血藤15～30g，败酱草15～30g。

（十一）知母－黄柏

知母配黄柏，最早见于李杲《兰室秘藏》滋肾丸。知母味苦、甘，性寒，归肺、胃、肾经，具有清热泻火，滋阴润燥功效。黄柏味苦，性寒，归肾、膀胱经，具有清热燥湿，泻火解毒，除骨蒸功效。知母苦寒泻火而不燥，甘寒质润滋阴而不腻，以清润为长；黄柏苦以泻火坚阴，寒以清热，沉降下行，长于泻肾火而坚肾阴，为滋阴降火要药。《本草纲目》云："知母之辛苦寒凉，下则润肾燥而滋阴，上则清肺金而泻火，乃二经气分药也。黄柏则是肾经血分药。故二药必相须而行。"《药品化义》谓二者皆入肾经，凡肾阴虚火旺之骨蒸潮热、盗汗遗精皆可使用。此药对性味苦寒，沉而下降，可清泄下焦湿热，治下焦湿热所致的经、带、胎、产、杂病诸疾。常用量：知母6～10g，黄柏6～10g。

（十二）白鲜皮－地肤子

白鲜皮味苦，性寒，归脾、胃、膀胱经，具有清热燥湿，祛风解毒功效。《本草正义》记载："白鲜乃苦寒胜湿之药，又能通行经隧脉络。《本经》主头风者，风湿热之在上者也；黄疸咳逆，湿热之在中者也；湿痹死肌，不可屈伸、起止、行步，湿热之痹于关节、着于肌肉者也。白鲜气味甚烈，故能彻上彻下，通利关节，胜湿除热，无微不至也。"地肤子味辛、苦，性寒，归肾、膀胱经，具有清热利湿，祛风止痒功效。《本草求真》记载："地肤子，治淋，利水，清热，功颇类于黄柏。但黄柏其味苦烈，此则味苦而甘，黄柏大泻膀胱湿热，此则其力稍逊。凡小便因热而见频数，及或不禁，用此苦以入阴，寒以胜热，而使湿热尽从小便而出也。"白鲜皮气寒善行，为诸黄风痹之要药；地肤子味苦性寒，属于清热之剂，两药合用常用于治疗妇人阴痒阴肿、湿热带下等。常用量：白鲜皮10～15g，地肤子10～15g。

三、疏肝理脾调气血

肝为将军之官，性喜条达而恶抑郁，主疏泄，主藏血，主升，主动，肝经循行过阴器，抵小腹；冲任二脉起于胞宫，冲为血海，任为阴脉之海，主胞胎。肝、气血、冲任三者之间密切相关。女子以肝为先天，以血为本，以气为用。肝在月经的化生、经期和经量的调节方面具有重要作用。肝的藏血和疏泄功能调节血海的蓄溢，使月经如期潮止。肝之经脉绕前阴，抵少腹，挟胃贯膈，布胁肋，经乳头，上巅顶，所以肝与前阴、少腹、乳房、胃都有密切的联系。《济阴本草纲目·求子门》云："女性多气多郁，气多则为火，郁多则血滞，故经脉不行，诸病交作，生育之道遂阻矣。"若情志失调，忿怒抑郁，肝失条达，疏泄失常，或肝气郁结，郁而化火，则藏血失职，血海失司，可导致月经先后不定期、不孕等疾患。

脾位于中焦，在膈之下，与胃相表里。"脾为后天之本"，具有主运化、升清、统血的作用。"饮入于胃，游溢精气，上输于脾。脾气散精，上归于肺，通调水道，下输膀胱。水精四布，五经并行，合于四时五脏阴阳，揆度以为常也。"脾能把饮食转化成水谷精微和津液，一部分自己吸收后转输至全身，另一部分上输心肺化为气血散布全身。水谷精微是化生气血的物质基础，所以脾也是气血生化之源。此外，脾还有统摄血液和固摄子宫之能。《难经·四十二难》曰："（脾）主裹血，温五脏。"脾主中焦，化生营气，营行脉中，血由气摄。脾运化功能正常，气血充盈，血循常道，血旺而经调；若脾失健运，不仅会出现食欲不振、腹胀、便溏等消化道症状，脾虚日久还会导致气血不足之月经过少、闭经、妊娠贫血等疾病，若影响统摄血液的功能，容易引起月经过多、崩漏、胎漏等各种出血疾患。

脾处于中焦，在人体中起到枢纽作用，能配合肺和肾，对人体的水液代谢起到调节作用。脾运化水液功能健旺，不仅各个组织能得到足够阴液滋养，还能让停留在体内的水液不至于过多而产生水湿、痰饮等。若脾运化水湿不利，则易导致子肿、子满等疾病。

《景岳全书·妇人规》云："经血为水谷之精气，和调于五脏，洒陈于六腑，乃能入于脉也。凡其源源而来，生化于脾，总统于心，藏受于肝，宣布于肺，施泄于肾，以灌溉一身……妇人则上为乳汁，下归血海而为经脉。"何氏妇科认为，肝、脾二脏与气血关系最为密切。肝藏血、主疏泄，喜条达，恶抑郁，具有储藏血液、调节血量、疏泄气机的作用。肝血下注冲脉，司血海之定期蓄溢，参与月经周期、经期、经量调节。脾为后天之本，气血生化之源，有统摄血液和固摄子宫之功。《女科经纶》引程若水言："妇人经水与乳，俱由脾胃所生。"直言脾胃在月经产生中的重要作用。

（一）太子参–黄芪–白术

太子参味甘、微苦，性平，归脾、肺经，具有益气健脾，生津润肺功效。《本草再新》言其："治气虚肺燥，补脾土，消水肿，化痰止渴。"《饮片新参》言其可"定虚惊"。本品有近似人参的益气生津、补益脾肺之功，但力量较弱，是补气药中一味清补之品。益气诸参中，何嘉琳教授最喜用太子参，以其性甘平，益气健脾兼能养阴，避免补气助火之虞。黄芪味甘，性温，归肺、脾经，具有补气固表，利尿托毒，排脓，敛疮生肌功效，补气之中兼能升阳，走而不守。《长沙药解》言其："入肺胃而补气，走经络而益营，医黄汗血痹之证，疗皮水风湿之疾，历节肿痛最效，虚劳里急更良，善达皮腠，专通肌表。"白术味苦、甘，性温，归脾、胃经，具有健脾益气，燥湿利水，止汗，安胎功效。《本草汇言》记载："白术，乃扶植脾胃，散湿除痹，消食除痞之要药也。脾虚不健，术能补之，胃虚不纳，术能助之。是故劳力内伤，四肢困倦，饮食不纳，此中气不足之证也；痼冷虚寒，泄泻下利，滑脱不禁，此脾阳乘陷之证也；或久疟经年不愈，或久痢累月不除，此胃虚失治，脾虚下脱之证也；或痰涎呕吐，眩晕昏眩，或腹满肢肿，面色萎黄，此胃虚不运，脾虚蕴湿之证也。以上诸疾，用白术总能治之。又如血虚而漏下不止，白术可以统血而收阴；阳虚而汗液不收，白术可以回阳而敛汗。大抵此剂能健脾和胃，运气利血。"此三药合用，能走能守，芪外、参内、术中央，一身上下内外之气皆可补益。临床常用于治疗气虚导致的崩漏、胎漏、产后腹痛、子宫脱垂、不孕症等妇科疾病。常用量：太子参10~30g，黄芪10~30g，白术6~15g。

（二）紫苏梗-陈皮

紫苏梗味辛，性温，归肺、脾经，具有理气宽中，止痛，安胎功效。《药品化义》记载："紫苏梗，能使郁滞上下宣行，凡顺气诸品惟此纯良。其性微温，比枳壳尤缓。病之虚者，宽胸利膈，疏气而不迅下。入安胎饮，顺气养阴；入消胀汤，散虚胀满。"陈皮味辛、苦，性温，归肺、脾经，具有理气健脾，燥湿化痰功效。紫苏梗"下诸气略缓"，陈皮升多降少，两者配伍，一升一降，直通上下，行气宽中，用于治疗胎动不安、胸膈痞闷、嗳气呕吐等。常用量：紫苏梗5~9g，陈皮3~9g。

（三）青皮-陈皮

青皮味苦、辛，性温，归肝、胆、胃经，具有疏肝破气，消积化滞功效。《本草纲目》云："治胸膈气逆，胸满，小腹疝痛，消乳肿，疏肝胆。"李杲称其为"足厥阴引经之药"。陈皮味辛、苦，性温，归肺、脾经，具有理气健脾，燥湿化痰功效。《药性赋》云："橘皮开胃去痰，导壅滞之逆气。"《本草纲目》谓其："疗呕哕反胃嘈杂，时吐清水。"二者均来于橘的果实，幼果或幼果皮制成青皮，成熟的果皮制成陈皮。二药一体二用，均为芳香之品，性味相似。《汤液本草》云："陈皮治高，青皮治低。"青皮偏于行气疏肝，陈皮偏于理气调中，二者合用，共奏疏肝理气健脾之功，常用于经行乳房胀痛、经行情志异常、妊娠腹痛、产后抑郁等肝郁气滞之证。常用量：青皮5~6g，陈皮5~6g。

（四）吴茱萸-黄连

吴茱萸味辛、苦，性热，有小毒，归肝、脾、胃、肾经，具有散寒止痛，降逆止呕，助阳止泻功效。《本草便读》记载："吴茱萸，辛苦而温，芳香而燥，本为肝之主药，而兼入脾胃者，以脾喜香燥，胃喜降下也。其性下气最速，极能宣散郁结，故治肝气郁滞，寒浊下踞，以致腹痛疝瘕等疾，或病邪下行极而上，乃为呕吐、吞酸、胸满诸病，均可治之。即其辛苦香燥之性，概可想见其功。然则治肝、治胃以及中下寒湿滞浊，无不相宜耳。"黄连味苦，性寒，归心、肝、胃、大肠经，具有泻火燥湿，解毒杀虫功效。《本草正义》记载："黄连大苦大寒，苦燥湿，寒胜热，能泄降一切有余之湿火，而心、脾、肝、肾之热，胆、胃、大小肠之火，无不治之。上以清风火之目病，中以平肝胃之呕吐，下以通腹痛之滞下，皆燥湿清热之效也。又苦先入心，清涤血热，故血家诸病，如吐衄溲血，便血淋浊，痔漏崩带等证，及痈疡斑疹丹毒，并皆仰给于此。"黄连与吴茱萸伍用，出自《丹溪心法》中的左金丸，方中黄连与吴茱萸按照6:1的比例组成，以治肝经火郁，吞吐酸水，左胁作痛，少腹筋急为疝。北宋《太平圣惠方》中，黄连与吴茱萸按1:1比例配伍，称茱萸圆方，主治虚寒型下痢水泄。黄连大苦大寒，为泻心火、除湿热之佳品；吴茱萸味辛散苦降，性热燥烈，能温中散寒、降逆止呕。《医宗金鉴》记载："胡天锡曰：左金丸独以黄连为君，从实则泻其子之法，以直折其上炎之势；吴茱萸从类相求，引热下行，并以辛燥开其肝郁，惩其扞格，故以为佐。然必本气实而上下虚者，庶可相宜。左金者，木从左而制从金也。"二药伍用，有辛开苦降，反佐之妙用，以黄连之苦寒，泻肝经横逆之火，以和胃降逆，佐以吴茱萸之辛热，从类相求，引热下行，以防邪火格拒之反应，共奏清肝和胃制酸之效。主治肝郁化火，胃失和降，胁肋胀痛，呕吐吞酸，嘈杂嗳气，口苦，舌红苔黄，脉象弦数等寒热错杂之证。常用量：黄连 1.5~5g，吴茱萸 1.5~5g。

（五）荆芥-五灵脂

荆芥味辛，性微温，归肺、肝经，具有轻宣发表，祛风理血的功效。荆芥为风药，《本草纲目》谓其："入足厥阴经气分。"气芳香而升散，行气而兼能和血。《本草经解》记载："荆芥气温，禀天春升之木气，入足少阳胆经、足厥阴肝经。味辛无毒，得地西方之金味，入手太阴肺经。气味俱升，阳也，少阳胆经，行半表半里，邪客之则往来寒热。荆芥辛温，和解少阳，所以主之。鼠瘰生疮，皆少阳火郁之症。荆芥辛以达风木之气，温以发相火之郁，郁火散而风宁，诸症平矣。"五灵脂味苦、咸、甘，性温，入肝经，具有化瘀止血，活血止痛功效。《本草纲目》记载："五灵脂，足厥阴肝经药也，气味俱厚，阴中之阴，故入血分。肝主血，故此药能治血病，散血和血而止诸痛。止惊痫，除疟痢，消积化痰，疗疳杀虫，治血痹诸症，皆属肝经也。失笑散不独治妇人心痛血痛，凡男女老幼一切心腹胁肋少腹痛疝气，并胎前产后血气作痛及血崩经溢，俱能奏功。又按李仲南云，五灵脂治崩中，非止治血之药，乃祛风之剂。冲任经虚，被风伤袭营血，以致崩中暴下，与荆芥、防风治崩义同。方悟古人识见深奥如此，此亦一说，恒未及肝血虚滞，亦自生风之意。"此药对均入肝经血分，温通疏泄，肝经气血通利，在经间期重阴转阳，阴盛阳动之际，犹如扳机，顺势促进卵子排出而助孕。常用量：荆芥 6~10g，五灵脂 6~10g。

（六）香附-郁金

香附味辛、微甘、微苦，性平，入肝、脾、三焦经，具有疏肝解郁，调经止痛的功效。《本草求真》云："香附，专属开郁散气。"《本草纲目》谓其："气病之总司，女科之主帅。"郁金味辛、苦，性寒，入肝、胆、心经，具有行气解郁，凉血清心，活血止痛的功效。《本草备要》谓其："行气，解郁，泄血，破瘀。凉心热，散肝郁。"《本草汇言》记载："郁金，清气化痰，散瘀血之药也。其性轻扬，能散郁滞，顺逆气，上达高巅，善行下焦，心肺肝胃气血火痰郁遏不行者最验，故治胸胃膈痛，两胁胀满，肚腹攻疼，饮食不思等证。又治经脉逆行，吐血衄血，唾血血腥。此药能降气，气降则火降，而痰与血，亦各循其所安之处而归原矣。前人未达此理，乃谓止血生肌，错谬甚矣。"香附为疏肝解郁、行气止痛之要药，专入气分，作用部位重点在肝，上行胸膈，外达皮肤，下走肝肾。郁金辛散苦泄，性寒清热，为血中之气药，入气分以行气解郁，入血分以活血止痛。两者配伍，使肝气得以疏泄，气血得以疏通，治疗肝郁气滞之月经先后无定期、经行乳房胀痛、痛经等疾病。常用量：两者均为10~12g。

（七）当归-白芍

当归味甘、辛，性温，无毒，归心、肝、肺三经。当归头止血而上行，当归身养血而中守，当归梢破血而下流，全当归活血而不走。《长沙药解》记载："当归滋润滑泽，最能息风而养血，而辛温之性，又与木气相宜。酸则郁而辛则达，寒则凝而温则畅，自然之理也。血畅而脉充，故可以回逆冷而起细微。木达而土苏，故可以缓急痛而安胎产。诸凡木郁风动之证，无不宜之。但颇助土湿，败脾胃而滑大便，故仲景用之，多土木兼医。"白芍味苦、酸，性微寒，归肝、脾经，具有平肝止痛，养血调经，敛阴止汗功效。张隐庵云："芍药，气味苦平。风木之邪，伤其中土，致脾络不能从经脉而外行，则腹痛；芍药疏通经脉，则邪气在腹而痛者可治也。心主血，肝藏血；芍药禀木气而治肝，禀火气而治心，故除血痹；除血痹则坚积亦破矣。血痹为病，则身发寒热；坚积为病，则或疝或瘕；芍药能调血中之气，故皆治之。止痛者，止疝瘕之痛也。肝主疏泄，故利小便。益气者，益血中之气也。益气则血亦行矣。"当归甘温而润，补血养血，辛香性开，走而不守；白芍性凉而滋，补血敛阴，酸收性合，守而不走。二者合用，辛而不过散，酸而不过收，一开一合，动静相宜，其养血补血、和血敛阴之功为佳，此药对见于四物汤、归芍地黄汤等经典方剂，用于治疗血气不足，气血失调之月经过少、崩漏、妊娠腹痛、产后腹痛等疾病。因当归为血病之常用药，甘温能和营血，辛温能散内冷，苦温能祛心寒，如肝血亏虚明显者，则当归又可重用倍之。常用量：当归10~30g，白芍10~30g。

（八）当归-川芎

二者合用即佛手散，此乃妇科临床最为常用的方剂之一。当归味甘、辛，性温，归肝、心、脾经，具有补血活血，调经止痛，润肠通便的功效。《本草正》云："当归，其味甘而重，故专能补血，其气轻而辛，故又能行血，补中有动，行中有补，诚血中之气药，亦血中之圣药也。"川芎味辛，性温，归肝、胆、心包经，具有活血行气，祛风止痛的功效。《本草汇言》称其："上行头目，下调经水，中开郁结，血中气药。尝为当归所使，非单治血有功，而治气亦神验也。凡散寒湿、去风气、明目疾、解头风、除胁痛、养胎前、益产后，又癥瘕结聚、血闭不行、痛痒疮疡、痈疽寒热、脚弱痿痹、肿痛却步，并能治之。味辛性阳，气善走窜而无阴凝黏滞之态，虽入血分，又能去一切风、调一切气。"两药相伍，润燥相宜，补而不腻，散而不耗，为妇科调经要药。用于治疗瘀滞寒凝，气机不畅，胞宫阻塞，滞血难下等经、带、胎、产、杂病诸疾。常用量：当归10~30g，川芎10~30g。

（九）当归-黄芪

《神农本草经百种录》记载："当归辛香而润，香则走脾，润则补血，故能透入中焦荣气之分，而为补荣之圣药。当归为血家必用之药，而《本经》无一字及于补血养血者，何也？盖气无形可骤生，血有形难速长。凡通闭顺气，和阴清火，降逆生津，去风利窍，一切滋润通和之品，皆能令阴气流通，不使亢阳致害，即所以生血也。当归辛芳温润，兼此数长，实为养血之要品，惟着其血充之效，则血之得所养，不待言而可知。"黄芪味甘，性微温，归肺、脾经，具有益卫固表，利水消肿，托毒生肌功效。《本草备要》记载："生用固表，无汗能发，有汗能止，温分肉，实腠理，泻阴火，解肌热；炙用补中，益元气，温三焦，壮脾胃。生血，生肌，排脓内托，疮痈圣药。痘症不起，阳虚无热者宜之。"当归补血，黄芪益气，为气血双补之药对，若黄芪的剂量是当归的5倍，即为中医经典方——当归补血汤。二药合用可用于气血亏虚之心悸、乏力、眩晕、月经不调、妊娠腹痛、产后缺乳等疾病。常用量：当归10～30g，黄芪10～30g。

（十）绿萼梅-合欢花

绿萼梅，味酸、涩，性平，归肝、胃经，具有疏肝解郁，和中化痰的功效。何氏妇科喜用本品，以其发于早春料峭之时，淡绿可爱而具升发之气，善清肝热而不伤肝体。合欢花，味甘、性平，归心、肝经，具有理气解郁，养心安神，和络止痛的功效。如无合欢花，可代以合欢皮（功效：安五脏，和心志，令人欢乐无忧）。二花合用，清肝调血，解郁安神，尤宜用于妇人肝肾阴虚，肝郁火旺之围绝经期综合征、经前期综合征、妊娠恶阻等。常用量：合欢花10～15g，绿萼梅3～6g。

（十一）海螵蛸-茜草炭

此为《内经》"四乌鲗骨一藘茹丸"中的两味药。其中海螵蛸味咸，性微温，归肝、肾经，具有收敛止血，固精止带，制酸，敛疮的功效，善走血分。《日华子本草》谓其能"疗血崩"。茜草，味苦、性寒，归肝经，具有凉血止血，祛瘀通经的功效。茜草性寒入血分，能凉血止血，且能化瘀，凡血热妄行之出血证均可选用，兼瘀者尤宜，炒炭存性后止血之力更胜一筹。《珍珠囊》称其"去诸死血"。两药配伍，寒温相宜，对血瘀型月经过多、经期延长、崩漏有效。《医学衷中参西录》中之固冲汤亦以两药为主。常用量：海螵蛸10～15g，茜草炭6～15g。

（十二）桃仁-红花-益母草

桃仁味苦、甘，性平，归心、肝、大肠经，具有活血祛瘀，润肠通便的功效。《本经逢原》云："桃仁，为血瘀血闭之专药。苦以泄滞血，甘以生新血。毕竟破血之功居多，观《本经》主治可知。仲景桃核承气、抵当汤，皆取破血之用。"红花味辛、性温，归心、肝经，具有活血通经，散瘀止痛的功效。《药品化义》赞其："红花，善通利经脉，为血中气药，能泻而又能补，各有妙义。"益母草味苦、辛，性微寒，归肝、心包经，具有活血调经，利尿消肿的功效。《本草汇言》言其："行血养血，行血而不伤新血，养血而不滞瘀血，诚为血家之圣药也。"三药相伍，可相互促进，活血通经、祛瘀生新、消肿止痛，常用于血瘀之月经过少、闭经、痛经、产后恶露不绝诸病。常用量：桃仁6～10g，红花6～10g，益母草10～30g。

（十三）玉竹-黄精

玉竹味甘，性微寒，归肺、胃经，具有滋阴润肺，养胃生津功效。《药性论》谓其："主时疾寒热，内补不足，去虚劳客热，头痛不安。"黄精味甘，性平，入肺、脾、肾经，具有补气养阴，健脾，润肺，益肾功效。《本草便读》记载："黄精，为滋腻之品，久服令人不饥，若脾虚有湿者，不宜服之，恐其腻膈也。此药味甘如饴，性平质润，为补养脾阴之正品。"两者皆为滋阴佳品，补益肺脾元气的同时，亦能养阴生津，可用于治疗阴虚火旺、五心烦热，及脾肾阴虚所致的月经稀少、闭经等。常用量：玉竹6～12g，黄精9～15g。

（十四）麦冬-五味子

麦冬味微苦、甘，性微寒，归心、肺、脾经，具有养阴生津，润肺止咳功效。入肺则润肺养阴，入胃则益胃生津，入心则清心除烦。五味子味酸、甘，性温，归肺、心、肾经，具有收敛固涩，益气生津，补肾宁心功效。《新修本草》记载："五味，皮肉甘、酸，核中辛、苦，都有咸味，此者五味具也。"五味子虽五味俱全，但酸味独胜，其性虽温，然温而能润。入肺则敛肺气而止咳喘，入肾则滋肾水而固下焦，入心则益心气。酸敛而生津，敛汗，安神，故有敛肺滋肾、生津敛汗、涩精止泻、宁心安神之功。二药配伍，一润一敛，调节肺之宣降而止咳；一清心一宁心，除烦安神。上敛肺气，中敛心气，下滋肾阴。用于治疗久嗽虚喘，梦遗滑精，遗尿尿频，久泻不止，自汗，盗汗，津伤口渴，短气脉虚，内热消渴，心悸失眠。常用量：麦冬6～15g，五味子6～9g。

（十五）赤芍-白芍

赤芍味微苦，性微寒，归肝经，具有清热凉血，散瘀止痛功效。缪希雍云："木芍药色赤，赤者主破散，主通利，专入肝家血分，故主邪气腹痛。其主除血痹，破坚积者，血瘀则发寒热，行血则寒热自止，血痹疝瘕皆血凝滞而成，破凝滞之血，则痹和而疝瘕自消。凉肝故通顺血脉，肝主血，入肝行血，故散恶血，逐贼血。营气不和则逆于肉里，结为痈肿，行血凉血，则痈肿自消。妇人经行属足厥阴肝经，入肝行血，故主经闭。肝开窍于目，目赤者肝热也，酸寒能凉肝，故治目赤。肠风下血者，湿热肠血也，血凉则肠风自止矣。"白芍味苦、酸，性微寒，归肝、脾经，具有平肝止痛，养血调经，敛阴止汗功效。《本草经疏》言白芍："手足太阴引经药，入肝、脾血分。"此二药都是毛茛科植物芍药干燥的根经过炮制得到的药材，但赤芍偏于清热凉血，行血散瘀，用于血热、血滞之证；白芍偏于养血益阴，柔肝止痛，用于血虚肝旺之证。李时珍云："白芍药益脾，能于土中泻木。赤芍药散邪，能行血中之滞。"张景岳云："芍药，白者味甘补性多，赤者味苦泻性多……白者安胎热不宁，赤者能通经破血。"蒋溶认为："阴虚阳亢者则用白芍，取其收阴和阳以补之；阴实而阳郁者则用赤芍，取其升阴导阳以泻之。"赤芍散而不补，白芍补而不散，两药合用，一散一敛，一泻一补，相互为用。可用于治疗血分有热，津液不足之月经失调、不孕、滑胎等。常用量：赤芍6~12g，白芍6~15g。

（十六）鹿衔草–侧柏炭

鹿衔草味甘、苦，性温，归肝、肾经，具有补虚益肾，祛风除湿，活血调经，止血功效。常用于治疗风湿痹痛、腰膝无力、月经过多、崩漏、带下。《陕西中草药》称其："补肾壮阳，调经活血，收敛止血。治虚劳咳嗽，肾虚盗汗，腰膝无力，风湿性及类风湿关节炎，半身不遂，崩漏，白带，结膜炎，各种出血。"侧柏叶性寒，味苦涩，归肺、肝、脾经，具有凉血止血，生发乌发功效，炒炭后止血之力更猛。《本草衍义补遗》记载："柏叶，补阴之要药，其性多燥，久得之，大益脾土，以滋其肺。"《本草经疏》又云："侧柏叶，味苦而微温，义应并于微寒，故得主诸血崩中赤白。若夫轻身益气，令人耐寒暑，则略同于柏实之性矣。惟生肌去湿痹，乃其独擅之长也。"两药配伍，一温一寒，止血不留瘀，常用于风湿痹痛、腰膝无力、月经过多、崩漏、带下过多等。常用量：鹿衔草15~30g，侧柏炭6~15g。

（十七）川芎–赤芍

川芎与赤芍是各类逐瘀汤（血府逐瘀汤、通窍活血汤、膈下逐瘀汤、少腹逐瘀汤、身痛逐瘀汤）中的基础药物，均发挥活血化瘀止痛作用。川芎辛温香窜，走而不守，能上行头颠，下达血海，外彻皮毛，旁通四肢，又走肝经，为血中之气药，故有活血行气，散风止痛等作用，对于妇女因寒凝气滞，血行不畅而致的月经不调、腹痛、经闭、腹部肿块等，亦有较好效果。王好古言其能"搜肝气，补肝血，润肝燥，补风虚"。赤芍性微寒，味苦，入血分，清肝火，凉血热，散瘀血，通经脉，消痈肿，主要以凉血活血为主。故凡血热、血瘀之妇女经闭、痛经，产后瘀血积聚，以及损伤瘀肿等，皆可用之。二药伍用，既增活血化瘀之功，又借气行血之力，使行血破滞之功倍增。主治气滞血瘀之闭经、痛经、月经不调等。常用量：川芎10~30g，赤芍10~15g。

（十八）蛇床子–防风

蛇床子味辛、苦，性温，有小毒，归肾经，具有温肾壮阳，燥湿祛风，杀虫功效。《本草正义》记载："蛇床子，温暴刚烈之品，《本经》虽称其苦辛，然主治妇人阴中肿痛，男子阴痿湿痒，则皆主寒湿言之，必也肾阳不振，寒水弥漫，始可以为内服之品。《本经》又谓除痹气，利关节，癫痫，则燥烈之性，本能通行经络，疏通关节，然非寒湿，及未经法制者，慎弗轻投。《本经》又主恶疮，则外治之药也，外疡湿热痛痒，浸淫诸疮，可作汤洗，可为末敷，收效甚捷，不得以贱品而忽之。"防风味辛、甘，性温，具有祛风解表，胜湿止痛，解痉止痒的功效。李杲赞曰："防风，治一身尽痛，随所引而至，乃风药中润剂也。若补脾胃，非此引用不能行。凡脊痛项强，不可回顾。腰似折，项似拔者，乃手足太阳证，正当用防风。凡疮在胸膈以上，虽无手足太阳证亦当用之，为能散结去上部风。病人身体拘倦者，风也。诸疮见此证，亦须用之。"此二味风药合用，温煦、推动能力更强，何氏妇科常用于治疗月经后期、闭经、不孕等疾病。此外，二药合用外洗，也可以治疗各种阴道炎症。常用量：内服：蛇床子3～6g，防风6～10g；外洗：蛇床子15～20g，防风15～20g。

（十九）龟甲－血余炭

龟甲味咸、甘，性微寒，归肝、肾、心经，具有滋阴潜阳，益肾强骨，养血补心功效。《本草新编》赞其："专补阴衰，善滋肾损，复足真元，漏下崩带并驱，癥瘕疟疾咸却，伤寒劳复或肌体寒热欲死者殊功，腰背酸疼及手足重弱难举者易效，治小儿囟门不合，理女子湿痒阴疮，逐瘀血积凝，续筋骨断绝，补心轻身，益气资智。"朱震亨言其："补阴，主阴血不足，去瘀血，止血痢，续筋骨，治劳倦，四肢无力。"血余炭为人发制成的炭化物，味苦，性平，归肝、胃经，具有止血，化瘀功效。龟甲重补肾阴，血的化生，有赖于肾中精气的气化；肾中精气的充盛，也有赖于血液的滋养。因此可以说精能生血，血能化精，中医学称之为"精血同源"。血余炭在止血之余又可化瘀，防离经之血瘀滞不畅导致瘀阻于内，阻碍津血化生。两者相须为用，起到止血、祛瘀、补血三种作用，常用于治疗吐血、咯血、衄血、尿血、崩中漏下、胎漏等。常用量：龟甲10～15g，血余炭5～9g。

（二十）甘草－白芍

甘草味甘，性平，归心、肺、脾、胃经，具有补脾益气，清热解毒，祛痰止咳，缓急止痛，调和诸药的功效。不宜与京大戟、芫花、甘遂同用。《本草通玄》记载："甘草，甘平之品，独入脾胃，李时珍曰能通入十二经者，非也。稼穑作甘，土之正味，故甘草为中宫补剂。《别录》云下气治满，甄权云除腹胀满，盖脾得补则善于健运也。若脾土太过者，误服则转加胀满，故曰脾病人毋多食甘，甘能满中，此为土实者言也。世俗不辨虚实，每见胀满，便禁甘草，何不思之甚耶？"《本草正》记载："甘草，味至甘，得中和之性，有调补之功，故毒药得之解其毒，刚药得之和其性，表药得之助其外，下药得之缓其速。助参、芪成气虚之功，人所知也，助熟地疗阴虚之危，谁其晓焉。祛邪热，坚筋骨，健脾胃，长肌肉。随气药入气，随血药入血，无往不可，故称国老。惟中满者勿加，恐其作胀，速下者勿入，恐其缓功，不可不知也。"白芍味苦、酸，性微寒，归肝、脾经，具有平肝止痛，养血调经，敛阴止汗功效。不宜与藜芦同用。《药性论》记载："治肺邪气，腹中疞痛，血气积聚，通宣脏腑拥气，治邪痛败血，主时疾骨热，强五脏，补肾气，治心腹坚胀，妇人血闭不通，消瘀血，能蚀脓。"此药对组成的名方——芍药甘草汤，出自张仲景的《伤寒杂病论》，两味药原方均为四两，具有酸甘化阴、调和肝脾、柔筋止痛的作用，主治阴血、津液亏虚，筋脉失养而导致的筋脉、肌肉拘急、痉挛等。何氏妇科常用于治疗痛经、经行头痛、妊娠腹痛等疾病。常用量：甘草3~6g，白芍10~30g。

（二十一）熟地黄－当归

熟地黄味甘，性微温，归肝、肾经，具有滋阴补血、益精填髓功效。《本经逢原》记载："熟地黄，假火力蒸晒，转苦为甘，为阴中之阳，故能补肾中元气。必须蒸晒多次，若但煮熟，不加蒸、曝，虽服奚益。脐下痛，属肾脏精伤，胫股酸，系下元不足，目如无所见，乃水亏不能鉴物，皆肾所主之病，非熟地黄不除。"当归味甘、辛，性温，归肝、心、脾经，具有补血活血，调经止痛，润肠通便功效。《本草正》记载："当归，其味甘而重，故专能补血，其气轻而辛，故又能行血，补中有动，行中有补，诚血中之气药，亦血中之圣药也。大约佐之以补则补，故能养营养血，补气生精，安五脏，强形体，益神志，凡有形虚损之病，无所不宜。佐之以攻则通，故能祛痛通便，利筋骨，治拘挛、瘫痪、燥、涩等证。营虚而表不解者，佐以柴、葛、麻、桂等剂，大能散表卫热，而表不敛者，佐以大黄之类，又能固表。惟其气辛而动，故欲其静者当避之，性滑善行，大便不固者当避之。凡阴中火盛者，当归能动血，亦非所宜，阴中阳虚者，当归能养血，乃不可少。若血滞而为痢者，正所当用，其要在动、滑两字；若妇人经期血滞，临产催生，及产后儿枕作痛，俱当以此为君。"二药合用，既能补血，又能行血，适用于肝肾阴虚、气血亏虚之月经过少、闭经、崩漏、妊娠贫血、产后血劳等疾病。常用量：当归10~30g，熟地黄10~30g。

（二十二）生地黄－熟地黄

生地黄和熟地黄都是玄参科植物地黄的根，但是炮制方法不同。生地黄是用新鲜的根缓缓烘焙至八成干，而熟地黄则是生地黄用酒炖法或者蒸法炮制而成。生地黄味甘，性寒，熟地黄炮制后性转为微温，苦寒之性减少，功效也由生地黄之清热凉血，养阴生津，转变为滋阴补血，益精填髓。《本草纲目》记载："按王硕《易简方》云：男子多阴虚，宜用熟地黄，女子多血热，宜用生地黄。又云，生地黄能生精血，天门冬引入所生之处，熟地黄能补精血，用麦门冬引入所补之处。虞抟《医学正传》云：生地黄生血，而胃气弱者服之恐妨食。熟地黄补血，而痰饮多者服之恐泥膈。"百合固金汤中二药合用，取其滋肾壮水，凉血止血之功。《景岳全书》中保阴煎也是生熟地黄同用，既取生地黄清热凉血，又用熟地黄滋肾养血敛阴，用于治疗月经过多、崩漏、胎漏、尿血、带下过多等阴虚内热动血证。常用量：生地黄10~15g，熟地黄10~15g。

（二十三）熟地黄－砂仁

熟地黄味甘，性微温，归肝、肾经，具有滋阴补血，益精填髓功效。《本草从新》称其："滋肾水，封填骨髓，利血脉，补益真阴，聪耳明目，黑发乌须。又能补脾阴，止久泻，治劳伤风痹，阴亏发热，干咳痰嗽，气短喘促，胃中空虚觉馁，痘证心虚无脓，病后胫股酸痛，产后脐腹急疼，感证阴亏，无汗便闭，诸种动权，一切肝肾阴亏，虚损百病，为壮水之主药。"砂仁味辛，性温，归脾、胃、肾经，具有化湿开胃，温脾止泻，理气安胎功效。《本草新编》记载："砂仁，止可为佐使，以行滞气，所用不可过多，用之补虚丸中绝佳，能辅诸补药，行气血于不滞也。补药味重，非佐之消食之药，未免过于滋益，反恐难于开胃，入之砂仁，以苏其脾胃之气，则补药尤能消化，而生精生气，更易之也。砂仁止入脾，而不入肾，引补肾药入于脾中则可，谓诸补药必借砂仁，引其由脾以入肾，则不可也。"熟地黄味甘，能补能和能缓，但补益时滋腻有余，砂仁味辛，能散能行，有行气血之功，能助熟地黄补血行血。二药合用，益肾补血，辛散醒脾，动静合宜，常用于血少肾亏、脾胃不和之妊娠贫血、恶阻、月经过少、闭经、不孕症等。常用量：熟地黄 10～30g，砂仁 3～5g。

（二十四）枳实–白术

枳实味苦、辛、酸，性温，归脾、胃经，孕妇慎用，具有破气消积，化痰散痞功效。《药品化义》记载："枳实专泄胃实，开导坚结，故主中脘以治血分，疗脐腹间实满，消痰癖，祛停水，逐宿食，破结胸，通便闭，非此不能也。若皮肤作痒，因积血滞于中，不能营养肌表，若饮食不思，因脾郁结不能运化，皆取其辛散苦泻之力也。为血分中之气药，惟此称最。"白术味苦、甘，性温，归脾、胃经，具有健脾益气，燥湿利水，止汗，安胎功效。《医学衷中参西录》记载："白术，性温而燥，气不香窜，味苦微甘微辛，善健脾胃，消痰水，止泄泻，治脾虚作胀，脾湿作渴，脾弱四肢运动无力，甚或作疼。与凉润药同用，又善补肺；与升散药同用，又善调肝；与镇安药同用，又善养心；与滋阴药同用，又善补肾。为其具土德之全，为后天资生之要药，故能于金、木、水、火四脏，皆能有所补益也。"二药合用，一补一泻，脾可健，积可消，常用于治疗心下痞满，二便不利，及脾虚气滞之月经不调、不孕症等。常用量：枳实 10～15g，白术 10～30g。

（二十五）茯苓–白术

茯苓味甘、淡，性平，归心、肺、脾、肾经，具有利水渗湿，健脾宁心功效。《本草求真》记载："茯苓入四君，则佐参、术以渗脾家之湿，入六味，则使泽泻以行肾邪之余，最为利水除湿要药。书曰健脾，即水去而脾自健之谓也。且水既去，则小便自开，安有癃闭之虑乎，水去则内湿已消，安有小便多见之谓乎。故水去则胸膈自宽而结痛烦满不作，水去则津液自生而口苦舌干悉去。"《本经逢原》记载："白术，生用有除湿益燥，消痰利水，治风寒湿痹，死肌痉疸，散腰脐间血，及冲脉为病，逆气里急之功；制熟则有和中补气，止渴生津，止汗除热，进饮食，安胎之效。"茯苓、白术合用可见于《局方》参苓白术散、《兰室秘藏》白术茯苓汤等。二者合用，一渗一运，水湿有出路，脾可健、湿可去。常用于脾虚水湿不运，内停中焦所致痞满不欲食，倦怠少气，虚胀，泄泻，痰饮，水肿，黄疸，湿痹，小便不利，头晕，自汗，胎动不安，恶阻等。常用量：茯苓 10～15g，白术 10～30g。

（二十六）香附–乌药

香附味辛、微苦、微甘，性平，归肝、脾、三焦经，具有行气解郁，调经止痛功效。《本草述》记载："香附，主治诸证，当审为血中之气病，乃中肯綮，不漫同于诸治气之味也。故上焦心包络所生病，如七情抑郁者能开之，以心包络主血也；中焦脾胃所生病，如霍乱吐逆及饮食积聚、痰饮痞满能畅之，以胃生血，脾统血也；下焦肝肾所生病，如膀胱连胁下气妨，如下血、尿血及女子崩漏、带下、月候不调等证，亦以胃脾为血之元，肝固血之脏，肾乃血之海也。此味于血中行气，则血以和而生，血以和生，则气有所依而健运不穷，是之谓生血，是之谓益气，非二义也。用此于补血味中，乃能使旧血和而新血生，即气虚而事补益者，亦借此为先导，去虚中之着，韩愁所谓去虚怯甚速之义也。"乌药味辛，性温，归肺、脾、肾、膀胱经，具有顺气止痛，温肾散寒的功效。《药品化义》记载："乌药，气雄性温，故快气宣通，疏散凝滞，甚于香附。外解表而理肌，内宽中而顺气。以之散寒气，则客寒冷痛自除；驱邪气，则天行疫瘴即却；开郁气，中恶腹痛，胸膈胀满，顿然可减；疏经气，中风四肢不遂，初产血气凝滞，渐次能通，皆借其气雄之功也。"香附为行气良药，以行血分为主，李时珍称其为"气病之总司，女科之主帅"。乌药上走脾、肺，下达肾与膀胱，顺气降逆，散寒止痛，长于顺气散寒。二药合用，气血兼治，相须为用，直奔下焦，理气散郁，和血止痛之效显著。常用于治疗妇女经期或产后，小腹疼痛属气血不和者，下焦气寒作痛，腹胀，肠鸣，腹泻，一切腹胀不舒作痛者。常用量：香附10~12g，乌药6~9g。

（二十七）紫苏梗–桔梗

紫苏梗味辛，性温，归肺、脾经，具有理气宽中，止痛，安胎功效。《侣山堂类辩》云："紫苏枝茎能通血脉，故易思兰先生常用苏茎通十二经之关窍，治咽膈饱闷，通大小便，止下利赤白。予亦常用香苏细茎，不切断，治反胃膈食，吐血下血，多奏奇功。盖食气入胃，散精于肝，浊气归心，肝主血而心主脉，血脉疏通，则食饮自化。《经》云，阳络伤则吐血，阴络伤则下血，通其络脉，使血有所归，则吐下自止。"桔梗味苦、辛，性平，归肺经，具有宣肺利咽，祛痰排脓功效。《重庆堂随笔》记载："桔梗，开肺气之结，宣心气之郁，上焦药也。肺气开则腑气通，故亦治腹痛下利，昔人谓其升中有降者是矣。然毕竟升药，病属上焦实证而下焦无病者，固可用也；若下焦阴虚而浮火易动者，即当慎之。其病虽见于上焦，而来源于下焦者，尤为禁剂。"桔梗开提上行，紫苏梗下气止痛，两药合用，开胸顺气，治疗一切胸闷气逆之症。常用量：桔梗10~12g，紫苏梗6~10g。

（二十八）乳香–没药

乳香味辛、苦，性温，归心、肝、脾经，孕妇忌服用，具有活血行气，消肿止痛，生肌等功效。《本草汇言》记载："乳香，活血祛风，舒筋止痛之药也。陈氏发明云，香烈走窜，故入疡科，方用极多。又跌扑斗打，折伤筋骨，又产后气血攻刺，心腹疼痛，恒用此，咸取其香辛走散，散血排脓，通气化滞为专功也。故痈疡可理，折伤可续，产后瘀血留滞可行，癥块痞积，伏血冷瘕可去矣。性燥气烈，去风活血，追毒定痛，除痈疡、产后及伤筋骨之外，皆不须用。"没药味苦，性平，归肝经，孕妇忌服，具有散血去瘀，消肿定痛功效。《本草衍义》记载："没药，大概通滞血，打扑损疼痛，皆以酒化服。血滞则气壅凝，气壅凝则经络满急，经络满急，故痛且肿。凡打扑着肌肉必肿胀者，经络伤，气血不行，壅凝，故如是。"二药合用可见于《普济方》乳香没药散，活血止痛之力峻猛，常用于痛经、子宫腺肌病、子宫内膜异位症等疾病。常用量：乳香5~6g，没药5~6g。

四、养血安神定心志

《素问·灵兰秘典论》云："心者，君主之官也，神明出焉。"心为五脏六腑之大主，是人体生命的主宰。功能上，心主血脉而藏神，凡气血运行，肢体诸窍活动，思想意识发生，均由心而出。心的功能异常不仅会引发神志和血液的各种变化，还会导致其他各脏腑的功能失调，此即所谓"心动则五脏六腑皆摇"。国医大师夏桂成提出"心-肾-胞宫轴"在女性经、孕、产、乳中具主导作用，认为心血是月经的来源，心气推动血液输注胞宫，心神调节月经周期活动，三者共同促进月事以时下。采用"清心、养心、镇心、舒心"四法调心安神，一方面恢复其月经周期节律，另一方面恢复心-肾-胞宫轴的正常运行，使子宫开阖有度，实现"调周"与"调轴"的统一。

昼夜节律是24小时循环，是身体内部时钟的一部分，在后台运行以执行基本功能和过程。最重要和最著名的昼夜节律之一是睡眠-觉醒周期。昼夜节律协调心理和生理系统，遍及全身。消化系统产生蛋白质与典型的进餐时间相匹配，内分泌系统调节激素以适应正常的能量消耗。一旦睡眠出现异常，就可能引起女性生殖内分泌紊乱，导致月经失调、流产、不孕等疾病的发生。因此，养心安神助眠是妇科治病的重要手段之一。

（一）首乌藤-合欢皮

首乌藤与合欢皮均味苦，性平，皆入心、肝二经，有养心安神之功。首乌藤兼有通络祛风之效。《本草正义》言"今以治夜少安寐，盖取其能引阳入阴耳。"《饮片新参》言其具有"养肝肾，止虚汗，安神催眠"的功效。合欢皮亦能解郁、和血、消肿。《本草汇言》记载："合欢皮，甘温平补，有开达五神，消除五志之妙应也……味甘气平，主和缓心气，心气和缓，则神明自畅而欢乐无忧。如俗语云，萱草忘忧，合欢蠲忿，正二药之谓欤。又大氏方，主消痈疽、续筋骨者，皆取其能补心脾，生血脉之功耳。"两者同用，可增强养心安神之效，用于治疗心气燥急、失眠多梦等情志病。常用量：首乌藤10~15g，合欢皮6~12g。

（二）酸枣仁-远志

酸枣仁味酸、甘，性平，入心、肝、胆经，具有养心补肝，宁心安神功效。《药品化义》记载："酸枣仁，仁主补，皮益心血，其气炒香，化为微温，借香以透心气，得温以助心神。凡志苦伤血，用智损神，致心虚不足，精神失守，惊悸怔忡，恍惚多忘，虚汗烦渴，所当必用。又取香温以温肝胆，若胆虚血少，心烦不寐，用此使肝胆血足，则五脏安和，睡卧得宁；如胆有实热，则多睡，宜生用以平服气。因其味甘炒香，香气入脾，能醒脾阴，用治思虑伤脾及久泻者，皆能奏效。"远志味苦、辛，性温，归心、肾、肺经，具有安神益智，交通心肾之功，用于心肾不交引起的失眠多梦，健忘惊悸，神志恍惚。《本草正》言远志"功专心肾，故可镇心止惊，辟邪安梦，壮阳益精，强志助力"。二药合用，养血补肝，交通心肾，用于心肾不交所致心神不安、惊悸失眠、健忘。常用量：酸枣仁10～15g，远志6～10g。

（三）龙骨-牡蛎

龙骨、牡蛎配伍使用，见于《伤寒论》之"桂枝甘草龙骨牡蛎汤"。龙骨味甘、涩，性微寒，归心、肝、肾经，具有镇惊安神，平肝潜阳，固涩收敛功效。《医学衷中参西录》记载："龙骨，质最黏涩，具有翕收之力，故能收敛元气，镇安精神，固涩滑脱。凡心中怔忡、多汗淋漓、吐血衄血、二便下血、遗精白浊、大便滑泄、小便不禁、女子崩带，皆能治之。其性尤善利痰，治肺中痰饮咳嗽，咳逆上气。其味微辛，收敛之中仍有开通之力，故《本经》谓其主泻痢脓血，女子漏下，而又主癥瘕坚结也。"牡蛎味咸，性微寒，归肝、胆、肾经，具有敛阴潜阳，固精涩精，固涩止汗，软坚化痰功效，兼有收敛止带的作用。龙骨与牡蛎均入肝、肾二经，龙骨又偏入心经，重镇安神作用比较突出；牡蛎则以软坚散结见长。《本草求真》云："龙骨功与牡蛎相同，但牡蛎咸涩入肾，有软坚化痰清热之功，此属甘涩入肝，有收敛止脱，镇惊安魂之妙，如徐之才所谓涩可止脱，龙骨牡蛎之属。"故两药相须为用，镇潜固涩，养阴摄阳，阴精得敛，阳气得潜，既能增强安神固涩之功，又能增强潜阳固精之效，从而使痰火不逆，虚火不上冲，虚阳不上扰，阴平阳秘则体健。用于治疗肝肾不足、肝阳上扰化风诸证；虚阳上扰心神之惊悸不安、不寐多梦、脏躁虚烦、健忘；自汗盗汗、遗精遗尿、带下过多；亦多用于吐衄、崩中等。常用量：龙骨15～30g，牡蛎15～30g，均先煎。

（四）酸枣仁-柏子仁

酸枣仁味甘、酸，性平，归肝、胆、心经，具有补肝宁心，敛汗，生津功效。《药品化义》记载："酸枣仁，仁主补，皮益心血，其气炒香，化为微温，借香以透心气，得温以助心神。凡志苦伤血，用智损神，致心虚不足，精神失守，惊悸怔忡，恍惚多忘，虚汗烦渴，所当必用。又取香温以温肝胆，若胆虚血少，心烦不寐，用此使肝胆血足，则五脏安和，睡卧得宁；如胆有实热，则多睡，宜生用以平服气。因其味甘炒香，香气入脾，能醒脾阴，用治思虑伤脾及久泻者，皆能奏效。"柏子仁味甘，性平，归心、肾、大肠经，具有养心安神，止汗，润肠功效。《药品化义》记载："柏子仁，香气透心，体润滋血，同茯神、酸枣仁、生地、麦冬，为浊中清品，主治心神虚怯，惊悸怔忡，颜色憔悴，肌肤燥痒，皆养心血之功也。又取气味俱浓，浊中归肾，同熟地、龟甲、枸杞、牛膝，为封填骨髓，主治肾阴亏损，腰背重病，足膝软弱，阴虚盗汗，皆滋肾燥之力也。味甘亦能缓肝，补肝胆之不足，极其稳当，但性平力缓，宜多用之为妙。"二药都为植物种子部分，天王补心丹中两药合用，既能宁心安神，又能润肠通便，常用于治疗血虚怔忡、惊悸失眠、肠燥便秘等。常用量：酸枣仁10～15g，柏子仁10～15g。

（五）远志–石菖蒲

远志味苦、辛，性温，归心、肾、肺经，具有安神益智，祛痰，消肿功效。《药品化义》记载："远志……入心开窍，宣散之药。凡痰涎伏心，壅塞心窍，致心气实热，为昏聩神呆、语言謇涩，为睡卧不宁，为恍惚惊怖，为健忘，为梦魇，为小儿客忤，暂以豁痰利窍，使心气开通，则神魂自宁也。又取其辛能醒发脾气，治脾虚火困，思虑郁结，故归脾汤中用之。及精神短少，竟有虚痰作孽，亦须量用。若心血不足，以致神气虚怯，无痰涎可祛，即芎归味辛，尚宜忌用，况此大辛者乎。诸《本草》谓辛能润肾，用之益精强志，不知辛重暴悍，戟喉刺舌，与南星、半夏相类。"石菖蒲味辛、苦，性温，归心、胃经，具有化湿开胃，开窍豁痰，醒神益智功效。《重庆堂随笔》记载："石菖蒲，舒心气，畅心神，怡心情，益心志，妙药也。清解药用之，赖以祛痰秽之浊而卫宫城，滋养药用之，借以宣心思之结而通神明。"二药均辛开苦降，合用后通心窍，交心肾，用于治疗头晕、心神不稳、心烦乱等症。常用量：远志6～9g，石菖蒲6～9g。

（六）淡豆豉–栀子

淡豆豉味苦、辛，性凉，归肺、胃经，具有解表除烦，宣发郁热功效。《本经疏证》记载："豆豉治烦躁满闷，非由于伤寒头痛寒热者可用，即由于瘴气恶毒者亦可用也。盖烦者阳盛，躁者阴逆，阳盛而不得下交，阴逆而不能上济，是以神不安于内，形不安于外，最是仲景形容之妙，曰反复颠倒，心中懊侬。惟其反复颠倒，心中懊侬，正可以见上以热盛，不受阴之滋，下因阴逆，不受阳之降，治之不以他药，止以豆豉、栀子成汤，以栀子能泄热下行，即可知豆豉能散阴上逆矣。"栀子轻清上行，能泻肺火，去肌表热，在外感热病、表里有热之际，能起双解的作用；苦寒泄降，又能泄三焦火，凉血，清心热，可用于热病心烦、血热妄行及热淋尿血等。栀子既能清气分热，又能清血分热。至于泄热利湿，可用治黄疸，也是它的特长。炒焦后味苦，性寒，归心、肺、三焦经，具有凉血止血功效。二药合用，具有清热除烦，安神之功。常用于治疗心胸有热，躁扰不宁而不得眠，或乱梦纷纭。常用量：淡豆豉6～10g，栀子10～12g。

（七）肉桂–黄连

肉桂味辛、甘，性大热，归肾、脾、心、肝经，有出血倾向者及孕妇慎用，不宜与赤石脂同用，具有补火助阳，引火归原，散寒止痛，活血通经功效。《本草求真》记载："肉桂，气味甘辛，其色紫赤，有鼓舞血气之能，性体纯阳，有招导引诱之力。昔人云此体气轻扬，既能峻补命门，复能窜上达表，以通营卫，非若附子气味虽辛，复兼微苦，自上达下，止固真阳，而不兼入后天之用耳。故凡病患寒逆，既宜温中，及因气血不和，欲其鼓舞，则不必用附子，惟以峻补血气之内，加以肉桂，以为佐使，如十全大补、人参养荣之类用此，即是此意。"黄连味苦，性寒，归心、脾、胃、肝、胆、大肠经，具有清热燥湿，泻火解毒功效。《本草正义》记载："黄连大苦大寒，苦燥湿，寒胜热，能泄降一切有余之湿火，而心、脾、肝、肾之热，胆、胃、大小肠之火，无不治之。上以清风火之目病，中以平肝胃之呕吐，下以通腹痛之滞下，皆燥湿清热之效也。又苦先入心，清涤血热，故血家诸病，如吐衄溲血，便血淋浊，痔漏崩带等证，及痈疡斑疹丹毒，并皆仰给于此。但目疾须合泄风行血，滞下须兼行气导浊，呕吐须兼镇坠化痰，方有捷效，仅恃苦寒，亦不能操必胜之券。且连之苦寒，尤以苦胜，故燥湿之功独显，凡诸证之必需于连者，类皆湿热郁蒸，恃以为苦燥泄降之资，不仅以清热见长，凡非舌厚苔黄，腻浊满布者，亦不任此大苦大燥之品。即疮疡一科，世人几视为阳证通用之药，实则惟疔毒一证发于实火，需连最多，余惟湿热交结，亦所值用。"二药相合，《本草新编》有云："黄连、肉桂寒热实相反，似乎不可并用，而实有并用而成功者，盖黄连入心，肉桂入肾也。凡人日夜之间，必心肾两交，而后水火始得既济，水火两分，而心肾不交矣。心不交于肾，则日不能寐，肾不交于心，则夜不能寐矣，黄连与肉桂同用，则心肾交于顷刻，又何梦之不安乎。"常用量：肉桂3～6g，黄连3～6g。

（八）黄连－阿胶

此药对出自仲景名方，黄连阿胶汤，用于治心也。《汤液本草》记载："黄连苦燥，故入心，火就燥也，然泻心，其实泻脾也，为子能令母实，实则泻其子。"黄连泻心火，使心气下交于肾，正所谓"阳有余，以苦除之"。阿胶味甘，性平，归肺、肝、肾经，具有补血滋阴，润燥，止血功效。《本草纲目》记载："阿胶，大要只是补血与液，故能清肺益阴而治诸证。"两药合用，降火与滋阴兼施，邪正兼顾，为泻火滋水、交通心肾之要剂。常用于治疗阴亏火旺，心烦不眠。常用量：黄连3～6g，阿胶10～12g（烊化）。

五、祛瘀化痰通胞络

《神农本草经》曰："无子者多系冲任瘀血，瘀血去自能有子也。"瘀乃血液凝滞引起，瘀血既是病理产物，又是致病因素；痰乃津液之变。津血同源，故痰瘀不仅可以互相交结，而且可以互相转化，因痰致瘀，或因瘀致痰。痰瘀日久积聚，瘀滞冲任，留滞胞宫，胞脉胞络受阻，气血运行不畅，导致两精不能相合，而致不孕。西医学盆腔炎性疾病后遗症、子宫内膜异位症、子宫腺肌病、多囊卵巢综合征等，多按此论治。

《丹溪心法》云："肥胖、饮食过度之人而经水不调者，乃是湿痰。"《傅青主女科·种子》曰："妇人有身体肥胖，痰涎甚多，不能受孕者……乃脾土之内病也……不知湿盛者多肥胖，肥胖者多气虚，气虚者多痰涎，外似健壮而内实虚损也……夫脾本湿土，又因痰多，愈加其湿，脾不能受，必浸润于胞胎，日积月累，则胞胎竟变为汪洋之水窟矣！且肥胖之妇，内肉必满，遮隔子宫，不能受精，此必然之势也。"《明医指掌》记载："夫带下病，由湿痰流注于带脉而下浊液，故曰带下。"明代陈文昭《陈素庵妇科补解·调经门》中指出："经水不调……或恣食生冷炙煿，及一切伤脾之物，以致停痰积饮，浮沫顽涎裹聚瘀血，亦成痞块积聚诸症。"由此可见，痰之邪祟可致妇女经、带、胎、产诸多疾病。"脾为生痰之源，肺为贮痰之器，肾为生痰之本"，化痰之法以调和脾、肺、肾为本。

女子以血为本，气顺血和是经、孕、产、乳正常进行的重要前提。或祛瘀，或化痰，或通胞络，旨在祛除体内邪祟，调畅全身气血。

（一）蒲黄–五灵脂

蒲黄味甘，性平，入肝、心包经，具有化瘀止血，通淋的功效。《本草正义》记载："蒲黄，专入血分，以治香之气，兼行气分，故能导瘀结而治气血凝滞之病。东璧李氏员谓其凉血活血，亦以水产之品，故以为凉。颐谓蒲本清香，亦有辛味，以《本经》菖蒲辛温例之，必不可以为寒凉。蒲黄又为蒲之精华所聚，既能逐瘀，则辛散之力可知。况心腹结滞之痛，新产瘀露之凝，"失笑"一投，捷于影响，虽曰灵脂导浊，是其专职，然蒲黄果是寒凉，必非新产有瘀可用。若舌疮口疮，皮肤湿痒诸病，敷以生蒲黄细粉可愈，则以细腻黏凝，自有生肌之力，非仅取其清凉也。"五灵脂味苦、咸、甘，性温，入肝经，功效化瘀止血，活血止痛。《本草从新》载："五灵脂，入肝经血分，通利血脉，散血和血，血闭能通。"《本草经疏》又云："五灵脂，其功长于破血行血，故凡瘀血停滞作痛，留血经闭，血滞经脉，气不得行，攻刺疼痛等证，在所必用。"两药合用，又名失笑散，化瘀止血之功增强，且止血不留瘀，化瘀不动血。蒲黄甘缓不峻，性平而无寒热之偏，入肝经血分，功善凉血止血，活血消瘀，五灵脂气味俱厚，专走血分，功专活血行瘀，行气止痛，为治疗血滞诸痛证之要药。二药伍用，通利血脉，活血散瘀止痛之力增强。多用于血瘀之痛经、子宫内膜异位症、子宫腺肌病、不孕症等。常用量：蒲黄10~20g，五灵脂10~15g。

（二）丹参–鸡血藤

丹参味苦，性微寒，入心、肝经，具有活血调经，祛瘀止痛功效。《本草汇言》记载："丹参，善治血分，去滞生新，调经顺脉之药也。主男妇吐衄、淋溺、崩血之证，或冲任不和而胎动欠安，或产后失调而血室乖戾，或瘀血壅滞而百节攻疼，或经闭不通而小腹作痛，或肝脾郁结而寒热无时，或癥瘕积聚而胀闷痞塞，或疝气攻冲而止作无常，或脚膝痹痿而痛重难履，或心腹留气而肠鸣幽幽，或血脉外障而两目痛赤，故《明理论》以丹参一物，而有四物之功。补血生血，功过归、地，调血敛血，力堪芍药，逐瘀生新，性倍芎䓖，妇人诸病，不论胎前产后，皆可常用。"鸡血藤味苦、微甘，性温，入肝、肾经，功效补血行血，调经活络。《饮片新参》谓其："去瘀血，生新血，流利经脉。"丹参善治血病，活血而不伤血。鸡血藤守走兼备，补血行血而疏通经络，对血瘀、血虚之证均宜。二者配伍，相辅相成，共奏行血活血畅经络之效。多用于血瘀或血虚夹瘀所致月经过少、闭经、不孕症等。常用量：丹参10～30g，鸡血藤15～30g。

（三）山楂－花蕊石

山楂味酸、甘，性微温，入脾、胃、肝经，具有消食化积，行气散瘀功效。《本草纲目》载："消肉积、癥瘕痰饮、痞满吞酸、滞血痛胀。"花蕊石味酸涩，性平，入肝经，功效化瘀止血。《本草纲目》谓其"功专止血，酸以收之"。山楂虽为消食化滞要药，张锡纯谓"山楂善入血分为化瘀血之要药"，其偏入血分，有温通气血，活血祛瘀之功，能去有形之血瘀。花蕊石味酸、涩，性平，归肝经，具有化瘀止血功效。《本草纲目》记载："花蕊石，其功专于止血，能使血化为水，酸以收之也。而又能下死胎，落胞衣，去恶血，恶血化则胎与胞无阻滞之患矣。东垣所谓胎衣不出，涩剂可以下之，故赤石脂亦能下胞胎，与此同义……《和剂局方》治诸血及损伤、金疮、胎产，有花蕊石散，皆云能化血为水，则此石之功，盖非寻常草木之比也。"两者相互促进，化瘀行血止血之力增加。多用于瘀滞胞宫之子宫内膜息肉、崩漏、不孕症、堕胎、小产等。常用量：焦山楂10～15g，花蕊石10～15g。

（四）胆南星－化橘红

胆南星味苦、微辛，性凉，归肺、肝、脾经，具有清热化痰，息风定惊功效。《药品化义》谓其："主治一切中风、风痛、惊风、头风、眩晕。"化橘红味辛、苦，性温，归肺、脾经，具有理气宽中，燥湿化痰功效。《本草纲目拾遗》言其："治痰症，消油腻、谷食积，醒酒，宽中，解蟹毒。"二药之中胆南星化痰之力较强，性偏寒凉；化橘红燥湿之力较胜，性偏温燥。此二者一温一凉，相互制约，痰湿得以祛除，胞宫、胞脉之壅塞得以疏通。多用于痰湿阻滞所致闭经、不孕症等。常用量：制胆南星3～6g，化橘红3～6g。

（五）丝瓜络－皂角刺

丝瓜络味甘，性平，入肺、胃、肝经，具有祛风通络，活血功效。《本草便读》记载："丝瓜络，入经络，解邪热。热除则风去，络中津液不致结合而为痰，变成肿毒诸症，故云解毒耳。"皂角刺味辛，性温，入肝、肺经，具有活血消肿，化痰排脓的功效。《本草汇言》赞其："疡毒药中为第一要剂。又泄血中风热风毒，故厉风药中亦推此药为开导前锋也。"丝瓜络甘寒凉润，体轻通利，药性平和，有活血通络、凉血散瘀之力，皂角刺辛温助阳，辛散温通，有软坚透络、通经化痰之功，两者相伍，可使血行瘀去而经络通。多用于气滞血瘀之输卵管炎性不通所致不孕症、产后缺乳、月经过少或闭经等。常用量：丝瓜络6～9g，皂角刺10～15g。

（六）小茴香－荔枝核

小茴香味辛，性温，归肝、肾、脾、胃经，具有散寒止痛，理气和胃功效。刘若金《本草述》云："茴香之主治在疝证，世医漫谓癫疝有湿热不宜用，殊不知疝之初起，皆由于寒水之郁，而气化不宣，乃有湿，由湿郁不化，乃有热，是初起之疝，固即宜用之矣。至湿郁不化而为热，虽曰宜酌，然热之成者，因于湿也，湿之为病者，由于阳虚也，就外淫而论，固未有不因于寒以郁热者，即不因于外受，亦必由肾中之阳虚，乃致阴不得化而邪盛，令阴中之阳转郁，遂病于肝以为疝也。试参滑寿及杜名医之治案，俱用楝实、茴香，盖别有利湿热之味以助其奏功，断不能舍此温散的剂能致火于水者，俾正入膀胱寒水之经以责效也。至于专属小腹，或膀胱，非病于疝者，则此二腑若因热以为患，又能不切切致慎乎哉。或曰，此味所疗，如腰痛、泄泻、积聚、虚劳腹痛种种诸证，亦借其致火于水，以益肾中之元阳乎？曰，诸证投此味，或辅或使，种种不离前义，然不如治疝之专而且多者，以其为功于寒水之经有最切耳，第与附子补阳除湿之义，各有攸当也，须细审之。"荔枝核味辛、微苦，性温，归肝、胃经，具有行气散结，散寒止痛功效。《本草备要》称其："入肝肾，散滞气，辟寒邪，治胃脘痛，妇人血气痛。"小茴香味辛芳香，辛温助阳，散寒之力较强；荔枝核辛行温通，散结通络之力较强。两者配伍，相辅相成，增强祛寒散结通络之效。多用于寒凝胞宫之慢性盆腔炎、痛经、不孕症等。常用量：小茴香6g，荔枝核10~15g。

（七）姜半夏－陈皮－陈胆星

半夏味辛、苦，性温，有毒，归脾、胃、肺经，具有燥湿化痰，降逆止呕，消痞散结功效。用姜制则能抑制其毒性。《本草纲目》记载："脾无留湿不生痰，故脾为生痰之源，肺为贮痰之器。半夏能主痰饮及腹胀者，为其体滑而味辛性温也，涎滑能润，辛温能散亦能润，故行湿而通大便，利窍而泄小便，所谓辛走气能化痰，辛以润之是矣。"《本草经疏》记载："半夏，柴胡为之使。辛温善散，故主伤寒邪在表里之间，往来寒热。"陈皮味苦、辛，性温，归肺、脾经，具有理气健脾，燥湿化痰功效。陈皮气温，可升可降，阳中之阴也；陈皮辛能散，苦能泄，可以破痕清热也。陈胆星，味苦、微辛，性凉，归肝、胆、肺经，具有清火化痰，息风定惊功效。既可制半夏之热，又可化痰清火，三者常配伍应用，治疗痰湿内蕴之月经失调、闭经、不孕症等。常用量：姜半夏10~15g，陈皮6g，陈胆星6g。

（八）猫爪草－猫人参

猫爪草味辛、甘，性温，擅解毒，具有散结消肿功效。《河南中草药手册》称其："消肿，截疟。治瘰疬，肺结核。"猫人参味苦、涩，性凉，具有清热解毒，消肿功效。两药配伍，一温一凉，辛甘苦涩并用，加强解毒消肿，散瘀消结之功效，可用于治疗子宫肌瘤、卵巢囊肿、乳腺结节等。常用量：猫爪草15~30g，猫人参15~30g。

（九）白芥子－鸡内金

白芥子味辛，性温，归肺、胃经，具有利气豁痰，温中散寒，通络止痛功效。《本草纲目》言其：利气豁痰，除寒暖中，散肿止痛。治喘嗽反胃，痹木脚气，筋骨腰节诸痛。"鸡内金味甘，性平，归脾、胃、小肠、膀胱经，具有健胃消食，涩精止遗功效。《医学衷中参西录》记载："鸡内金，鸡之脾胃也。中有瓷石、铜、铁，皆能消化，其善化瘀积可知。（脾胃）居中焦以升降气化，若有瘀积，气化不能升降，是以易致胀满，用鸡内金为脏器疗法。若再与白术等分并用，为消化瘀积之要药，更为健补脾胃之妙品，脾胃健壮，益能运化药力以消积也。不但能消脾胃之积，无论脏腑何处有积，鸡内金皆能消之……又凡虚劳之证，其经络多瘀滞，加鸡内金于滋补药中，以化其经络之瘀滞，而病始可愈。至以治室女月信一次未见者，尤为要药。盖以能助归、芍以通经，又能助健补脾胃之药，多进饮食以生血也。"两者并用，增强化瘀散结之功效，常用于痰湿内蕴之闭经、痛经、子宫肌瘤、不孕症等。常用量：白芥子10～15g，鸡内金10～15g。

（十）茯苓-泽泻

茯苓、泽泻为《金匮要略》中"茯苓泽泻汤"的主药，主治胃反，吐而渴欲饮水者。茯苓味甘、淡，性平，具有利水渗湿，健脾宁心功效。《本草正》记载："茯苓，能利窍去湿，利窍则开心益智，导浊生津；去湿则逐水燥脾，补中健胃；祛惊痫，厚肠脏，治痰之本，助药之降。以其味有微甘，故曰补阳。但补少利多，故多服最能损目，久弱极不相宜。若以人乳拌晒，乳粉既多，补阴亦妙。"《用药心法》又云："茯苓，淡能利窍，甘以助阳，除湿之圣药也。味甘平补阳，益脾逐水，生津导气。"泽泻味甘，性寒，具有利水渗湿，泄热，化浊降脂功效。《千金翼方》言其"逐膀胱、三焦水停"。《别录》言其"补虚损五劳，除五脏痞满，起阴气，止泄精、消渴、淋沥"。两者同用，功在利水渗湿之余，又兼有平和的补益之能，可用于治疗水肿尿少，痰饮眩悸，脾虚食少，便溏泄泻，带下过多等疾病。常用量：茯苓10～15g，泽泻10～15g。

（十一）皂角刺-路路通

皂角刺味辛，性温，归肝、胃经，具有消肿托毒，排脓，杀虫功效。《本草纲目》言其"治痈肿，妒乳，风疠恶疮，胞衣不下，杀虫"。路路通味苦，性平，归肝、肾经，具有祛风活络，利水通经功效。《本草纲目拾遗》记载："枫果，树似白杨，内圆如蜂窝，即路路通。其性大能通行十二经穴，故《救生苦海》治水肿胀用之，以其能搜逐伏水也。"《中药志》言其能"通经利水，除湿热痹痛。治月经不调，周身痹痛，小便不利，水肿胀满等证"。两者配伍，通经消肿作用强，常用于治疗乳痈、产后缺乳、输卵管炎等妇科疾病。常用量：皂角刺10～15g，路路通10～15g。

六、温经散寒暖胞宫

仲景云："妇人之病，因虚，积冷，结气，为诸经水断绝，至有历年，血寒积结胞门，寒伤经络。"妇人外感寒邪或素体阳气不足，无力推动气化，内生寒邪，都可客于冲任、胞宫、胞络，或者聚湿生痰或寒凝血瘀，导致月经后期、月经过少、闭经、痛经、妊娠腹痛、产后腹痛、恶露不下、癥瘕等病。《素问·至真要大论》云："寒者热之。"对于此类患者应以温经散寒法主之。

（一）附子–炮姜

附子味辛、甘，性大热，有毒，归心、肾、脾经，具有回阳救逆，补火助阳，散寒除湿功效，被誉为"回阳救逆第一品"。《主治秘要》云："去脏腑沉寒；补助阳气不足，温热脾胃。"炮姜，味辛、性热，归脾、胃、肾、心、肺经，具有温中散寒，温经止血功效。《药笼小品》言其："能使阳生阴退，故吐衄下血，有阴无阳者宜之。亦能引血药入气分，故入四物汤。"两味大辛大热之品合用，常用于阳气不足，阴寒内盛之崩漏、痛经等，治疗出血性疾病多用炒炭以加强止血之功。常用量：附子炭6～10g，炮姜炭6～10g。

（二）桂枝–白芍

二药为仲景最基本、最经典配伍。桂枝味辛、甘，性温，归心、肺、膀胱经，具有发汗解肌，温通经脉，助阳化气，平冲降气功效。《长沙药解》记载："桂枝，入肝家而行血分，定经络而达荣郁。善解风邪，最调木气。升清阳之脱陷，降浊阴之冲逆，舒筋脉之急挛，利关节之壅阻。入肝胆而散遏抑，极止痛楚，通经络而开痹涩，甚去湿寒。能止奔豚，更安惊悸。"白芍味苦、酸、性微寒，归肝、脾经，不宜与藜芦同用，具有平肝止痛，养血调经，敛阴止汗功效。张隐庵云："芍药，气味苦平。风木之邪，伤其中土，致脾络不能从经脉而外行，则腹痛，芍药疏通经脉，则邪气在腹而痛者可治也。心主血，肝藏血，芍药禀木气而治肝，禀火气而治心，故除血痹，除血痹则坚积亦破矣。血痹为病，则身发寒热，坚积为病，则或疝或瘕，芍药能调血中之气，故皆治之。止痛者，止疝瘕之痛也。肝主疏泄，故利小便。益气者，益血中之气也。益气则血亦行矣。"桂枝辛能发散，解肌表、通阳气而入卫祛邪，温通卫阳；白芍酸寒，酸能收敛，寒走阴营。若仅以桂枝，于营弱不利，若单用白芍，对卫强有碍。又桂枝甘温，温助中焦脾胃阳气；白芍敛阴，柔肝止痛以缓挛急。二药配伍，白芍量二倍于桂枝，则引桂枝入里，而具有温脾散寒、和中缓急之功。二者一温一寒，一散一收，散不太过、收不留邪，共奏调和营卫、燮理阴阳之功。临床适应面极广，可应用于所有营卫不和或阴阳失调引起的月经不调、妊娠腹痛等诸多妇科疾病。常用量：桂枝6～10g，白芍10～30g。

（三）干姜–小茴香

干姜味辛、性热，归脾、胃、肾、心、肺经，具有温中散寒，回阳通脉，燥湿消痰功效。《本草纲目》云："干姜能引血药入血分、气药入气分。又能去恶养新，有阳生阴长之意，故血虚者用之。"小茴香味辛，性温，归肝、肾、脾、胃经，具有散寒止痛，理气和胃功效。二者大辛大热之品，散寒止痛，通脉活血之功峻猛，常用于治疗寒凝胞宫之痛经、闭经、不孕症等。常用量：干姜3～9g，小茴香3～6g。

（四）附子－肉桂

附子味辛、甘，性大热，有毒，归心、肾、脾经。孕妇禁用。不宜与半夏、瓜蒌、天花粉、贝母、白蔹、白及同用。具有回阳救逆，补火助阳，逐风寒湿邪功效。虞抟曰："附子禀雄壮之质，有斩关夺将之气，能引补气药行十二经，以追复散失之元阳；引补血药入血分，以滋养不足之真阴；引发散药开腠理，以驱逐在表之风寒；引温暖药达下焦，以祛除在里之冷湿。"肉桂味辛、甘，性大热，归肾、脾、心、肝经。有出血倾向者及孕妇慎用，不宜与赤石脂同用。具有补火助阳，引火归原，散寒止痛，活血通经功效。《本草纲目》记载："肉桂下行，益火之原，此东垣所谓肾苦燥，急食辛以润之，开腠理，致津液，通其气者也。《圣惠方》言，桂心入心，引血化汗、化脓。盖手少阴君火，厥阴相火，与命门同气者也。《别录》云，桂通血脉是矣。"附子、肉桂均为大辛大热之品，附子辛热燥烈，走而不守，为通行十二经的纯阳之品，通彻内外，能升能降，善入气分而散寒止痛；肉桂甘热浑厚，能走能守，偏暖下焦而温肾阳，更能引火归原以摄无根之火，善入血分而温经通脉，二药相合，动静结合，相须为用，既具有温肾助阳作用，又有良好的温经散寒止痛之功。用治肾阳不足之腰膝酸软，阳痿早泄，宫寒不孕，痛经，闭经等。常用量：附子 3～15g（先煎），肉桂 3～6g。

下篇

何氏妇科膏方医案

第十二章
月经病

第一节　月经不调

一、月经先期

案1 月经先期（肾虚血热）（何嘉琳医案）

赵某，女，41岁，教师。2006年1月11日就诊。

患者大产2胎，人流4次，月经周期提前3年，22天一行，量中等，色深红，淋漓10余天方净。末次月经12月23日，量少，色深红，淋漓12天方净。1月9日超声检查：子宫大小正常，内膜厚7mm。平素感腰酸如折，夜寐欠安，心烦潮热，头晕盗汗，舌淡红苔薄白，脉濡细尺弱。证属肾虚血热，冲任失固。正值冬令之季，治拟滋阴补肾，固冲止血。以膏代煎，缓缓图治，以冀经调体健。

处方：

生黄芪100g	生晒参（另煎）100g	牡丹皮100g	焦白术100g
大血藤150g	蒲公英150g	白花蛇舌草150g	赤芍100g
白芍100g	生地炭100g	熟地炭100g	女贞子150g
墨旱莲150g	血见愁240g	川续断150g	藕节100g
仙鹤草150g	桑寄生150g	沙苑子150g	焦山楂150g
白蒺藜150g	巴戟天100g	马齿苋100g	炒杜仲150g
绿萼梅50g	覆盆子150g	炙鳖甲100g	金樱子150g
生牡蛎（先煎）150g	明天麻60g	春砂仁（后下）50g	佛手60g
淮小麦300g	大枣100g	化龙骨（先煎）150g	郁金100g
石斛（先煎）100g			

另加：

鹿角胶60g	龟甲胶100g	阿胶250g	鳖甲胶100g

西洋参30g　　　　灵芝孢子粉30g　　　核桃仁250g　　　　　黑芝麻250g

黄酒250g　　　　　冰糖500g

上药一料收膏，每晨空腹开水冲服或含化。发热、腹泻、咳嗽停服。

【按语】患者年近六七，肾气亏虚，再加多产房劳耗伤精血，以致阴血亏虚，虚热内生，热伏冲任，血海不宁，致月经先期，淋漓不止。正如《景岳全书·妇人规》所云："先期而至，虽曰有火，若虚而挟火，则所重在虚……或补中气，或固命门，皆不宜过用寒凉也。"故本方中以牡丹皮、血见愁、生地炭、马齿苋、西洋参等清热凉血，泻热止血，更入覆盆子、桑寄生、女贞子、墨旱莲、炙鳖甲、金樱子、巴戟天、川续断等补肾填精固冲，绿萼梅、郁金、砂仁、佛手、大枣疏肝健脾和胃，淮小麦、灵芝孢子粉等养心安神。鹿角胶、龟甲胶、阿胶、鳖甲胶，四胶合用以血肉有情之品填补奇经，益精养血，补肝肾、固冲任而月经自调。

（马景整理）

案2 月经先期（脾虚湿困，阴虚内热）（何嘉琳医案）

左某某，女，19岁。2021年11月20日就诊。

患者14岁初潮后一直月经周期提前，8~9天/20~22天，经量偏多，曾服达英-35 3个月，停服2个月后月经依旧逐渐提前。末次月经11月14日，先期6天，量中等偏多，色暗红，8天净。患者形体肥胖，平素感倦怠神疲，夜寐欠安，易烦躁，舌体胖，苔黄腻，边有齿痕，右脉缓，左关弦细。西医诊断：月经不规则；中医诊断：月经先期（脾虚湿困，阴虚内热）。治拟健脾化湿，养阴清热调经。

处方：

太子参300g	大枣120g	枸杞子150g	砂仁(后下)50g
茯苓100g	制黄精200g	甘草30g	佛手60g
五味子60g	炒白芍150g	菟丝子150g	覆盆子150g
生地黄150g	蒸萸肉100g	牡丹皮100g	赤芍150g
黄芩100g	地骨皮150g	郁金100g	炒芥子100g
生鸡内金150g	制玉竹150g	泽泻100g	女贞子120g
生山楂150g	荷叶150g	蒲公英300g	柴胡60g

另加：

阿胶150g　　　　鹿角胶60g　　　　西红花10g　　　　木糖醇400g

黄酒500g　　　　鲜铁皮石斛120g　龙眼肉60g　　　　西洋参30g

龟甲胶150g　　　鳖甲胶150g　　　炮山甲(打粉)30g　灵芝孢子粉80g

上药一料收膏，每晨空腹开水冲服或含化。发热、腹泻、咳嗽停服。

患者次年春来门诊就诊，告知服用膏方后经期规律。

【按语】该患年方十九，肾水充盛，水火有余，但平素饮食不节，缺少运动，以至于形体肥胖，脾虚运化水湿失职，痰湿内困，日久化热，导致经早量多，治法健脾祛湿以治本，养阴清热以治标。方中太子参、大枣、茯苓、佛手健脾养胃，重振中州运化之职；炒芥子、山楂、荷叶、泽泻、鸡内金化痰祛湿；生地黄、山茱萸、覆盆子、黄精、西洋参、鲜铁皮石斛温润填精；牡丹皮、赤芍、地骨皮清泄余热。又症见夜寐欠安，烦躁，脉弦细，可知肝木失荣，化燥化火，佐郁金、柴胡疏肝解郁，龙眼肉、灵芝孢子粉颐养心脾。方中以阿胶、鹿角胶、龟甲胶填补奇经以收膏，患者形体肥胖，故以木糖醇调味，以控制血糖。全方消补并用，补中有行，方能获得佳效。

（骆诗灵整理）

案3 月经先期（肝郁肾虚）（赵宏利医案）

蔡某，女，38岁。2020年11月25日就诊。

患者平素月经先期，25~27天一行。婚后已育一胎，近半年工作压力大，经早更甚，20~24天一行，平素腰痛如折，劳累后睡眠不足则易头晕。面部痤疮，脱发较甚，畏寒肢冷，烦躁易怒，眼睛干涩，胃纳不馨，二便尚调。前次月经10月20日，末次月经11月15日，量少，色暗红，无痛经。舌淡苔白润，脉滑缓。西医诊断：月经不规则；中医诊断：月经先期（肝郁肾虚）。治拟补肾填精，疏肝健脾。

处方：

熟地黄200g	炒白术200g	温山药150g	当归150g
炒白芍100g	酸枣仁100g	牡丹皮60g	北柴胡30g
杜仲100g	北沙参100g	党参200g	菟丝子150g
肉苁蓉100g	桑寄生150g	川续断150g	枸杞子150g
覆盆子100g	沙苑子100g	补骨脂100g	柏子仁150g
鹿角片(先煎)60g	龟甲(先煎)60g	川牛膝100g	山楂炭60g
六神曲(包煎)30g	炒麦芽100g	炒稻芽60g	

另加：

阿胶250g　　　黄酒500g　　　饴糖200g　　　灵芝孢子粉15g

上药一料收膏，每晨空腹开水冲服或含化。发热、腹泻、咳嗽停服。

【按语】本患者年过五七，平素既要应付繁重的工作，又要兼顾家庭生活，精神压力大，肝肾不足故腰痛体倦，气虚冲任不固故经早、头晕。上方以益经汤为底方，益经汤是《傅青主女科》中"年未老经水断"之主方，治则"补以通之，散以开之"。熟地黄、山药、龟甲滋阴，杜仲、肉苁蓉、补骨脂、鹿角片、川续断、覆盆子、桑寄生、沙苑子补肝肾、填精血，山药、白术、沙参、党参补气健脾，当归、白芍养血柔肝，酸枣仁、柏子仁、灵芝孢子粉入心，养心安神，柴胡、牡丹皮入肝，起到疏肝解郁之功。尤其妙在用山楂、神曲、麦芽、稻芽消食健胃，以防膏方太过滋腻。阿胶为血肉有情之品，可补血滋阴润燥。诸药合用，可散心、肝、脾之郁，而大补其肾水，经水自调。

（骆诗灵整理）

案4 月经先期（脾肾亏虚）（赵宏利医案）

俞某某，女，40岁。2021年11月22日就诊。

患者自2013年起月经逐渐提前，近1年更甚，22~23天一行。末次月经11月18日，量中等，色暗红，无痛经。面色少泽，经前口干，平素烦躁易怒，夜寐早醒，神疲体倦，腰膝酸软，较易腹泻（改变环境、着急、经前更甚），BMI 17.5。舌淡红，苔白润略腻，脉细缓弦滑。生育史：1-0-0-1。西医诊断：月经不规则；中医诊断：月经先期（脾肾亏虚）。治拟健脾补肾调经。

处方：

枸杞子200g	菟丝子200g	桑椹150g	覆盆子150g
肉苁蓉150g	沙苑子150g	盐补骨脂150g	柏子仁150g
党参200g	黄芪150g	茯苓150g	麸炒白术200g
炒白扁豆200g	陈皮60g	温山药300g	薏苡仁150g
砂仁（后下）30g	山楂炭60g	焦六神曲（包煎）30g	炒麦芽60g
炒稻芽60g	炙甘草60g	鹿角片（先煎）60g	醋龟甲（先煎）60g

另加：

石斛（先煎）100g　大枣（打泥）200g　核桃仁350g　黑芝麻150g

冰糖400g　黄酒500g

上药一料收膏，每晨空腹开水冲服或含化。发热、腹泻、咳嗽停服。

次年随访，患者自述服膏方后诸症改善，神清气爽，月经30日一行。

【按语】该患者形瘦、面色少泽、腹泻，是中焦虚陷之证，经早、经前口干、情急、早醒、倦怠，似有虚火之象，实则气血不沛，阴阳失和，虚火浮动之故，法当健运中焦，益肾调经。方以癸乙丁辛方合参苓白术散加减。癸乙丁辛方为赵宏利主任基于《易经》，结合《内经》，把握月经周期的生长归化而成的自拟方，方中枸杞、菟丝子、桑椹、覆盆子、柏子仁温润滋肾，配伍参苓白术散中党参、黄芪、白术、山药健脾益气，茯苓、白扁豆、陈皮、薏苡仁健脾利水，一升一降，有补有利，再佐焦三仙，即山楂、神曲、麦芽、稻芽健脾化滞，使先天得滋，后天以养，心肾相合，升降相因，脾胃足而气血充，经血自调。

（骆诗灵整理）

案5 月经先期合并不孕（脾肾亏虚）（崔火仙医案）

张某，女，39岁。2021年8月3日就诊。

患者13岁初潮，平素月经规律，28～30天一行，32岁结婚后性生活正常，未避孕5年未孕，中西医治疗均未果。近3年月经周期逐渐提前，24～25天一行，量中等，色暗红，伴有血块，经时小腹胀痛。前次月经7月19日，末次月经8月10日。平素郁郁寡欢，神疲乏力，腰膝酸软，睡眠欠佳，胃纳不馨，大便溏稀，舌淡红，苔薄白，脉细弦。辅助检查：HPV52、53（＋）。2021年7月19日抗米勒管激素（AMH）：0.14ng/ml；2021年8月12日（月经第2天）雌二醇（E$_2$）：41.24pg/ml，卵泡刺激素（FSH）：16.29IU/L，黄体生成素（LH）：3.76IU/L，孕激素（P）：1.98ng/ml，睾酮（T）：1.25nmol/L，催乳素（PRL）：0.63nmol/L。西医诊断：卵巢储备功能下降；女性不孕。中医诊断：月经先期（脾肾亏虚）；不孕症。治拟补肾健脾，调经助孕，以期子嗣。

开路方：

党参15g	浙麦冬10g	蒸五味子5g	炒白芍10g
枸杞子15g	菟丝子15g	覆盆子15g	地骨皮15g
葛根30g	甘草5g	温山药30g	丹参30g
黄连5g	炒白术15g	莲子20g	芡实15g
茯苓15g			

7剂，每日1剂，水煎分2次服。

服药后患者自诉大便好转，一日一行，胃纳转馨，夜寐好转。舌淡红苔薄白，脉弦细。正值冬藏之际，膏方拟补肾健脾以固本，养阴清热以调经。

处方：

黄芪150g	生党参150g	炒白术120g	茯苓120g
当归120g	麸炒白芍120g	熟地黄120g	丹参200g
阳春砂(后下)50g	玫瑰花50g	麸炒山药300g	莲子300g
白扁豆300g	炒芡实200g	葛根300g	菟丝子300g
覆盆子150g	地骨皮120g	枸杞子150g	制黄精200g
浙麦冬100g	五味子50g	蒸萸肉100g	大枣150g
炙甘草30g	酒女贞子150g	盐续断150g	生晒参(另煎)100g

另加：

西红花10g	阿胶250g	鹿角胶100g	龟甲胶100g

冰糖 500g　　　　黄酒 500g　　　　核桃仁 500g　　　　黑芝麻 250g

上药一料收膏切片，早晚空腹服 1～2 片。发热、腹泻、咳嗽停服。

回访：患者服完膏方次月自然受孕，其后羊水穿刺和大排畸检查均未见异常。2022年 10 月剖宫产一男婴，母子均安。

【按语】本案中患者年过五七，三阳脉渐衰，基础生殖激素及抗米勒管激素提示卵巢功能减退，此时阳明脉衰于上，肾气渐乏于下，天癸不充，累及中土，虽有寻常汤剂疗之，恐药力不逮。膏方药大力宏，峻补精血，求本对证，缓缓取之，尤其适合"虚者补之"。虽填精然脾土亦困，单化滞恐精亏过燥。先投以滋阴润燥、健脾养血之品问路，方继以滋膏填精养血，固护脾胃。方中重用山药、莲子、白扁豆、芡实、葛根、黄芪、党参、白术、茯苓健运中焦，菟丝子、覆盆子、枸杞子、黄精填精益肾，麦冬、黄精、女贞子养阴滋液，壮水以制火，地骨皮清虚热，泻肾火，当归、白芍、丹参、西红花活血养血，稍佐阳春砂温中行气，玫瑰花疏肝解郁。全方精妙配伍，使补而不滞，滋而不腻，气血得益，脾土健而肾水充，经水调畅，最终麒麟得孕。

（骆诗灵整理）

二、月经后期

案1 **月经后期（脾肾阳虚）（何嘉琳医案）**

张某某，女，36 岁。2021 年 11 月 3 日就诊。

患者大产 2 胎，人流 2 次，近 3 年月经日渐延后，40～50 天一行，量少。末次月经 10 月 15 日，后期 52 天方至，量少，色黯淡，质清稀，7 天干净。面色萎黄，腰酸乏力，浅眠易醒，胃纳欠佳，大便稀溏。舌淡红苔薄白，脉沉细。西医诊断：月经不规则；中医诊断：月经后期（脾肾阳虚）。治拟补肾健脾，活血调经。

处方：

黄芪 150g	太子参 300g	炒白术 100g	防风 50g
当归 120g	炒白芍 150g	川芎 100g	熟地黄 120g
砂仁（后下）50g	枸杞子 120g	制黄精 200g	桑椹 150g
菟丝子 300g	续断 150g	仙茅 100g	肉苁蓉 150g
覆盆子 150g	丹参 150g	佛手 50g	淫羊藿 150g
香附 120g	郁金 100g	甘草 30g	大枣 100g
泽兰 100g	川牛膝 150g	鸡血藤 150g	桃仁 60g
益母草 150g	茯苓 120g	泽泻 100g	酸枣仁 150g
远志肉 60g	五味子 90g	首乌藤 150g	

另加：

西红花15g	阿胶250g	西洋参30g	鲜铁皮石斛120g
鹿角胶100g	龟甲胶150g	灵芝孢子粉100g	龙眼肉60g
黄酒500g	冰糖500g		

上药一料收膏，每晨空腹开水冲服或含化。发热、腹泻、咳嗽停服。

电话回访，睡眠及月经均有明显改善，月经30～35天一行。

【按语】膏滋补法，有"温补、滋补、清补、腻补、涩补、补气、补血、补阴、补阳诸法，即为尽其能事，尤需注意其体内之所偏"（《膏方浅识》），以求阴阳平调。该患经水后期，实乃脾肾阳虚所致，治以补肾健脾，益气养血活血。方以何氏育麟方为底，重用菟丝子、续断、仙茅、淫羊藿、肉苁蓉、覆盆子温补肾阳以祛虚寒，八珍汤联合枸杞子、黄精、桑椹等健脾养血，泽兰、牛膝、鸡血藤、益母草、桃仁活血化瘀，患者夜寐欠安，伍以酸枣仁、远志、五味子、首乌藤宁心安神，全方面面俱顾，药药对症，补肾阳，健脾土，养心神，达阴平阳秘之境。

（骆诗灵整理）

案2 月经后期（虚寒）（何嘉琳医案）

陈某某，女，27岁。2020年12月7日就诊。

患者未婚，月经后期伴量少多年，40～60天一行，末次月经11月13日，后期20天方至，量偏少，色淡红，质清稀，经行腹痛明显，第一、二天尤甚，偶感乳房胀痛。平素偶感腰酸无力，畏寒肢冷，小便清长，夜寐欠安。查血：抗米勒管激素（AMH）5.1ng/ml，糖类抗原125（CA125）水平在正常范围。超声：子宫大小正常。舌淡苔薄，脉沉细。西医诊断：月经不规则；痛经。中医诊断：月经后期（虚寒）；痛经。治拟扶阳祛寒调经。

处方：

黄芪150g	太子参300g	大枣120g	枸杞子150g
当归120g	川芎100g	熟地黄120g	砂仁（后下）50g
防风60g	制黄精200g	甘草30g	佛手60g
五味子60g	炒白芍150g	菟丝子300g	覆盆子150g
天冬100g	肉苁蓉100g	香附100g	郁金100g
淫羊藿150g	鸡血藤150g	丹参150g	茺蔚子100g
小茴香50g	艾叶50g	石菖蒲90g	石楠叶150g
延胡索150g	巴戟天120g	牛膝150g	

另加：

阿胶250g	鹿角胶100g	龟甲胶150g	西红花10g

| 西洋参30g | 龙眼肉60g | 冰糖500g | 黄酒500g |
| 灵芝孢子粉80g | 鲜铁皮石斛120g | | |

上药一料收膏，每晨空腹开水冲服或含化。发热、腹泻、咳嗽停服。

随访患者告知膏方服用后月经周期渐准，经量较前明显增多，经行腹痛明显改善。

【按语】患者平素久坐室内，缺少运动，饮食不节，阳虚内寒，脏腑失于温养，生化失期，气虚血少，冲任不足，血海不能按时满溢，遂致经行错后且量少，又因阳气不足，阴寒内盛致寒凝血瘀之痛经。方中太子参、黄芪、西洋参补气和中，巴戟天、肉苁蓉、淫羊藿、覆盆子等温肾助阳，艾叶、小茴香温经散寒暖宫，通利血脉；四物汤补血活血；牛膝、茺蔚子、鸡血藤活血通经，引血下行，另加佛手、郁金、香附、延胡索行气止痛。收膏使用阿胶、鹿角胶、龟甲胶补益精血，填补奇经。全方共奏温经散寒，养血调经之效。

（马景整理）

案3 月经后期（肝郁肾亏）（何嘉琳医案）

夏某，女，41岁，公司职员。2021年11月1日就诊。

患者10年前试管婴儿失败，来何嘉琳教授处就诊，一剂膏方补肾养血助孕后即自然妊娠，足月顺产一男婴。近2年月经渐推迟，40~50天一行，经量偏少，色暗红，质清稀。平素自觉倦怠神疲，夜寐梦扰，烦躁易怒，腰膝酸软，胃纳欠佳，二便尚调。舌淡红，苔薄白，脉弦细。此乃肝郁肾亏导致血海蓄溢失常，故而经迟，冬令之季当补肾疏肝，健脾养心，以期气血调畅，冲任得养，则经自如期。

处方：

菟丝子150g	墨旱莲150g	桑椹150g	女贞子120g
覆盆子150g	麦冬100g	天冬100g	巴戟天100g
杜仲150g	熟地黄120g	枸杞子150g	石决明(先煎)180g
梅花60g	郁金100g	黄精200g	当归100g
砂仁(后下)50g	黄芪150g	太子参300g	炒白术100g
大枣120g	防风60g	茯苓100g	甘草30g
佛手60g	五味子90g	炒白芍150g	牡丹皮100g
黄芩100g	山药150g	炒酸枣仁150g	制远志60g
天麻90g			

另加：

| 阿胶250g | 鹿角胶100g | 西红花10g | 灵芝孢子粉80g |

冰糖500g　　　　黄酒500g　　　　鲜铁皮石斛120g　　龙眼肉60g

西洋参30g

上药一料收膏，每晨空腹开水冲服或含化。发热、腹泻、咳嗽停服。

电话回访：患者服用膏方后月经规律，诸症好转。

【按语】何嘉琳教授认为月经后期者，首当辨其虚实，"虚者补之，实者泻之"。患者年近六七，肾气亏虚，肝血不足，精亏血少，冲任不足，血海不能按时满溢，故月经后期伴量少；肾气虚而火不足，血失温煦，故经色黯淡，质清稀；腰为肾之外府，肾虚则腰酸如折；肝血不足，气郁于内，故烦躁易怒。何教授治疗以滋补肝肾，调养气血为主。常用熟地黄、桑椹、黄精、当归、大枣、枸杞子、阿胶、天麻等养血柔肝益精；墨旱莲、女贞子、菟丝子、覆盆子、巴戟天、鹿角胶等补肾气以固命门；炒酸枣仁、远志、五味子、灵芝孢子粉养心安神；梅花、郁金疏肝解郁。在滋肾养肝同时，不忘用黄芪、太子参、炒白术、山药健脾补中，调理中州，西红花活血通经。全方养肾水，滋肝木，补中有行，使气血舒畅，故服用膏方后诸症改善，经血循期而下。

（骆诗灵整理）

案4　月经后期（肾阳虚）（章勤医案）

孙某某，女，34岁。2020年11月16日就诊。

患者既往月经尚规律，2年前无明显诱因出现月经周期逐渐延后，40～50日一行，量少，色黯，无痛经。末次月经8月31日，后期30天方至，量少，5天净。曾查基础性激素水平、甲状腺功能无殊。现冬季畏寒肢冷，经期腰酸如折，夜寐尚安，胃纳欠佳，小便清长，大便如常，舌质淡，苔薄白，脉沉细。证属肾阳虚，治以补肾益精，暖宫调经。

处方：

黄芪100g	当归120g	麸白芍100g	川芎100g
熟地黄120g	生地黄100g	醋香附120g	郁金60g
泽兰100g	鸡血藤150g	淫羊藿100g	浙肉苁蓉120g
菟丝子120g	仙茅100g	制玉竹100g	天冬100g
麸炒白术100g	枸杞子120g	茯苓120g	紫石英(先煎)150g
温山药150g	石楠叶100g	梅花60g	紫苏梗100g
陈皮60g			

另加：

阿胶250g	鹿角胶150g	龟甲胶100g	西红花10g
冰糖400g	核桃仁400g	黄酒500g	黑芝麻100g

上药一料收膏切片，早晚空腹服1~2片。发热、腹泻、咳嗽停服。

服用膏方2个月余，患者回诊诉月经按时来潮，经期腰酸明显缓解，月经量较前亦有所增加。

【按语】月经后期发病机制不外乎虚实两端，虚者或因营血亏损，或因阳气虚衰，以致血海不能按时满溢；实者或因气郁血滞，冲任受阻，或因寒凝血瘀，冲任不畅，致使经期延后。该例患者素体肾阳亏虚，阴寒内盛，气血生化不足，故见月经后期、畏寒；腰为肾之外府，肾阳虚，外府失荣，故见腰酸。舌质淡，苔薄白，脉沉细，亦属肾阳虚之征象。方中紫石英、石楠叶、淫羊藿、仙茅暖胞宫，补肾阳；菟丝子、肉苁蓉、枸杞子温润填精；四物汤养血调经，加生地黄、天冬、玉竹等滋肾育阴之品，以求达到"阳得阴助而生化无穷，阴得阳升而源泉不竭"之效；香附、郁金解郁行气，配皂角刺、怀牛膝、鸡血藤养血活血通经；稍佐紫苏梗、陈皮理气和胃，以防滋腻之碍。全方重在补肾益精，暖宫调经，是以服药后经调体健，有如春回大地之象。

（杨柳青整理）

案5 月经后期（肾虚夹痰）（章勤医案）

吴某某，女，31岁。2020年11月16日就诊。

患者月经周期延后数年，周期39~60天，经期8天，经量偏少。外院诊断"多囊卵巢综合征"，断续服用人工周期治疗药物来潮。末次月经11月2日，后期16天方至，量少，色暗红，无痛经。形体略丰，平素偶有经间期出血，时有腰酸，肢冷畏寒，夜寐不安，晨起喉间有痰。舌淡胖苔薄白，脉细。2019年查甲状腺功能、生殖激素未见异常；抗米勒管激素（AMH）：7.89ng/ml；超声提示子宫大小正常，卵巢多囊样改变。证属肾虚夹痰，治拟温补肾阳，活血化痰。

处方：

紫石英（先煎）150g	当归120g	麸炒白芍100g	川芎120g
熟地黄120g	醋香附100g	砂仁（后下）30g	黄芪120g
郁金100g	泽兰100g	鸡血藤150g	淫羊藿100g
浙肉苁蓉120g	菟丝子120g	仙茅100g	胡芦巴100g
浙黄精150g	麸炒白术100g	石菖蒲60g	茯苓120g
温山药150g	梅花60g	紫苏梗100g	浙贝母60g
炒酸枣仁100g	陈皮60g		

另加：

阿胶250g	鹿角胶125g	龟甲胶125g	冰糖400g
核桃仁400g	黄酒500g	黑芝麻100g	西红花10g

灵芝孢子粉30g

上药一料收膏切片，早晚空腹服1～2片。发热、腹泻、咳嗽停服。

【按语】月经的来潮和受孕都与"肾"关系密切，肾虚是月经后期的主要病机，治疗以补肾为主。该患者月经后期，量偏少，时有腰酸，晨起喉间有痰，舌淡胖等，实乃肾虚为本、痰湿为标的虚实夹杂之证。方中紫石英、胡芦巴、淫羊藿、仙茅暖胞宫，补肾阳。紫石英味甘，性温。《本草纲目》载其："性暖而补……肝血不足及女子血海虚寒不孕者宜之。"四物汤养血和血，菟丝子、肉苁蓉、黄精温肾填精，精血同源，相互资化。石菖蒲、茯苓、浙贝母燥湿化痰利水。章勤教授亦执《金匮要略》"血水同治"思想，加泽兰活血利水，更奏活血祛湿之力。患者夜寐欠宁，予灵芝孢子粉、酸枣仁安神助眠。患者患病数年，多有肝气郁滞，故加用香附、郁金、梅花理气解郁，以促气顺血调，则痰自消。全方补消同用，虚实兼顾，血水同治，施膏之后方能经水自调。

（杨柳青整理）

案6 月经后期（肾虚夹痰）（章勤医案）

陈某某，女，21岁。2021年11月16日就诊。

患者14岁初潮，月经周期素来延后，50～60天一行，近1年月经周期愈发紊乱，当地医院诊断为"多囊卵巢综合征"，时常需服用黄体酮来潮。末次月经10月18日，服用人工周期治疗药物来潮，量少，色暗红，3天净，经前腹痛隐隐，患者形体偏胖，面部痤疮频发，平素手足冷，咽中时有痰阻，色白质稀，纳便正常，夜寐尚安，舌淡胖边齿痕，苔薄白，脉沉细。4月27日查基础性激素：黄体生成素（LH）21.0IU/L，卵泡刺激素（FSH）5.02IU/L，雌二醇（E$_2$）37pg/ml，脱氢表雄酮硫酸酯376.35μg/dl。证属肾虚夹痰，治以温肾化痰调冲。

处方：

黄芪150g	当归150g	麸白芍100g	川芎100g
熟地黄120g	生地黄100g	醋香附100g	郁金100g
泽兰100g	鸡血藤150g	淫羊藿100g	浙肉苁蓉120g
菟丝子120g	仙茅100g	制玉竹100g	麸炒白术100g
枸杞子120g	茯苓120g	温山药150g	佛手60g
紫苏梗100g	生巴戟肉100g	紫石英（先煎）150g	浙黄精150g
陈皮60g	月季花90g		

另加：

阿胶250g	核桃仁250g	黑芝麻200g	冰糖250g
黄酒500g	鹿角胶250g	西红花10g	

上药一料收膏，每晨空腹开水冲服或含化。发热、腹泻、咳嗽停服。

【按语】本案是典型的多囊卵巢综合征，形体肥胖者中医多从肾虚夹痰论治。《素问·上古天真论》云："二七而天癸至，任脉通，太冲脉盛，月事以时下……七七，任脉虚，太冲脉衰少，天癸竭，地道不通，故形坏而无子也。"可见肾对月经的产生起主导作用，肾气盛，则任通冲盛，经孕有常。若肾气不充，不能化生精血，冲任不足，血海不能按时满溢，遂致经行延后。同时，肾主水液，肾阳为元阳，主一身之阳气，若肾脏功能失调，则水液代谢失常，水湿内停，湿聚成痰，痰湿阻滞，气机不畅，冲任不通，故而见月经后期、肥胖、四肢凉、经行腹痛等症。章勤教授治疗月经病以补肾调经为纲，结合患者症状及舌脉，辨证为肾虚夹痰，治以温肾暖宫调经，方中紫石英、生巴戟肉、肉苁蓉、淫羊藿、仙茅、菟丝子暖胞宫、补肾阳，益火之源以消阴翳，四物汤养血补血，泽兰、鸡血藤、月季花活血通络、利水湿、去痰浊，黄芪、茯苓、山药、佛手、陈皮健脾渗湿，理气消痰，从而达到任通冲盛，经水有常的目的。

（杨柳青整理）

案7 月经后期（肝郁脾虚）（王素霞医案）

高某，女，34岁。2020年11月18日就诊。

患者近10年月经后期而至，40~50日一行，量偏少。末次月经10月31日，后期25天来潮，量少，伴小血块下，经前乳胀，易怒烦躁，无痛经。平素面色萎黄，痤疮多发，时有胸闷心慌，口咽干燥，偏头痛，手足不温，胃纳可，大便质稀软，每日3次。舌苔厚腻，脉弦细。BMI 18.2。2020年9月3日（月经来潮第2天）查生殖激素：LH 9.59IU/L，FSH 9.77IU/L，E_2 127pg/ml；超声：子宫大小正常，双侧卵巢小卵泡偏多。婚育史：0-0-0-0。西医诊断：月经不规则；中医诊断：月经后期（肝郁脾虚）。治以疏肝理气，健脾滋肾养血。

处方：

三七粉90g	生晒参(另煎)90g	黄芪90g	桔梗100g
蒸萸肉100g	温山药150g	肉桂30g(后下)	牡丹皮90g
熟地黄150g	川牛膝90g	麦冬150g	鸡内金150g
枸杞子150g	炒白术90g	茯苓90g	香附60g
郁金60g	砂仁(后下)60g	陈皮60g	五味子100g
当归90g	炒白芍90g	炒枳壳60g	石斛(先煎)150g
杜仲150g	巴戟天90g	山楂200g	大枣150g
川芎60g	酸枣仁90g	柏子仁200g	炙甘草60g
防风60g	葛根200g		

另加：

阿胶250g   黄酒500g   冰糖300g   饴糖500g

上药一料收膏，每晨空腹开水冲服或含化。发热、腹泻、咳嗽停服。

患者年后复诊，告知月经可如期而至，周期规律，28～30日一行，超声卵泡监测可见排卵正常。

【按语】患者平素烦躁易怒，肝气郁结不畅，故见偏头胀痛，乳房胀满，口干咽燥，肝木为病，易传脾土，脾胃虚弱，故见面色萎黄，便质细软，脾胃为气血生化之源，脾虚则精血生化乏源，肝藏血，主疏泄，肝郁血虚脾弱，则月经后期，经水不调。治宜疏肝理气，补肾健脾养血。方中参、芪健脾补中，升阳举陷，山药健脾和胃，砂仁、陈皮、白术健脾化湿，醒脾调胃，茯苓利水渗湿，鸡内金、山楂消食健胃，葛根升发脾胃之清阳，防风升清燥湿，诸药并行，补脾不滋腻，化湿不燥烈，使脾胃调和，泄泻自止；加用柏子仁、大枣、酸枣仁宁心安神，心神得养，脾胃自调，则经水得滋；山茱萸、肉桂、枸杞子补益肾精，杜仲、牛膝、巴戟天调补肝肾，熟地黄滋阴养血，归、芍养血和血，石斛、麦冬养阴生津，五味子补肾固精，育阴以培阳；川芎活血行气，开郁散结，牡丹皮、三七活血祛瘀，瘀去则新生，化瘀而不伤正；香附、郁金理气散结开郁，行疏肝行气之功，滞气得舒，经水自调；桔梗宣肺利咽、载药上行，与甘草同为诸药之舟楫，牛膝逐瘀通经，性善下行，二药一入血分，一入气分，一下行，一升提，调和气血，行气逐瘀，使活血之品直达血府，上下周流，共消瘀滞。另予阿胶补血滋液，填补奇经。全方补肾健脾，活血通经并行，则经水自调。

（黄梦雪整理）

案8 月经后期（血虚）（王素霞医案）

邵某，女，25岁。2020年12月2日就诊。

患者13岁初潮，平素月经规律，28～30天一行。2020年1月急剧减肥12斤后月经开始紊乱，40～60天一行，经量减少，色淡质稀。平素面色苍白，自觉神疲乏力，手足不温，口气重，胃纳欠佳，白带量少，口干，偶有腰酸，夜寐梦扰，大便不畅，三四日一行，小便清长。舌淡红苔薄白，脉细弱。西医诊断：月经不规则；中医诊断：月经后期（血虚）。治拟健脾益气，补血调经。

处方：

黄芪90g   桔梗100g   蒸萸肉100g   温山药150g

肉桂20g   牡丹皮100g   熟地黄150g   川牛膝150g

浙麦冬150g   炒鸡内金150g   枸杞子200g   炒白术90g

茯苓90g   醋香附60g   郁金60g   砂仁（后下）60g

陈皮60g	蒸五味子90g	当归150g	麸炒白芍150g
麸炒枳壳60g	石斛^(另煎)90g	盐杜仲150g	生巴戟肉90g
净山楂200g	大枣150g	川芎100g	炒酸枣仁90g
柏子仁200g	炙甘草60g	焦六神曲^(包煎)100g	鹿角霜^(先煎)60g
桂枝60g	泽兰30g	茺蔚子30g	炒山桃仁30g
熟大黄60g	防风30g	北柴胡30g	茯神90g
木香30g	浮小麦90g	石菖蒲60g	制远志30g
麸炒苍术30g	天花粉^(包煎)30g	干姜30g	

另加：

阿胶250g　　　饴糖500g　　　黄酒500g　　　西洋参^(另煎)20g

龙眼肉150g

上药一料收膏，每晨空腹开水冲服或含化。发热、腹泻、咳嗽停服。

患者次年就诊，自述服完膏方后精神大振，容光焕发，眠安，便畅，纳香，月事按时而至。

【按语】该患急剧减肥伤及中焦脾胃，脾胃失其运化水谷之职，饮食精微难以吸收化血，导致营血亏虚，冲任不充，血海不能如期满溢，故月经后期而至，且量少色淡质稀。中焦失运，四肢不荣，故见手足不温，腐熟难化，则口气重，脾虚带脉失养，故见白带量少。治疗时需大补中焦脾土。方中西洋参、黄芪、山药、白术等健运中焦，补益脾气，气生则血长，四物汤加枸杞子、大枣、阿胶等滋补营血，山茱萸、熟地黄、巴戟肉、杜仲、鹿角霜等填精益肾，佐以六神曲开胃化滞，泽兰、茺蔚子化瘀利水，防风、柴胡疏肝开郁，远志、酸枣仁、龙眼肉补益心脾，养心安神，又恐补益之品滋腻太过，难以运化，故加入桂枝、肉桂同源异药，以求助阳化气，温通经脉。全方补中有行，化不伤正，补血与益气同用，急补所伤之脾胃，患者服用一料膏方后面色转润，月事逐渐正常。

（黄梦雪 整理）

三、月经先后无定期

案1 月经先后无定期（肝肾不足，精血两亏）（章勤医案）

俞某某，女，37岁。2020年11月23日就诊。

患者2018年因"难免流产"行清宫术后月经周期逐渐紊乱，22~45天一行，量少，色暗红。近1年间断服用中药治疗，未见好转。2019年外院测AMH 0.21ng/ml，诊断"卵巢储备功能低下"。曾行人工周期治疗，月经量仍偏少，周期先后不定。末次月经11

月10日,量少,7天净。自诉性急易怒,夜寐欠宁,心烦不宁,腰膝酸软,纳便尚调,舌黯红苔薄白,脉细。证属肝肾不足,精血两亏。治拟补益肝肾,养血填精。刻下正值冬令,以膏代煎,行滋补之力。

处方:

黄芪100g	炒白芍100g	当归150g	丹参150g
熟地黄100g	生地黄100g	砂仁(后下)30g	制香附100g
淫羊藿100g	肉苁蓉150g	菟丝子150g	泽兰100g
怀牛膝100g	玉竹150g	天冬150g	陈皮50g
柏子仁100g	葛根200g	黄精200g	枸杞子150g
山药150g	益智仁120g	紫苏梗90g	鲜石斛(先煎)100g
山茱萸90g	杜仲100g	绿萼梅60g	龟甲(先煎)120g
制远志60g			

另加:

核桃仁400g	黑芝麻100g	冰糖400g	龟甲胶125g
阿胶250g	鹿角胶150g	灵芝孢子粉30g	黄酒500g

上药一料收膏切片,早晚空腹服1~2片。发热、腹泻、咳嗽停服。

患者服用膏方后,月经量逐渐增多,次年4月自然受孕,最终顺产一女,母女平安。

【按语】随着社会的发展,女性晚育者数之繁繁,本患者年过五七,肾气渐亏,堕胎之后耗损更甚。胞脉受损,耗伤精血,肾气不足,精血亏耗,冲任血海不充,肝肾阴血不足,虚火内扰,导致情急易怒,夜寐欠宁,心烦不宁,腰膝酸软,舌黯红苔薄白,脉细。治疗时以补益肝肾,养血填精贯穿始终,适当佐以理滞化瘀,通达胞络之品。章教授指出,五脏六腑皆可出现阴阳失调之象,而燮理阴阳,使得女子机体达到阴平阳秘之状态,是膏方调治妇科疾病的宗旨。章教授根据阴阳偏胜,用菟丝子、肉苁蓉、杜仲等温肾阳而鼓舞之,枸杞子、当归、熟地黄、白芍等滋肾阴而充养之。方中重用葛根,滋水育肾养血,入阳明经以鼓舞胃气上行,以生津液;配以石斛,滋肾益胃,生津除热;另加天冬、玉竹滋养肺肾,以期"金水相生,壮水济火"。章教授强调制膏时用芳香流动之品宣散气机,畅通经脉气血运行。该膏方中加归属于肝经之香附,乃"气病之总司,女科之主帅",配合"化湿行气"之砂仁,共奏行气之力。龟甲胶、阿胶、鹿角胶等血肉有情之品填补精髓。阿胶在《神农本草经》中被列为上品,有补血养血、滋阴填精之效,可促使妇人受孕。阿胶、龟甲胶、鹿角胶等血肉有情之品入冲、任、督脉,通奇经而充髓海,使命门相火不致妄动,气血精津得以凝聚,非草木可比。膏方治疗后，肝肾得养，精血充足，方能种子得嗣。

（宋素杰整理）

案2 月经先后无定期（肝肾亏虚）（章勤医案）

张某某，女，30岁。2020年11月16日就诊。

患者近5年月经周期先后无定期，20～50日一行。末次月经10月25日，后期45天方至，经量偏少，色暗红，无痛经。平素易疲倦，烦躁易怒，经前乳房胀痛，腰膝酸软，小便清长，大便略稀，双目干涩，纳眠可，舌淡，苔薄白，脉沉细。证属肝肾亏虚，治以补肾疏肝调经。

处方：

黄芪100g	当归120g	麸炒白芍100g	川芎100g
熟地黄120g	醋香附100g	郁金90g	泽兰100g
鸡血藤150g	淫羊藿100g	酒肉苁蓉120g	菟丝子120g
仙茅100g	麸炒白术100g	枸杞子120g	荆芥50g
茯苓120g	温山药150g	梅花60g	紫苏梗100g
柏子仁100g	陈皮60g		

另加：

阿胶250g	冰糖250g	核桃仁300g	黄酒500g
黑芝麻100g			

上药一料收膏，每晨空腹开水冲服或含化。发热、腹泻、咳嗽停服。

膏方服用2个月余，随访3个月，月经可按时来潮，月经周期28～35天。

【按语】 肾-天癸-冲任-胞宫轴是月经产生的主要环节，然肾为天癸之源，冲任之本，气血之根，充盛的肾精是实现排卵的物质基础，对月经的产生起主导作用。故《妇人规》有"经候不调，病皆在肾经"之说。此外，"女子以肝为先天"，肝藏血、主疏泄，肾藏精、主封藏，肝木肾水，母子相生，乙癸同源，肝的疏泄条达和调节血液功能与月经能否按时来潮密切相关。患者肝肾亏虚为主，治疗时以熟地黄、枸杞子、淫羊藿、菟丝子、肉苁蓉、仙茅等补肾阳、填肾精，当归、川芎、香附、郁金养血疏肝，炙黄芪、山药、白术、茯苓之品益气健脾，运中土，资先天，阿胶血肉有情之品填补精髓。纵观全方，乃肾、肝、脾同治，精、气、血并调之。

（杨柳青整理）

案3 月经先后无定期（肝肾不足，精血亏虚）（崔火仙医案）

程某，女，42岁。2021年12月23日就诊。

患者13岁初潮，平时月经规律，7/26～28天，量中等，色暗红，无痛经。大产2

胎。近半年月经周期紊乱，25~60天一行。2021年8月开始服用芬吗通治疗。末次月经12月6日（服用芬吗通来潮），量少，色黯，6天净。2021年10月29日查抗米勒管激素（AMH）：0.2ng/ml；卵泡刺激素（FSH）：42.07IU/L；促黄体生成素（LH）：15.21IU/L；雌二醇（E_2）：65.42pmol/l；睾酮（T）：0.1nmol/l。患者2020年宫腔镜下息肉摘除史。平素夜寐不安，口干咽燥，大便欠畅，面部潮红，白发多，舌略红苔薄，脉细。西医诊断：月经不规则；卵巢储备功能下降。中医诊断：月经先后无定期（肝肾不足，精血亏虚）。治拟滋补肝肾，养血调经。

处方：

太子参150g	浙麦冬100g	天冬100g	北五味子60g
丹参150g	当归120g	生赤芍100g	生白芍100g
生地黄120g	熟地黄120g	生川芎60g	覆盆子150g
菟丝子150g	桑椹150g	茯苓120g	生牡丹皮100g
生牛膝150g	蒸萸肉100g	山药150g	制黄精200g
制何首乌150g	葛根200g	酒女贞子150g	炒酸枣仁150g
合欢皮150g	柏子仁150g	梅花50g	醋香附100g
阳春砂^(后下)60g	大枣150g	炙甘草50g	盐续断150g
生晒参^(另煎)100g			

另加：

阿胶250g	鳖甲胶100g	冰糖250g	黄酒500g
核桃仁250g	黑芝麻250g		

上药一料收膏切片，早晚空腹服1~2片。发热、腹泻、咳嗽停服。

患者2021年8月至10月服芬吗通，11月停芬吗通。服用膏方后，自行正常月经来潮，患者对膏滋药的治疗充满信心，2022年7月要求再次膏方调理。

处方：

太子参150g	浙麦冬100g	天冬100g	北五味子60g
丹参150g	当归120g	生赤芍100g	生白芍100g
生地黄120g	熟地黄120g	生川芎60g	覆盆子150g
菟丝子150g	桑椹150g	茯苓100g	生牡丹皮100g
蒸萸肉100g	山药150g	制黄精200g	制何首乌150g
葛根200g	酒女贞子150g	炒酸枣仁100g	合欢皮150g
柏子仁100g	醋香附100g	阳春砂^(后下)60g	大枣100g
炙甘草50g	盐续断150g		

另加：

阿胶120g　　　　　龟甲胶100g　　　　　黄酒500g　　　　　冰糖250g

上药一料收膏，每晨空腹开水冲服或含化。发热、腹泻、咳嗽停服。

【按语】女子六七精血亏耗，三阳脉衰于上，天癸欲竭，冲任二脉亏虚，可见该患夜寐不安，口干咽燥，大便欠畅，面部潮红等一派阴虚有热之象，阴阳失衡，水不涵木，经行无定。方以麦味地黄丸滋阴清热，菟丝子、桑椹、生熟地黄、覆盆子、黄精大补肾水，酸枣仁、合欢皮、柏子仁养心除烦，丹参、当归、赤白芍养血活血，使肝气之郁得开，肾水之涸得润，冲任有固，诸症随之而安。冬季服膏后疗效颇佳，故夏季再进一料，考虑夏季炎热，膏方以清淡为主，故去生晒参，阿胶减量，加入龟甲胶滋阴潜阳，足见崔主任用药因时制宜之法。

（骆诗灵整理）

案4 月经先后无定期（阴虚火旺）（马景医案）

何某某，女，42岁。2020年11月8日就诊。

患者大产1胎，人流1次，近3年月经周期先后不定，22～46天一行。末次月经10月24日，量中等，伴少许血块下，轻度痛经，略感乳房胀痛，6天净。平素睡眠梦扰，且早醒，目干、口干，烦躁，偶有胃脘隐痛，腰酸，小腿酸，大小便正常。偶有咽喉不爽，痰中带血，左侧小腹隐痛。舌淡苔薄，脉细滑。体检发现小叶增生、甲状腺结节，有胃炎史。证属阴虚火旺，治拟滋阴降火。

处方：

菟丝子150g	炒酸枣仁100g	桑寄生150g	炒牛蒡子150g
冬瓜子150g	炒九香虫60g	当归150g	丹参120g
生白芍300g	乌药90g	葛根300g	蒲公英300g
续断120g	人参叶150g	覆盆子100g	盐杜仲150g
佛手60g	醋鳖甲（先煎）120g	西洋参（另煎）100g	石斛（先煎）100g
猫爪草150g	猫人参150g	大血藤300g	薏苡仁300g
狗脊120g	桑椹150g		

另加：

黄酒500g　　　　　核桃仁250g　　　　　枣泥300g　　　　　黑芝麻300g

龙眼肉150g　　　　甘草60g　　　　　　灵芝孢子粉10包

上药一料收膏，每晨空腹开水冲服或含化。发热、腹泻、咳嗽停服。

患者次年复诊，自述服膏后月经准期而至，阴虚火旺之象明显好转。

【按语】患者年已六七，肝肾亏损已显，肾阴不足，津液亏耗，而见咽喉不爽，痰中带血；带脉失养，见左侧小腹隐痛，方中用白芍、石斛、丹参、牛蒡子、冬瓜子、人参叶之类，能补阴而兼润。肾精不充，阴血亏耗而腰膝酸软，月经先后不定，方中用桑椹、覆盆子、菟丝子之品，所谓补而兼养。肾阴亏损，虚火上炎导致潮热盗汗，失眠多梦，用醋鳖甲、酸枣仁之属，宁心安神。《鲆溪医论选》云："心肾不交，毕竟是肾水下涸，心火上炎，由于阴虚者多，但亦偶有阳虚证……不独阴虚之证也。""善补阴者，必于阳中求阴"，方中以桑寄生、杜仲、续断、狗脊之品，温补肾阳。考虑到患者有小叶增生、甲状腺结节、胃炎，加入乌药、佛手等通调气机，猫爪草等散结消痞，蒲公英、大血藤清热解毒。九香虫既能温肾助阳，又能理气止痛，调治胃炎。全方有清有补，兼顾诸症。六七之年，养阴清热，扶正祛邪，则体健经调。

（马一铭整理）

四、月经过多

案1 月经过多（气血亏虚）（何嘉琳医案）

唐某某，女，23岁。2020年11月4日就诊。

患者平素月经周期尚规则，8～9/25～28天，经量多，伴血块下，腹痛隐隐，喜揉喜按，因经量过多常需服用止血药，时有经间期出血。末次月经11月1日，前次月经10月6日，今月经第4天，经量仍较多，自觉神疲乏力，舌质淡红，舌尖凹陷，苔薄白，脉细。证属气虚血亏夹瘀，治拟补益气血，化瘀生新。

开路方：

黄芪20g	党参20g	炒白术10g	山茱萸10g
巴戟天10g	砂仁(后下)6g	炒白芍12g	甘草3g
炒蒲黄15g	焦山楂12g	补骨脂12g	炮姜5g
熟地黄12g	海螵蛸(先煎)15g	三七粉(吞服)3g	鹿衔草20g
地榆炭10g	醋龟甲(先煎)10g	龙骨(先煎)12g	煅牡蛎(先煎)18g

7剂，每日1剂，水煎分2次服。

患者服药后经量明显减少，7天即净。患者即将出国求学，又恐经量过多，诊治不便，故求膏方治疗。

处方：

黄芪150g	太子参300g	生地黄150g	当归身100g
炒白芍150g	熟地黄120g	砂仁(后下)50g	枸杞子120g
制黄精200g	桑椹150g	菟丝子300g	覆盆子150g
丹参150g	佛手50g	淫羊藿150g	香附120g
郁金120g	甘草30g	大枣100g	续断150g

肉苁蓉120g	蛇床子60g	黄芩100g	肉桂50g
酸枣仁150g	制远志肉60g	五味子90g	焦山楂150g
炒蒲黄^(包煎)150g	炒白术100g	防风50g	木香60g
补骨脂120g	巴戟肉100g	龙骨^(先煎)150g	煅牡蛎^(先煎)180g

另加：

阿胶250g	西洋参30g	鲜铁皮石斛120g	鹿角胶100g
龟甲胶150g	灵芝孢子粉100g	三七粉45g	龙眼肉60g
野山参10g	黄酒500g	冰糖500g	黑芝麻200g
核桃仁300g			

上药一料收膏切片，早晚空腹服1～2片。发热、腹泻、咳嗽停服。

服完一料膏方后，患者月经量有所减少，排卵期偶有少量阴道出血，睡眠及大便情况正常，疲劳乏力好转。于2022年1月26日由家人代诉，继开第二料膏方。于上方去香附、蛇床子、防风、核桃仁、黑芝麻，加山茱萸100g、牡丹皮100g、墨旱莲150g。2022年7月回访，患者服用后经量减少约1/3，痛经明显改善，排卵期出血亦未再现。

【按语】《傅青主女科》云："经多是血之虚，故再行而不胜其困乏，血损精散，骨中髓空，所以不能色华于面。"该患者经血过多，且经间期出血，盖气血亏虚，固摄失司，需大补气血，引之归经。方用四物汤补血，傅山谓四物汤为"补血之神品"，黄芪、太子参益气固摄，熟地黄、枸杞子、黄精、桑椹、菟丝子、覆盆子一众填精之品滋补肝肾，丹参、佛手、香附、郁金解肝木之郁，蛇床子、防风灵动疏风，使补中有行，龙骨、牡蛎潜阳重镇，焦山楂、炒蒲黄化瘀止血，瘀血除则新血生。二料膏方加山茱萸、墨旱莲滋养肾水，牡丹皮清热入血分，全方补中有利，止中有行，血足归经则经水自调。

（骆诗灵整理）

五、月经过少

案1 月经过少（肾虚血瘀）（何嘉琳医案）

黄某某，女，32岁。2018年10月20日就诊。

患者2015年顺产一胎，自2017年9月清宫术后月经量较前减少2/3，色暗，3天即净。末次月经10月10日，量少，色暗，无痛经。平素夜寐欠安，易烦躁，胃纳可，二便无殊，舌质尖边红，苔薄，脉沉细。2018年7月11日三维超声提示宫腔粘连，子宫内膜厚6mm（经前1周）。清宫手术金刃损伤胞宫，以至于内膜成为贫瘠之地，经量明显减少。证属肾虚血瘀，正值冬令收藏之际，治拟补肾填精，活血化瘀，养血调冲，峻补胞宫，以冀春回大地，内膜生长，来年经调体健。

处方：

黄芪150g	太子参300g	炒白术100g	大枣120g
枸杞子150g	当归120g	川芎100g	熟地黄120g
砂仁（后下）50g	防风60g	茯苓100g	黄精200g
甘草30g	佛手60g	五味子60g	菟丝子300g
覆盆子150g	炒白芍150g	肉苁蓉120g	鸡血藤150g
川牛膝150g	丹参150g	制何首乌100g	淫羊藿150g
炒酸枣仁120g	远志60g	炒枳壳150g	淮小麦300g
巴戟天100g	黄芩100g	桑椹150g	

另加：

阿胶250g	紫河车粉100g	哈蟆油20g	西洋参15g
鹿角胶100g	龟甲胶150g	西红花10g	灵芝孢子粉80g
黑芝麻300g	核桃仁300g	冰糖500g	黄酒500g

上药一料收膏切片，早晚空腹服1~2片。发热、腹泻、咳嗽停服。

膏方服用完后，患者自述经量较前明显增加，信心大增，欲再求膏方，增内膜，调经量，促怀孕。患者纳眠均安，略感体热、口干，舌淡红苔薄白，脉沉细。2018年12月29日在上方基础上再开一料，上方加：

肉桂50g　　　焦山楂150g

另加：

龙眼肉60g　　　鲜铁皮石斛120g　　　紫河车改为60g　　　西洋参改为30g

电话回访：患者服用膏方后2个月怀孕，妊娠期一切顺利，足月产子。

【按语】清宫术属于中医学"不内外因"之"金刃伤"，直接损伤胞宫冲任，清宫术后"金刃伤胞，奇经受损，瘀血内阻"，故见月经过少，夜寐欠安，烦躁不耐等症，脉沉细为肾虚之象，方中四物汤养血活血，五子衍宗丸补肾填精，酸枣仁汤养血安神。受损胞宫非草木无情之品所能偿，需以血肉有情之品填之。紫河车大温大补，《本草逢原》有载："紫河车禀受精血结孕之余液，得母之气血居多，故能峻补营血。"患者服一料膏方后略见体热、口干之症，故二料中减量，并增加西洋参用量，加入鲜石斛养阴生津，以佐制紫河车之热。哈蟆油为雌性林蛙输卵管，有滋补肾阴之用，与阿胶、鹿角、龟甲等皆为血肉填精之品。西红花养血活血，动静结合，使精血养而不滞。服后胞宫得复，经水充足，方能有子。

（骆诗灵整理）

案2 月经过少（肝肾阴虚）（何嘉琳医案）

杜某，女，37岁。2016年11月16日就诊。

患者平素月经周期尚准，2年前行人流术后出现月经量渐少，血色淡黯，质稀，1~2天即净。婚育史：2-0-3-2。刻下诉经量明显减少，甚至点滴即净。经前乳胀明显，情志抑郁，腰膝酸软，失眠，大便不畅，口渴欲饮，咽干口燥，秋季掉发明显，舌质红，苔薄黄，脉细。该患者房劳多产，金刃损伤，再兼家事繁扰，肝肾阴虚于内，虚火上扰于上，心肾不交，难以入眠。治拟滋养肝肾，养阴解郁，宁心安神，理气调冲。

处方：

太子参200g	制黄精200g	天冬100g	麦冬100g
黄芩100g	郁金100g	熟地黄100g	合欢皮100g
桑叶100g	制大黄100g	菟丝子100g	月季花100g
枸杞子150g	生地黄150g	炒白芍150g	首乌藤150g
金银花150g	覆盆子150g	桑椹150g	鲜铁皮石斛^{（先煎）}150g
大枣150g	石决明^{（先煎）}180g	蒲公英300g	淮小麦300g
虎杖300g	梅花50g	砂仁^{（后下）}50g	当归120g
蜜甘草30g			

另加：

鹿角胶100g	龟甲胶150g	阿胶250g	灵芝孢子粉30g
西洋参50g	西红花6g	琥珀60g	核桃仁300g
黄酒500g	冰糖500g	熟黑芝麻300g	

上药一料收膏切片，早晚空腹服1~2片。发热、腹泻、咳嗽停服。

1年后回访，患者诉服膏后月经量增，可维持量多3天，色鲜红。经前超声内膜厚约9mm。患者睡眠明显改善，诸症好转，令其欣喜万分。

【按语】肾为月经之本，肝为藏血之库。患者多产伤肾，而见耗伤精血，肾气亏虚，冲任血海不充。肝藏血，主疏泄，现代女性工作与家事频扰，焦虑、抑郁之情多见，情志因素易导致肝的疏泄功能失调，抑郁忿怒，使气郁气逆，气血失调更甚。肾水亏虚，不能上济于心，故寐劣。咽干口燥，口渴，大便不畅，舌质红，苔薄黄，脉细等症均为肝肾阴不足，虚热内生之象。肾以滋为本，肝以养为先。故予左归饮化裁养血滋源，养阴调冲；甘麦大枣汤加减养心安神。方中在太子参、生地黄、熟地黄、制黄精、菟丝子、覆盆子、天冬、麦冬、白芍等滋补肝肾之品中加入梅花、桑叶、石决明之品平肝舒肝，乃何氏调肝八法中"育阴益肾解郁"之法。同时加入黄芩、金银花、蒲公英稍清余热，虎杖、月季花理气调冲，制大黄润肠通便。龟甲胶与鹿角胶3：2用量，偏补肝肾之阴，同时加入琥珀粉、灵芝孢子粉入心肝二经，潜镇安神，活血通经。诸药合用，使肝肾得养，有疏有补，有通有清，气血调和，冲任得养，故经量渐增，诸症可消。

（蔡彬彬整理）

案3 月经过少（肝肾亏虚）（何嘉琳医案）

金某某，女，36岁。2004年12月3日就诊。

患者已婚未育，平素月经周期尚准，近1年工作繁忙，月经量渐少，色暗，3天净。末次月经11月25日，量少，色黑，3天净，无痛经。平素腰酸如折，夜寐欠安，梦扰，早醒，时感烦躁，头晕，面颊色斑散发，胃纳不佳，二便调。舌淡暗尖红，苔薄，脉细。证属肝肾亏虚，治拟滋肾养肝，养血安神。

处方：

党参150g	太子参150g	丹参150g	菟丝子150g
首乌藤150g	柏子仁150g	枸杞子150g	怀山药150g
怀牛膝150g	沙苑子150g	白蒺藜150g	白鲜皮150g
天冬100g	麦冬100g	泽兰100g	五味子100g
续断100g	葛根100g	茯苓100g	炒白芍100g
生石决明（先煎）180g	绿萼梅50g	生地黄120g	炒僵蚕60g

另加：

鹿角胶100g	龟甲胶200g	阿胶250g	黄酒250g
黑芝麻250g	核桃仁250g	冰糖500g	

上药一料收膏切片，早晚空腹服1~2片。发热、腹泻、咳嗽停服。

【按语】患者工作、家事纷扰，作息不调，肝肾亏虚，冲任失养，血海不盈，因而经行量少，营血不能上奉，滋养于心，以致夜寐不宁；肾主骨生髓，肾亏血虚以致色斑沉着，腰酸如折。全方以菟丝子、枸杞子、山药、怀牛膝、生地黄、续断滋养肝肾；党参、太子参、天冬、麦冬、五味子益气滋阴，养血安神；略加生石决明、绿萼梅、炒僵蚕以疏肝和胃，平调阴阳。阴平阳秘，精神乃治。患者两月后服完膏方，经量增多，腰酸已除，夜寐改善，色斑略减。

（邢恺整理）

案4 月经过少（肝郁肾虚）（何嘉琳医案）

卢某某，女，39岁。2019年11月16日就诊。

患者近2年工作繁忙，时常加班，晚上1~2点方入睡，月经量较前减少，月经周期4~5/30天，末次月经2019年11月10日，量少，色黯，无血块下，经前乳胀，3天净。平素倦怠神疲，夜寐欠安，心情烦躁，大便干结，2日一行，舌淡，苔薄白，脉缓。曾查性激素六项、子宫附件超声，均未见明显异常。已大产一胎。证属肝郁肾虚，治当以何氏补肾疏肝之法。

处方：

黄芪100g	太子参300g	炒白术100g	大枣120g
枸杞子150g	当归120g	川芎100g	熟地黄120g
砂仁(后下)50g	防风60g	茯苓100g	制黄精200g
甘草30g	佛手60g	五味子60g	炒白芍150g
菟丝子150g	覆盆子150g	桑椹150g	女贞子150g
淮小麦300g	淡豆豉60g	焦栀子100g	肉苁蓉120g
黄芩100g	石决明(先煎)180g	梅花60g	天麻90g
炒枳壳100g	续断150g	淫羊藿150g	巴戟天100g

另加：

龙眼肉60g	阿胶250g	鹿角胶100g	鲜铁皮石斛120g
龟甲胶150g	西洋参30g	海马30g	灵芝孢子粉100g
西红花10g	冰糖500g	黄酒500g	

上药一料收膏，每晨空腹开水冲服或含化。发热、腹泻、咳嗽停服。

患者诉2019年膏方服用后月经量较前明显增多，诸症改善，信心大增。2020年冬天如期请何老继开膏方调理。

【**按语**】何老认为，"肾主生殖"，经少主要责之肾虚，对于现代女性而言，工作、生活压力大，往往兼有肝郁气滞，正如刘完素在《素问病机气宜保命集·妇人胎产论》中所述"天癸既行，皆从厥阴论之"。该患年近六七，肾气渐衰，癸水渐衰，又见倦怠神疲、烦躁、夜寐欠安等症，可知肝木失养，郁结燥热，心神失养，法当补肾填精养血。方以何氏育麟方为主填精养血，辅以淮小麦安神养心，淡豆豉、焦栀子等清解郁热，黄芩、石决明、梅花疏肝解郁，且于诸清凉滋润之品中，稍伍以淫羊藿、巴戟天温阳之剂，则阴得阳升，泉源不竭。诸药合用，补肾疏肝，填补奇经，充盈血海，调养胞宫胞脉，经水方能恢复如常。

（骆诗灵整理）

案5 月经过少（肝郁血虚）（何嘉琳医案）

胡某某，女，44岁。2020年11月21日就诊。

患者平产一胎，月经量少近1年。末次月经2020年10月28日，量少，色淡红，质稀，3天净。平素体倦乏力，双目干涩，夜寐欠安，心情烦躁，舌淡，苔薄，脉缓。证属肝郁血虚，治拟养血柔肝，调理冲任。

处方：

黄芪150g	太子参300g	炒白术100g	大枣120g
枸杞子150g	当归120g	川芎100g	熟地黄120g
砂仁^(后下)50g	防风60g	茯苓100g	制黄精200g
甘草30g	佛手60g	蒸五味子60g	炒白芍150g
菟丝子300g	覆盆子150g	丹参150g	泽兰100g
牛膝150g	茺蔚子150g	鸡血藤150g	淫羊藿150g
石楠叶150g	肉苁蓉100g	香附100g	郁金100g
石菖蒲90g	淮小麦300g		

另加：

阿胶250g	龟甲胶150g	鹿角胶100g	西红花10g
鲜铁皮石斛120g	龙眼肉60g	西洋参30g	野山参10g
灵芝孢子粉80g	冰糖500g	黄酒500g	

上药一料收膏，每晨空腹开水冲服或含化。发热、腹泻、咳嗽停服。

患者服用膏方后连续10个月月经量较前明显增多，遂于次年冬季再请何老开膏方巩固治疗。

【按语】《证治准绳》曰："经水涩少，为虚为实，虚则补之，涩则濡之。"临床月经过少者，多见肾虚，兼见肝郁、血瘀、痰湿等。该患者年过六七，肾气虚衰，肝血不足，而见体倦、目干、夜寐欠安、心情烦躁。方以何氏育麟方为底，滋水涵木，佐以丹参、泽兰、牛膝、茺蔚子、鸡血藤、西红花等化瘀养血之品，使经水顺势而下，淫羊藿、石楠叶灵动温阳，稍加香附、郁金疏肝解郁，西洋参、野山参大补元气，补脾益肺，生津养血，三胶并用，填补奇经。全方通补兼施，温凉得宜，补而不滞，行而不过，经水方能如常而下。

（骆诗灵整理）

案6 月经过少（脾肾亏虚）（章勤医案）

林某，女，42岁。2010年11月26日就诊。

患者近2年来月经量明显减少，每次不足20ml，末次月经11月15日，经量少，色暗红，无血块下，无痛经。平素时感潮热，带下稀少，阴道干涩，腰酸乏力。经中药调治后，带下增多，但仍月经量少，腰酸如折，乌发早白，大便略干，潮热，烦躁，阴道干涩，胃纳不馨，舌质淡红，苔薄，脉细。患者刚入不惑之年，癸水已见早断之征，肾气渐衰，精亏血少，遵"精不足者，补之以味"之古训，治拟填精补肾，调益冲任，以冀维护卵巢功能，使月水渐增。

处方：

炙黄芪150g	党参150g	全当归150g	川芎60g
熟地黄150g	紫丹参150g	炒白芍100g	枸杞子150g
制何首乌100g	山茱萸90g	怀山药150g	川续断120g
淫羊藿120g	巴戟天100g	覆盆子120g	菟丝子100g
茺蔚子150g	野蔷根150g	天麦冬^(各)100g	肉苁蓉120g
炒白术90g	云茯苓120g	鸡血藤200g	制香附120g
柏子仁100g	淮小麦150g	制黄精200g	泽兰叶100g
大枣150g	制玉竹100g	绿萼梅50g	广陈皮50g

另加：

陈阿胶250g	龟甲胶100g	鳖甲胶100g	冰糖500g
核桃仁250g	黑芝麻250g	龙眼肉150g	陈酒500g

上药一料收膏切片，早晚空腹服1~2片。发热、腹泻、咳嗽停服。

【按语】妇科补养法应用范围颇广，诸如补心脾、补肝肾、补气血等。《内经》云："气化精，精化血。"肾气不足，不能化生精血，故经脉枯竭，经水早断。"精不足者，补之以味"，宗李东垣"土旺以生万物"之说，胃气旺，元气有依能振。该患者刚刚步入六七之年，已见经水早断之象，盖由肾气衰退，冲任脉虚而天癸竭。当以滋补肾水、元阳为主，补肾生精以化气血。方中黄芪、党参益气健脾，以补气血生化之源，使血海逐渐充盈；黄精、熟地黄、山药、山茱萸、何首乌、巴戟天、淫羊藿、肉苁蓉、菟丝子、川续断、覆盆子、阿胶、龟甲胶、鳖甲胶等补益肾气，填补奇经；当归、丹参、枸杞子、炒白芍、茺蔚子等养血活血，补中寓通；白术、茯苓、陈皮健脾和胃，消食导滞，使膏方补而不滞。诸药合用，先后天共补，精、血、气充足，则经自复常。

（马景整理）

案7 月经先期合并月经过少（肝肾不足，精血两亏）（章勤医案）

付某某，女，41岁。2019年9月就诊。

患者近1年来工作压力大，时常熬夜至凌晨一二点。月经提前伴量少，22~26天一行，量少，色暗。末次月经2019年9月3日，先期5天而至，量少色淡，5天净。平素夜寐欠安，梦扰易醒，眼睛干涩，腰膝酸软，偶有潮热汗出，夜间为甚，胃纳佳，二便尚调，舌质略红，苔薄白，脉细。月经第2天查血：雌二醇（E_2）：22pg/ml；促黄体生成素（LH）：11.01IU/L；促卵泡激素（FSH）：18.9IU/L；抗米勒管激素（AMH）：0.1ng/ml。证属肝肾不足，精血两亏，治拟滋补肝肾，养血填精。

处方：

枸杞子150g	菟丝子300g	五味子60g	覆盆子150g
葛根300g	当归150g	生晒参^(另煎)150g	天冬100g
麦冬100g	生地黄120g	熟地黄120g	女贞子150g
石斛^(先煎)90g	淫羊藿150g	仙茅150g	川芎60g
炒白芍100g	桑椹150g	制黄精200g	制何首乌150g
香附100g	春砂仁^(后下)50g	续断150g	炒酸枣仁150g
远志60g	鸡血藤150g	怀牛膝150g	丹参150g
明天麻60g	巴戟天150g	炙甘草30g	生石决明^(先煎)180g
绿萼梅50g	大枣150g	淮小麦150g	

另加：

鹿角胶100g	龟甲胶100g	阿胶250g	灵芝孢子粉30g
黄酒500g	冰糖500g	核桃仁250g	黑芝麻150g
藏红花10g			

上药一料收膏切片，早晚空腹服1~2片。发热、腹泻、咳嗽停服。

患者述服膏2个月后月经按时而来，约28天一行，经量恢复正常，复查促卵泡激素（FSH）9IU/L，促黄体生成素（LH）7.5IU/L，雌二醇（E_2）32pg/ml。

【按语】患者时常熬夜，营阴暗耗，久之肾精耗伤，月事不能按时而下，伴月经量少，激素水平提示卵巢储备功能减退（DOR）。治疗当以补肝肾、填精血贯穿始终，并适当佐以理滞化瘀，通达胞络之品。方用何氏养巢方加减，以味甘之菟丝子及枸杞子补肾养血填精，加以覆盆子、五味子，两药虽温但不热不燥，共奏温补肾阳、填精养血之协同作用；加桑椹、女贞子、制黄精、制何首乌等滋补强壮、养心益智。葛根滋水育肾养血的同时入阳明经以鼓舞胃气上行，以生津液。药理学研究显示葛根素是葛根的主要有效成分，而葛根素具有与植物激素大豆异黄酮相似的化学结构，能与子宫雌激素受体结合后提高血清雌激素水平，达到改善卵巢功能的目的。石斛具有"强阴益精，厚肠胃，补内绝不足"之效。当归、白芍、熟地黄、川芎、制何首乌等养血疏肝、柔肝，以求壮水之主以制阳光。收膏以血肉有情之品鹿、龟、阿三胶，峻补精髓，乃补益肝肾必备之良品。

（宋素杰整理）

案8 月经过少（血虚）（章勤医案）

胡某某，女，33岁。2020年12月4日就诊。

患者2年前顺产分娩时大出血约500ml，产后1年转经，月经量较产前减少一半。月经周期尚准，27~29天一行，经量显著减少，每次20~30ml。末次月经11月27日，量少、色淡、质稀，无痛经，3天净。形体消瘦，面色晄白，夜寐欠安，时有口腔溃疡，咽干目涩，胃胀不舒，大便略干，小便如常。舌淡苔薄白，脉细。患者产后失血，营血衰少，冲任血海不盈，以致经量减少。治拟养血滋阴，益气调经。

处方：

黄芪100g	当归120g	麸炒白芍100g	川芎100g
生地黄100g	醋香附100g	郁金60g	泽兰100g
玄参100g	浙石斛（先煎）60g	淫羊藿100g	浙肉苁蓉120g
菟丝子120g	制玉竹100g	天冬100g	麸炒白术100g
枸杞子150g	茯苓120g	温山药150g	梅花60g
紫苏梗100g	陈皮60g	砂仁（后下）30g	佛手60g

另加：

阿胶250g	鹿角胶150g	龟甲胶150g	冰糖400g
核桃仁400g	黄酒500g	黑芝麻100g	灵芝孢子粉20g

上药一料收膏切片，早晚空腹服1~2片。发热、腹泻、咳嗽停服。

次年患者复诊，观其面色转红润，自述经量大为改观，疗效显著。

【按语】《素问·上古天真论》云："任脉通，太冲脉盛，月事以时下。"该患产时失血伤精，营阴耗损，冲任损伤，经水乏源，故月经量少，形体消瘦，面色晄白。治疗以"填补"为主。患者口腔溃疡，咽干，脉细，提示营阴耗损，虚火上炎。治疗以四物汤养血滋阴，玄参、石斛滋阴清热，茯苓、山药、白术、陈皮、砂仁健脾和胃以培补后天，脾胃健，饮食入胃方能化生精血，肉苁蓉、菟丝子、淫羊藿、枸杞子温润填精以养先天。全方重在养血滋阴，益气调经。气充血足，方能使血海按时满盈，经水自调。

（杨柳青整理）

案9 月经过少（脾肾亏虚，瘀阻胞宫）（章勤医案）

姚某某，女，32岁。2020年11月25日就诊。

患者平素月经周期尚规则，3~4/30天，量中等，无痛经。人流2次后月经量显著减少，每次约20ml，服中药汤剂治疗无明显改善。末次月经10月28日，量少，色暗红，无痛经，5天干净。平素面部少许痤疮，手足冷，大便溏稀，夜寐欠宁，胃纳尚可。舌淡，苔薄白，脉细。HPV56、58（＋）。2020年10月8日阴道镜病理提示低级鳞状上皮内病变。2020年6月22日经前B超：内膜0.7cm。2020年4月26日外院基础性激素检查：促卵泡激素（FSH）：7.52IU/L；促黄体生成素（LH）：8.33IU/L；雌二醇（E_2）：46pg/ml。患者人流术后，金刃伤及胞宫，证属脾肾亏虚，瘀阻胞宫之月经过少。就诊时月经将至，予中药补肾健脾，活血调经。

开路方：

当归15g	川芎10g	麸炒白芍10g	醋香附10g
淫羊藿10g	浙肉苁蓉15g	菟丝子20g	泽兰10g
温山药20g	陈皮6g	柏子仁10g	土茯苓15g
麸炒苍术10g	芡实15g	浙黄精30g	月季花9g
鸡血藤15g	益母草30g		

7剂，每日1剂，水煎分2次服。

患者1周后复诊，自诉月经来潮，经量较前略有增多。夜寐欠安，大便略溏，舌淡苔薄白，脉细。正值冬令之际，以膏方健脾补肾，活血调经，以冀来年经调体健。

处方：

黄芪120g	当归120g	麸炒白芍100g	川芎100g
熟地黄120g	砂仁^(后下)30g	醋香附100g	郁金60g
泽兰100g	鸡血藤150g	淫羊藿100g	浙黄精150g
浙肉苁蓉120g	菟丝子120g	仙茅100g	制玉竹100g
天冬100g	炒白术100g	枸杞子120g	土茯苓120g
温山药150g	梅花60g	紫苏梗100g	陈皮60g

另加：

阿胶250g	鹿角胶100g	龟甲胶150g	冰糖400g
核桃仁400g	黄酒500g	西红花10g	灵芝孢子粉20g

上药一料收膏切片，早晚空腹服1～2片。发热、腹泻、咳嗽停服。

患者次年回访，自诉服用膏方后月经量较前增多，夜寐好转。

【按语】"肾-天癸-冲任-胞宫轴"是以肾气为主导，由天癸来调节，通过冲任的通盛、相资，由胞宫体现经、带、胎、产的生理特点。肾为天癸之源，冲任之本，气血之根，对月经的产生起主导作用。肾气盛，促使任脉所司精、血、津液充沛通达，冲脉所聚脏腑之血充盛，即任通冲盛，二脉相资，督带调约，胞宫气血满溢，月经按时来潮。患者多次堕胎，金刃伤及根本，肾气不足，精血不充，血海不盈而致月经过少。此外，患者脾虚失运，故见便溏，脾虚营血不足，血海不能盈满，亦致月经过少。初诊时月经将至，故先予汤剂，补肾活血，健脾祛湿，待脾气充实，经水已下，转投膏方健脾胃，补肾气，养癸水，充经源，扶正气，祛外邪。方中黄芪、白术、山药等健脾益气，建筑中州脾土；淫羊藿、仙茅、肉苁蓉等补肾填精以养先天；四物汤合鸡血藤、枸杞子、西红花等养血活血；阿胶、鹿角胶、龟甲胶三胶合用收膏，以血肉有情之品填补奇经。"正气存内，邪不可干"，"邪之所凑，其气必虚"，HPV感染与人体正气不足，感染外邪相关，膏方扶正同时，加土茯苓解毒祛湿，扶正与祛邪并举，加速病毒清除。

（杨柳青整理）

案10 月经过少（阴血不足，阴阳失调）（章勤医案）

申某，女，36岁。2021年12月3日就诊。

患者近半年夜寐差，早醒，心慌，于外院就诊，诊断"轻度睡眠障碍"。同时半年前开始月经量减少，约为原来1/2量，月经周期规律，3～4/30天，量少，色黯，无腹痛，4天净。生育史：1-0-0-1。末次月经11月19日，量少，色暗淡。面色萎黄，胃纳欠佳，腰膝酸软，二便调。舌质黯，苔花剥，脉弦。2021年6月4日B超提示：双层内膜0.76cm（经前1周）；2021年7月20日查AMH 4.22ng/ml。证属阴血不足，阴阳失调。治拟补血养营，调和阴阳。

开路方：

当归15g	川芎10g	麸炒白芍10g	醋香附10g
浙肉苁蓉10g	泽兰10g	温山药15g	陈皮6g
鸡血藤15g	制远志10g	丹参10g	淫羊藿10g
牛膝10g	菟丝子20g	覆盆子10g	桑椹10g
柏子仁10g	浙黄精30g		

7剂，每日1剂，水煎分2次服。

患者服药后自述夜寐略好转，胃纳可，舌质淡黯，苔花剥，脉弦。以膏方益气血，调阴阳，和五脏，以冀来年经调体健。

处方：

黄芪120g	当归120g	太子参100g	麸炒白芍100g
川芎100g	熟地黄120g	生地黄100g	醋香附100g
泽兰100g	淫羊藿100g	浙肉苁蓉120g	菟丝子120g
仙茅100g	制玉竹100g	天冬100g	麸炒白术100g
枸杞子120g	茯苓120g	浙黄精200g	温山药150g
梅花60g	紫苏梗100g	陈皮60g	续断100g

另加：

阿胶250g	鹿角胶100g	龟甲胶100g	冰糖400g
核桃仁400g	黄酒500g	黑芝麻100g	西红花10g
灵芝孢子粉30g			

上药一料收膏切片，早晚空腹服1～2片。发热、腹泻、咳嗽停服。

次年回访，患者自述睡眠改善，经水增加，再进中药1个月巩固治疗后月事如常。

【按语】人体各种生理功能适应外界昼夜环境变化而建立的规律周期即昼夜节律，与人体内分泌轴息息相关。该患者近半年睡眠欠佳，精神不守，阴不入阳，血海不充，以至于五七之年经量减少，面色萎黄，纳差，腰酸。调补之法当以开路方牛刀小试后以膏方益气血，调阴阳，健脾补肾，疏肝宁心，和养五脏。以四物汤养血，参苓白术散健脾，肉苁蓉、菟丝子补肝益肾，三胶填精，灵芝孢子粉养心安神，有补有行，可见用心良苦。

（杨柳青整理）

案11 月经过少（肾虚血瘀）（章勤医案）

严某某，女，31岁。2021年9月25日就诊。

患者2014年顺产1胎，人流2次后月经量较前显著减少，每次经量不足20ml。平素月经规则，4～5／30天，量少，无痛经。末次月经8月29日，量极少，色黯，2天净，无痛经，经前感腰酸腹痛。平素不易汗出，小腹冷，无口干、口苦，夜寐差，入睡困难，大便略稀，舌质暗，苔薄白，脉细。黄体期超声：双侧宫角偏深，内膜双层厚6mm。证属肾虚血瘀，时值月经将届，治拟补肾活血通经。

开路方：

当归30g	川芎20g	干益母草30g	牡丹皮6g
焯山桃仁9g	丹参15g	盐补骨脂12g	泽兰10g
麸炒白芍10g	钩藤（后下）10g	牛膝10g	盐益智仁10g
茯苓15g	炒路路通10g	制远志10g	

7剂，每日1剂，水煎分2次服。

患者10月3日复诊，自诉9月30日月经来潮，经量较前增多，色深红。腰酸好转，夜寐转安。投膏方补肾益精，活血调经治疗。

处方：

黄芪120g	当归120g	党参120g	麸炒白芍100g
川芎100g	熟地黄120g	醋香附100g	泽兰100g
鹿角片100g	淫羊藿100g	浙肉苁蓉120g	菟丝子120g
仙茅100g	制玉竹100g	天冬100g	麸炒白术100g
枸杞子120g	茯苓120g	温山药150g	盐补骨脂100g
桑寄生120g	续断100g	紫苏梗100g	陈皮60g
盐益智仁120g	制远志100g		

另加：

阿胶250g	鹿角胶100g	龟甲胶100g	冰糖400g
核桃仁400g	黄酒500g	黑芝麻100g	灵芝孢子粉30g

上药一料收膏切片，早晚空腹服1～2片。发热、腹泻、咳嗽停服。

次年回访，患者月经增多，诸症改善。

【按语】人工流产如未熟之粟而强取之，金刃损伤导致胞宫胞络受损，伤及根本，以致肾气不足，精血不充，血海不盈而致月经过少。胞络受损，瘀血内停，血行不畅，见经前腰酸腹痛，月经量少。首诊时正值经前，以生化汤为基础方活血化瘀通经，方中当归、川芎、丹参养血活血，桃仁、益母草、泽兰、路路通活血化瘀，牛膝引血下行，因势利导，小腹冷，腰酸，故加益智仁、补骨脂温补肾阳，远志宁心安神。在精准辨证的基础上，方药对症，月经量略有增多。正值冬令将至，改投膏方补肾益精，活血调经，膏方由八珍汤合何氏养巢方组成，方中当归、白芍、川芎、熟地黄养血活血，黄芪、茯苓、山药、白术健脾益气，培补后天，淫羊藿、肉苁蓉、菟丝子、仙茅、桑寄生、续断等补肾填精，远志、灵芝孢子粉养心安神，又恐滋补之品太过滋腻，妨碍中州运化，加入陈皮、紫苏梗理气和胃。收膏以血肉有情之品鹿角胶、阿胶、龟甲胶，奏补肾填精，活血宁心，调和冲任之效。

（杨柳青整理）

案12 月经过少（脾肾阳虚，肝郁血虚）（方晓红医案）

王某某，女，38岁。2021年11月8日就诊。

患者清宫术后月经量少半年，伴周期逐月提前，20～25天一行。人工周期治疗3个月停药后经量未见增多。末次月经10月18日，量少，色暗，4天净。平素畏寒肢冷，面色不华，夜寐欠安，大便稀溏，舌淡边有齿痕，苔薄白，脉细缓。2021年3月查AMH：2.68ng/ml；甲状腺功能正常；生殖激素：E_2：104pg/ml，LH：4.03IU/L，FSH：6.76IU/L，P：0.49nmol/L，PRL：12.16ng/ml。经前宫腔三维B超提示内膜双层厚0.7cm，子宫肌瘤4cm×3cm×2.5cm。证属脾肾阳虚，肝郁血虚，治拟温肾健脾，疏肝养血。

处方：

党参150g	麸炒白术100g	温山药300g	茯苓100g
木香60g	干姜60g	肉桂（后下）50g	黄芩100g
蒸五味子90g	菟丝子150g	首乌藤150g	炒酸枣仁120g
制远志60g	枸杞子120g	浙黄精150g	砂仁（后下）50g
佛手60g	山楂炭150g	熟地黄120g	郁金100g
蒲公英300g	肿节风300g	炒芥子100g	浙贝母100g
猫爪草150g	淮小麦300g	麸炒白芍150g	当归120g
大枣150g	甘草30g		

另加：

鹿角胶100g	龟甲胶100g	灵芝孢子粉40g	西红花10g
冰糖500g	黄酒500g	核桃仁100g	黑芝麻100g
鳖甲胶100g			

上药一料收膏，每晨空腹开水冲服或含化。发热、腹泻、咳嗽停服。

【按语】育龄期妇女有宫腔操作史者若出现明显的月经量少，首先需排除子宫局部器质性疾病，最常见的为宫腔粘连，可行子宫三维超声了解宫腔形态，然而仍有很大比例的宫腔粘连无法确诊，需借助宫腔镜检查明确诊断，然而西医在防治宫腔粘连方面存在一定局限性，中西医结合治疗比单纯西医人工周期治疗疗效显著。该患清宫术后月经量减少，卵巢功能在该年龄段正常范围内，主要考虑金刃损伤胞宫，需以膏滋大补奇经，方中以健脾温肾之品为主药，党参、白术、山药、茯苓健脾益气，菟丝子、黄精、枸杞子填精益肾，蒲公英、浙贝母、猫爪草消积化瘀治疗肌瘤，膏滋中的鹿角、龟甲、鳖甲血肉填精，大补冲任。全方补脾肾，填奇经，消积聚，使精血得以充养，胞宫得复。

（骆诗灵整理）

六、经期延长

案1 经期延长（虚寒）（章勤医案）

赵某某，女，31岁。2020年11月16日就诊。

患者2019年顺产1胎，2020年3月起无明显诱因出现经期逐渐延长，量多，3天后转少，淋漓10余天方净。末次月经11月14日，量偏多，色红，无痛经，无血块下，13天净。平素面色憔悴，精神萎靡，思虑繁多，畏寒肢冷，夜寐尚安，胃纳欠佳。舌质淡，苔薄白，脉细。经前B超提示内膜双层厚1.2cm，经后B超提示内膜双层厚0.6cm。证属经期延长之虚寒证，治宜益气温阳，止血调经。

开路方：

黄芪30g	当归炭10g	麸炒白芍10g	续断15g
狗脊10g	桑寄生15g	甘草5g	墨旱莲10g
酒女贞子10g	海螵蛸10g	茜草炭6g	煅牡蛎（先煎）20g
龙骨（先煎）15g	熟地黄炭9g	紫苏梗6g	陈皮6g

7剂，每日1剂，水煎分2次服。

患者服药后阴道出血渐止，手足转温。正值冬令之际，继宗前法，予膏方调补巩固治疗。

处方：

黄芪120g	党参100g	当归100g	麸炒白芍100g
生地黄100g	蒸萸肉60g	牡丹皮100g	泽兰100g
浙肉苁蓉120g	菟丝子120g	制玉竹100g	天冬100g
麸炒白术100g	枸杞子120g	茯苓120g	温山药150g
墨旱莲100g	酒女贞子100g	盐杜仲100g	紫苏梗100g
龙骨^(先煎)150g	煅牡蛎^(先煎)150g	陈皮60g	续断100g
狗脊100g			

另加：

鹿角胶100g	阿胶250g	龟甲胶150g	冰糖400g
核桃仁400g	黄酒500g	黑芝麻100g	

上药一料收膏切片，早晚空腹服1～2片。发热、腹泻、咳嗽停服。

2个月后复诊，患者末次月经2021年1月27日，经量稍偏多，7天净，精神振作，面色有华，纳寐好转。

【按语】李东垣"血崩日久化寒主升举论"可用于此案。患者经期延长近半年，阴血亏虚，气随血耗，热随血去，阳气、阴血均不足，呈现一派虚寒之象。患者初诊时正值经期第3天，首方以补气摄血止血为重，血为气之母，气为血之帅，重用黄芪补中益气摄血，当归炭、白芍补血和血，气血共调并补，方中所含二至丸中的墨旱莲凉血止血，女贞子补益肾阴，两者合之可调补肝肾，滋阴养血止血，续断、狗脊、桑寄生补肝肾而调血脉，以上补养营血之药再配伍茜草炭、龙骨固涩下焦以收敛止血。服后血渐止，故以膏方缓缓进补，二至丸、四物汤、补中益气汤相合，收膏而成。本案虽未达崩漏境地，但病程迁延，虚寒之象已起，故以芪、参、术等甘温益气，甘能生血养营，脾胃气强，阳生阴长，而血自归经。以肉苁蓉、菟丝子、续断等壮阳固气，摄纳阴血，以三胶填补奇经。膏方力量雄厚，缓缓进服，积渐邀功。

（杨柳青整理）

案2 经期延长（肾虚肝郁）（章勤医案）

汪某某，女，40岁。2021年11月16日就诊。

患者近10年月经周期正常，27～28天一行，量中，但经期延长，9～15天净。末次月经10月21日，量中等，色正，淋漓14天净。平素情志不畅，经前乳房胀痛，晨起口苦，耳鸣，夜尿频多，胃纳差，多梦，舌淡苔薄黄，脉弦细。超声提示乳腺结节。45kg/156cm。证属肾虚肝郁型之经期延长，治拟疏肝解郁，补肾调经。

开路方：

北柴胡10g	焦栀子9g	当归10g	赤芍15g

煅磁石^{（先煎）}30g	夏枯草15g	茯苓15g	干鱼腥草15g

煅磁石^{（先煎）}30g 夏枯草15g 茯苓15g 干鱼腥草15g

炒酸枣仁15g 苦参10g 合欢皮15g 浙肉苁蓉15g

玫瑰花6g 生白术30g 姜厚朴10g 麸炒枳实15g

陈皮10g 薄荷^{（后下）}6g

7剂，每日1剂，水煎分2次服。

患者自诉服药后诸症好转，故续以补肾疏肝，解郁调经膏方，以冀来年月事正常。

处方：

黄芪120g 当归120g 北柴胡90g 麸炒白芍100g

川芎100g 生地黄100g 牡丹皮100g 醋香附100g

郁金100g 淫羊藿100g 浙肉苁蓉120g 菟丝子120g

制玉竹100g 墨旱莲100g 天冬100g 酒女贞子100g

麸炒白术100g 枸杞子120g 茯苓120g 温山药150g

梅花60g 盐益智仁120g 紫苏梗100g 陈皮60g

续断100g 浙贝母60g 狗脊100g

另加：

阿胶250g 鹿角胶100g 龟甲胶200g 冰糖400g

核桃仁400g 黄酒500g 灵芝孢子粉20g

上药一料收膏切片，早晚空腹服1~2片。发热、腹泻、咳嗽停服。

【按语】《校注妇人良方》谓："或因劳损气血而伤冲任，或因经行而合阴阳，以致外邪客于胞内，滞于血海故也。"指出经期延长有虚实之分。该患者素体禀赋不足，肾虚冲任不固，经血失约，故月经淋漓日久，见尿频、耳鸣等症。女子以肝为先天，肝气不疏，气血失调，血海蓄溢失常，经血下行不畅，亦导致淋漓日久不净。肝气郁结于内，见情志不畅、口苦，肝郁化火，上扰心神故多梦，肝郁乘脾则纳差。此案先投中药汤剂疏肝解郁，清火安神，待"实邪"已清，换膏方补肾疏肝，解郁调经。方中阿胶、鹿角胶、龟甲胶三胶合用填补奇经；柴胡、香附、郁金、梅花凉血疏肝；枸杞子、四物汤等滋血柔肝；墨旱莲、女贞子、天冬、淫羊藿、肉苁蓉等补益肝肾。用药疏补并行，全面而轻灵，滋补而不碍脾，可谓思虑周到。

（杨柳青整理）

第二节　经间期出血

案1 经间期出血（肾阴虚）（章勤医案）

曹某，女，43岁。2020年12月4日就诊。

患者大产 1 胎，药流 1 次。近半年经间期少量出血，色鲜红，质稍稠，2～3 天干净。平素时感头晕腰酸，夜寐不宁，乏力口干，经前易怒，大便偏干，舌红苔薄白，脉细。末次月经 2022 年 12 月 1 日，量偏少，色红，无痛经，8 天净。B 超提示子宫附件未见明显异常。患者年过六七，肾阴不足，水亏火旺，经间期氤氲之时，阳气内动，虚火与阳气相搏，损伤阴络，冲任不固，而致出血。治拟滋肾养阴，固冲止血。

处方：

黄芪 150g	当归 100g	麸炒白芍 100g	川芎 60g
生地黄 100g	牡丹皮 60g	醋香附 100g	郁金 60g
泽兰 100g	淫羊藿 100g	浙肉苁蓉 120g	菟丝子 120g
制玉竹 100g	天冬 120g	麸炒白术 100g	枸杞子 120g
茯苓 120g	温山药 150g	梅花 60g	续断 100g
狗脊 100g	桑寄生 100g	紫苏梗 100g	陈皮 60g
墨旱莲 100g	酒女贞子 100g		

另加：

阿胶 250g	鹿角胶 100g	龟甲胶 150g	冰糖 400g
核桃仁 400g	黄酒 500g	黑芝麻 100g	灵芝孢子粉 20g

上药一料收膏切片，早晚空腹服 1～2 片。发热、腹泻、咳嗽停服。

服用膏方后患者月事如常，再无经间期出血之苦。

【按语】《丹溪心法》指出："一月只有一日……凡妇人一月经行一度，必有一日氤氲之候……此的候也。"凡在两次月经之间，即氤氲乐育之时，有周期性出血者，称为经间期出血。月经排净以后，血海空虚，冲任衰少，经气逐渐蓄积，由空虚渐充盛。至两次月经之间，为由虚至盛之转折，阴精充实，阳气内动。若本肾阴不足，受此阳气之冲击，损伤阴络，冲任不固，因而出血，肾阴不足，水亏火旺，肝失条达则经期腰膝酸软，乏力口干，经前易怒，治宜滋阴清肝。方中生地黄、牡丹皮滋阴清热，天冬、玉竹补益肾阴，白芍养血敛阴，女贞子、墨旱莲补益肝肾，滋阴止血，香附、郁金、梅花清肝解郁，续断、狗脊、桑寄生、肉苁蓉、菟丝子、淫羊藿、枸杞子补益肝肾，使肝肾得以滋填，郁热得以清泻，冲任调和，则血循经行。

（杨柳青整理）

案2 经间期出血（肾虚肝郁，阳明失养）（赵宏利医案）

曹某，女，33 岁。2020 年 12 月 21 日就诊。

患者剖宫产 2 胎，近 1 年时有经间期出血。平素月经周期 7/34～39 天，量中，无痛经。前次月经 11 月 15 日，量中等，7 天净。11 月 30 日开始少量阴道出血，咖啡色，淋漓7天净，伴腰酸。末次月经12月16日，量中等，色黯淡，经前乳房胀痛。近半月入睡困难，眠浅易醒，时感口苦，双目干涩，白睛红血丝，时有胃胀、纳差。2018年产后右颧外侧出现黄褐斑。桥本甲状腺炎病史，现口服优甲乐片12.5μg/d。舌淡红，苔白润略腻，脉缓滑。身高170cm，体重50kg。证属肾虚肝郁，阳明失养。治拟补肾填精，助其封藏，填补奇经，养血健脾疏肝。

处方：

枸杞子200g	菟丝子200g	桑椹200g	覆盆子150g
酸枣仁150g	柏子仁150g	北柴胡60g	炒白芍90g
当归100g	生白术120g	白芷60g	白僵蚕60g
茯苓120g	薄荷(后下)60g	郁金60g	合欢花60g
炙甘草30g	大枣150g	玉竹150g	鹿角片60g
龟甲(先煎)60g	浙石斛(先煎)100g	山楂炭100g	六神曲(包煎)60g
炒麦芽100g	炒稻芽100g	砂仁(后下)30g	海螵蛸250g
茜草60g			

另加：

阿胶250g	核桃仁400g	黑芝麻150g	冰糖300g
黄酒500g	灵芝孢子粉10g		

上药一料收膏切片，早晚空腹服1~2片。发热、腹泻、咳嗽停服。

【按语】"春养生、夏养长"，冬令膏方目的不离补肾填精，助肾封藏。患者经迟，时有漏下，伴见入睡困难，寐欠安，胃胀纳差，结合舌脉，辨为肾虚脾弱，心肾不交之证。方以逍遥散为底方疏肝解郁，合欢、郁金解木郁之困，焦三仙开脾虚之滞，菟丝子、枸杞子、桑椹、覆盆子重在填精益肾，滋水涵木，交通心肾。海螵蛸、茜草化瘀养血，辅以白芷、白僵蚕美白皮肤。全方重在调肝、脾、肾三脏，使肾水可灌，肝木得养，脾土行健。补中有行，防膏方滋腻之弊，用药平和，解日久碍正之嫌。

（骆诗灵整理）

案3 经期间出血（肾虚肝郁）（方晓红医案）

张某某，女，28岁。2021年12月3日就诊。

患者月经周期规则，28~30天一行。近4个月来出现经间期出血，经净后1周阴道少许出血，量少，3~5天干净。末次月经11月26日，量中等，色黯，无痛经，5天净，前次月经10月23日，11月1日少量阴道出血，色黯，6天净。平素情绪易低落，心烦，腰酸，口干，胃纳尚可，二便调，夜寐欠安，舌淡苔薄白，脉弦细。2021年10月查AMH：1.93ng/ml。2021年12月查阴道B超：子宫内膜回声连续性欠佳，内膜0.6cm。此乃肾虚肝郁之经间期出血，治拟补肾疏肝。

处方：

当归120g	川芎50g	熟地黄150g	温山药150g
麸炒白芍100g	盐杜仲120g	菟丝子150g	黄芪120g
党参100g	麸炒白术100g	茯苓150g	淫羊藿100g
浙肉苁蓉150g	生地黄150g	陈皮30g	醋香附100g
郁金100g	玉竹100g	枸杞子150g	蒸萸肉100g

另加：

冰糖500g	核桃仁500g	黑芝麻250g	黄酒500g
龟甲胶100g	西红花10g	鹿角胶100g	阿胶150g
三七粉15g			

上药一料收膏切片，早晚空腹服1～2片。发热、腹泻、咳嗽停服。

【按语】在两次月经之间，发生周期性阴道出血者，称为"经间期出血"，又称作"排卵期出血"，若出血期长，血量增多，不及时治疗，恐有致崩漏之虞。经间期是冲任精血充实，阴长至极，阴阳转化的生理阶段。该患者素体不足，作息失调导致肾阴不足，肝气郁结，阴阳转化不协调，冲任二脉在氤氲期受到扰动，血海不固而致出血。方中以菟丝子、盐杜仲、枸杞子、淫羊藿、蒸萸肉、肉苁蓉滋肾填精，以四物汤补血活血以调经，以温山药、党参、白术、黄芪补气健脾，补后天之本以滋先天之本，以郁金、香附、陈皮疏肝行气解郁，生地黄、玉竹清热凉血。全方有清有补，共奏温肾阳，疏肝气，补脾胃，调经血之功。

（朱笑熠整理）

第三节　崩　漏

案1 崩漏（气血亏虚，统摄无权）（何嘉琳医案）

张某，女，39岁，医生。2011年1月15日就诊。

患者经素先期，20余天一行，量多夹块，色暗红，阵下如崩，10天方净。西医诊断为"异常子宫出血、中度贫血"，曾用西药激素治疗半年，未见好转。末次月经2011年1月2日，量多，伴血块下，小腹隐痛，至今未净。面色晄白，大便溏稀，神疲肢倦，腰酸如折，头晕失眠。舌淡苔薄白，边有齿痕，脉细滑。证属气血亏虚，统摄无权。患者出血未止，急投中药，拟益气固冲，温阳止血。

开路方：

炙黄芪30g	炒党参30g	白术10g	当归身6g

炒白芍12g	炮姜炭6g	墨旱莲15g	山茱萸10g
仙鹤草15g	海螵蛸15g	茜草炭6g	菟丝子12g
炙甘草3g	煅牡蛎^(先煎)15g		

7剂，每日1剂，水煎分2次服。

上药服用7剂后崩漏即止。患者仍感神疲乏力，头晕失眠。虽已近春，但患者失血过多，正虚于内，故投之膏方健脾固肾，益气培本。

处方：

生黄芪200g	生晒参^(另煎)60g	党参200g	天麦冬^(各)100g
生熟地黄^(各)100g	山茱萸100g	焦白术100g	怀山药100g
牡丹皮100g	赤白芍^(各)100g	墨旱莲150g	女贞子150g
制何首乌150g	血见愁300g	藕节150g	仙鹤草300g
明天麻60g	金樱子120g	覆盆子150g	巴戟天150g
菟丝子150g	桑寄生150g	潼白蒺藜^(各)150g	桑椹150g
大枣150g	淮小麦300g	炙甘草60g	化龙骨^(先煎)150g
煅牡蛎^(先煎)150g	春砂仁^(后下)50g	佛手60g	

另加：

鹿角胶200g	龟甲胶200g	阿胶250g	西洋参30g
龙眼肉150g	灵芝孢子粉30g	核桃仁250g	黑芝麻250g
黄酒250g	冰糖250g		

上药一料收膏切片，早晚空腹服1~2片。发热、腹泻、咳嗽停服。

患者服膏方后经量大减，夜寐好转，崩漏得愈。3次转经，28天一行，经量一般，7天经净，配合补血药物，病体渐复。

【按语】 朱丹溪云："妇人崩中者，由脏腑亏损，冲任二脉血气俱虚故也。"该患者脾肾不足，冲任受损，气血亏虚，固摄乏权。唐容川曰："治崩必治中州。"故重用参、芪益气固脱；龙眼肉、焦白术、大枣等补益气血，建中养营；覆盆子、金樱子、巴戟天、桑寄生、潼白蒺藜补肾培元，益精生血；天冬、麦冬皆禀少阴水精之气，滋水润燥，补肺清金，金水相生，以金水为生化之源泉；灵芝归五经，补气血，安心神；血见愁、藕节、仙鹤草等止血生新；化龙骨、煅牡蛎固涩冲任。全方旨在温补、固涩结合，鼓舞中州，补肾培本，气充血摄，冲任得固，崩漏自止。

（马景整理）

案2 崩漏（脾肾阳虚夹瘀）（王素霞医案）

张某，女，42岁，未婚。2020年11月4日就诊。

患者素来月经不规则，经期持续10余天净，量偏多，每天换3~7次卫生巾，偶有轻微痛经，无须使用止痛药。2020年7月因"异常子宫出血"行诊刮术，病理提示：子宫内膜增生，部分呈分泌反应。末次月经2020年10月20日，量多如崩，半月未净，曾服用中药及安宫黄体酮治疗，11月2日阴道出血止。患者面色淡白，贫血貌，自觉头晕乏力，腰膝酸软，畏寒喜饮热水，大便稀溏，小便无殊，夜寐差，舌淡苔白滑，脉沉细无力。2020年11月血常规提示：血红蛋白62g/L；生化检查未见明显异常。B超示子宫内膜双层增厚1.8cm，子宫正常大小，双附件区未见明显异常。证属脾肾阳虚夹瘀，治拟温补脾肾，化瘀止血。

处方：

人参90g	黄芪150g	山茱萸150g	山药500g
肉桂60g	牡丹皮90g	熟地黄200g	川牛膝90g
浙麦冬200g	枸杞子200g	炒白术150g	茯苓150g
郁金60g	砂仁（后下）60g	陈皮60g	五味子100g
当归150g	炒白芍150g	干石斛（先煎）150g	盐杜仲150g
巴戟天150g	补骨脂100g	大枣150g	炒酸枣仁90g
柏子仁200g	炙甘草60g	炒苍术60g	附子（先煎）60g
覆盆子200g	淫羊藿150g	蛤蚧2对	海螵蛸150g
茜草60g	穿山龙60g	焦六曲（包煎）150g	菟丝子200g
芡实200g	炮姜60g	丹参60g	炒白扁豆90g
炒桑螵蛸60g	木香30g	升麻30g	

另加：

阿胶250g	海马20g	龙眼肉150g	黄酒500g
冰糖300g	饴糖500g		

上药一料收膏，每晨空腹开水冲服或含化。发热、腹泻、咳嗽停服。

另嘱患者三七粉3g每日吞服。

患者3个月后复诊，告知月经周期、经期、经量基本恢复正常，贫血纠正，经净后B超提示内膜双层厚度约0.6cm。

【按语】本案属中医学"崩漏"的范畴，冲任损伤，不能制约经血，常见病因有瘀和虚，瘀则经血离经，虚则经血失统。患者肾阳虚，则腰膝酸软，畏寒喜热饮，脾阳虚，则血失统摄，非时而下，遂至崩漏。故以三七粉化瘀止血，人参大补元气以固其本，蛤蚧、海马温肾助阳，熟地黄、山茱萸、枸杞子滋肾育阴，巴戟天、菟丝子、覆盆子填精以固冲任，肉桂、附子温肾暖脾，黄芪、山药、炒白术益气健脾，焦六曲健运脾胃，辅以苍术、茯苓燥湿泻浊，另予牡丹皮、丹参凉血活血化瘀，酸枣仁、柏子仁、龙眼肉养心安神。全方合用，共奏温补脾肾、化瘀止血调经之功。

（黄梦雪整理）

第四节 闭 经

案1 闭经（肾虚阴亏）（何嘉琳医案）

于某，女，37岁。2010年11月15日就诊。

患者经素后期，量少色暗，年逾五七，阳明脉衰，月事常数月不行，常需经人工周期治疗后方来潮。末次月经2010年7月15日，近4个月月事未行，常感腰膝酸软，足跟疼痛，畏寒肢冷，神疲乏力，面黄羸瘦，眩晕心悸，舌黯苔薄，脉细微弦。证属肾虚血亏。冬令之际，投以益肾养血、调补冲任之膏方。

处方：

生黄芪150g	生晒参（另煎）60g	生地黄100g	熟地黄100g
天冬100g	枸杞子120g	当归150g	川芎100g
春砂仁（后下）50g	牡丹皮100g	丹参100g	赤芍100
大枣100g	川续断150g	菟丝子200g	覆盆子100g
葛根150g	潼蒺藜100g	白蒺藜100g	绿萼梅50g
香附100g	怀牛膝100g	鸡血藤150g	益母草300g
金樱子150g	桑椹150g	淫羊藿150g	仙茅100g
巴戟天100g	肉苁蓉100g	白茯苓120g	制黄精200g
郁金100g	泽兰100g	炙甘草50g	陈皮60g

另加：

鹿角胶200g	龟甲胶200g	阿胶250g	藏红花6g
核桃仁250g	黑芝麻250g	黄酒250g	冰糖250g

上药一料收膏切片，早晚空腹服1~2片。发热、腹泻、咳嗽停服。

患者服用膏方后腰酸足痛明显好转，四肢得温，肾气得养，冲任通顺，于2011年2月10日经水来潮，量中，色紫黯，伴小血块下。其后月事按月而行，经量渐增，次年7月15日竟妊娠受孕。

【按语】赵养葵曰："天者，天一之真，癸者，壬癸之水，月事者，水之精……所以调经必须滋水为主。"肾为先天之本，天癸赖以滋养。该患者年逾五七，阳明脉衰，肾虚血亏则无以化生精血，不能充盈血海，太冲不盛，故月经闭止。方中以熟地黄、枸杞子、制黄精等滋阴补肾，益精生血；淫羊藿、仙茅、巴戟天等温补肾阳，以助冲任；四物汤养血活血；四君子汤、生黄芪等补益阳明，以建中州；核桃仁通命门，利三焦，温胞宫，养气血；更加入益母草、香附、泽兰、郁金等解郁顺气，疏达调经。全方重在滋水育肾，补脾养营，以培补本元而充盈奇经，血海满盈则经血自调，继而受精成孕，理所当然。

（马景整理）

案2 闭经（肝肾不足）（何嘉琳医案）

张某，女，39岁。2019年10月21日就诊。

患者婚后大产1胎，近2年月经周期紊乱，30～60天一行，末次月经2019年7月18日，量少，色黑，无痛经。至今已闭经3个月余，带下量少，阴道干涩，时有潮热汗出，心烦失眠，眠浅易醒，胃纳可，二便调。舌淡红苔薄白，脉细尺沉。超声：子宫大小正常，内膜厚0.7cm，子宫小肌瘤1.4cm×1.1cm。查血AMH：0.11ng/ml。西医诊断：卵巢储备功能下降；闭经。中医诊断：闭经（肝肾不足）。冬三月将至，拟用膏方滋补肝肾，活血调经，以冀经水自来。

处方：

黄芪150g	太子参300g	炒白术100g	大枣120g
枸杞子150g	当归120g	川芎100g	熟地黄120g
砂仁(后下)50g	防风60g	茯苓100g	黄精200g
甘草30g	佛手60g	五味子60g	炒白芍150g
菟丝子300g	覆盆子150g	桑椹150g	女贞子150g
酸枣仁150g	炙远志60g	山药150g	木香60g
巴戟天120g	丹参150g	泽兰100g	首乌藤150g
淮小麦300g	淫羊藿150g	石楠叶150g	肉苁蓉100g
鸡血藤150g	川牛膝150g		

另加：

阿胶250g	鹿角胶100g	龟甲胶150g	琥珀60g
西洋参30g	炮山甲50g	西红花10g	冰糖500g
黄酒500g	龙眼肉60g	鲜铁皮石斛120g	灵芝孢子粉100g

上药一料收膏，每晨空腹开水冲服或含化。发热、腹泻、咳嗽停服。

服用上方后夜寐转安，潮热盗汗消失，月经连续来潮8个月。

【按语】《医学正传》云："月水全赖肾水施化，肾水既乏，则经血日以干涸。"该患年过五七，作息失调，饮食不节，年未老而肝肾先亏，闭经三月有余，带下量少，阴道干涩。肾水涸，精血乏，则见潮热汗出，脉细尺沉，法应滋补肝肾精血。方中以何氏育麟方为底方，以淫羊藿、菟丝子、石楠叶、肉苁蓉、巴戟天温补肾阳；覆盆子、枸杞子、女贞子滋补肝肾之精；鹿角胶、阿胶、龟甲胶三胶并用，以血肉有情之品填补奇经；黄芪、太子参、白术补益脾气；配以四物汤活血，丹参、泽兰、鸡血藤、川牛膝等通调经血；佐以酸枣仁、远志、首乌藤、灵芝孢子粉安神宁心，佛手、木香、砂仁疏肝行气，加强药力。药与病合，方随证出，补益而不助邪留寇，治病又不株伐伤本，最终疗效满意。

（骆诗灵整理）

案3 闭经（肝肾不足、精血亏虚）（何嘉琳医案）

倪某，女，26岁，公司职员。2016年11月28日就诊。

患者自2012年工作后精神压力大，每日工作至深夜，月经逐渐延后，2～3个月一行，近半年月经紊乱加剧，需服用人工周期治疗药物方能来潮。生育史：0-0-0-0。无重大疾病及传染性疾病病史。末次月经2016年2月12日，量极少，色暗红，无血块及腹痛，3日干净。刻下：形体瘦弱，烦躁易怒，腰膝酸软，睡眠欠佳，食纳少，舌淡红，苔薄白，脉细。2016年11月23日外院查AMH：＜0.01ng/ml；FSH：73IU/L；LH：40U/L；染色体46，XX；B超提示子宫偏小（子宫内膜双层厚约0.27cm）。证属肝肾不足、精血亏虚。患者近9个月月经未行，故予芬吗通片每日2片，连服14天以促经下。同时又恐汤剂药力不足，投以膏方补肝养血，益肾填精，调理冲任。

处方：

菟丝子300g	覆盆子150g	肉苁蓉150g	黄精200g
山茱萸100g	制何首乌120g	淫羊藿150g	仙茅100g
黄芪150g	太子参300g	炒白术100g	茯苓120g
当归150g	川芎100g	炒白芍150g	熟地黄120g
鸡血藤150g	川牛膝150g	益母草300g	桃仁60g
泽兰100g	丹参150g	蛇床子100g	枸杞子150g
韭菜子100g	五味子60g	紫石英（先煎）180g	香附100g
郁金100g	麦冬100g	砂仁（后下）50g	生鸡内金150g
大枣120g	甘草30g	防风60g	

另加：

阿胶250g	鹿角胶100g	龟甲胶150g	紫河车100g
西红花10g	灵芝孢子粉80g	炒黑芝麻300g	核桃仁300g
黄酒500g	冰糖500g		

上药一料收膏切片，早晚空腹服1～2片。发热、腹泻、咳嗽停服。

患者服用芬吗通2周后月经来潮，经量少，色黯黑，3天净，遂停西药治疗，单以膏方峻补。一料膏方服毕，月经再次准期而至，患者自诉睡眠、进食均好转，无腰膝酸软等不适，观其外貌形体亦较前健硕。嘱其继续以补肝肾、填精血为治则中药调理两月，患者月经自行来潮，周期尚准，月月如是。

【按语】患者年近四七，本应是"筋骨坚，发长极，身体盛壮"之时，却现"任脉虚，太冲脉衰少，天癸竭，地道不通"之态，何也？《医学正传·妇人科》载："月经全借肾水施化，肾水既乏，则经血日以干涸。"肾为先天之本，肝与之同源，肝肾亏虚，精血衰少，天癸早竭，胞宫失于濡养，经水渐断。故治疗以补肝肾、填精血贯穿始终，适当佐以理气活血之品。方中菟丝子、覆盆子、枸杞子、熟地黄、黄精、山茱萸、淫羊藿、仙茅、制何首乌等补益肝肾，填精养血；更加入鹿角胶、龟甲胶、紫河车等血肉有情之品填补奇经以培本。《本草正义》云："黄精味甘而厚腻，颇类熟地黄。""按其功力，亦大类熟地，补血补阴，而养脾胃是其专长。"黄芪、太子参、炒白术、大枣、砂仁等健脾益气，既有补气生血之意，又有建筑中州，提高药力之能。鸡血藤、川牛膝、益母草、桃仁、泽兰、丹参养血活血通经。诸养血活血药同用，即可以宣滋肾药物之滞，又能引领补肾药物直入其地，以利于卵巢功能的恢复。砂仁、香附、郁金理气和胃，调畅气机，协调脾胃升降，使肝气调达，疏泄有度，气血顺畅。全方融合五子衍宗丸、桃红四物汤等于一体，三胶之中更加紫河车大补奇经，峻补之中有理气活血之品，诸药成膏，于冬令之时缓图根本，一料膏方服完后，肝肾得养、气血得充，腰痛、烦怒、纳差等肾虚肝郁脾弱的症状均有所好转，再以中药调治，方能有扭转乾坤之效。患者闭经日久，子宫萎缩，故服膏初期借助西药强制月经来潮。此乃权宜之计，待经水得下，则转单投膏方，足见何老"中西汇通，能中不西之"宗旨。

（马景 整理）

案4 闭经（脾肾两虚）（何嘉琳医案）

段某，女，24岁，公司职员。2017年11月9日就诊。

患者15岁初潮，月经素来后期，量中等。2014年急剧减肥后曾闭经半年，经人工周期治疗方来潮，近2年患者月经2～5个月一行，量少，色暗红。末次月经2017年11月3日（服孕酮来潮），经色暗红，经量少，无血块及痛经。刻下：形体偏瘦，面色萎黄，乳房发育欠佳，胃纳差，畏寒形冷，大便溏稀，夜寐欠安，舌质淡，苔薄白，脉沉细。B超提示：子宫偏小（3.5cm×3.3cm×2.9cm），子宫内膜双层厚4.6mm。月经来潮第3天查性激素六项：FSH：2.24mIU/ml；LH：1.95mIU/ml；E_2：19pg/ml。证属脾肾两虚，治拟健脾补肾，养血调经。

处方：

黄芪150g	太子参200g	炒白术100g	茯苓120g
当归150g	川芎100g	炒白芍150g	熟地黄150g

黄精200g	枸杞子150g	菟丝子300g	覆盆子150g
蛇床子100g	五味子60g	淫羊藿150g	肉苁蓉150g
石楠叶150g	紫石英180g	丹参150g	鸡血藤150g
泽兰100g	川牛膝150g	制香附100g	郁金100g
益母草300g	桃仁60g	炒酸枣仁120g	远志60g
佛手50g	砂仁(后下)50g	甘草30g	大枣120g
防风60g			

另加：

阿胶250g	西红花15g	鹿角胶100g	龟甲胶150g
紫河车100g	鲜铁皮石斛120g	哈蟆油20g	炒黑芝麻300g
炒核桃仁300g	冰糖500g	黄酒500g	灵芝孢子粉80g

上药一料收膏切片，早晚空腹服1～2片。发热、腹泻、咳嗽停服。

患者服用膏方后月经来潮如常，2018年3月经净后复查B超提示：子宫正常大小（子宫大小约5.1cm×3.6cm×4.1cm，内膜双层厚1.4cm，卵巢大小：右：2.6cm×1.6cm，左：2.4cm×1.5cm）。月经来潮第3天查性激素六项：促卵泡激素：6.28mIU/ml；促黄体生成素：3.82mIU/ml；雌二醇：29pg/ml。

【按语】本案患者先天脾肾不足，急剧减肥后脾胃耗损更甚，冲任虚衰，天癸未实，胞宫失养，故月经素来后期，病久气血俱虚而致瘀，继而经候不通，故治疗以健脾补肾为主，养血活血为辅。李中梓《医宗必读》云："一有此身，必资谷气，谷入于胃，洒陈于六腑而气至，和调于五脏而血生，而人资以为生者也，故曰后天之本在脾。"本者，乃生命之本，气血生化之源也。方中以黄芪、太子参、炒白术、茯苓、甘草等药体现了补脾益气，大补后天之法。只有中州脾胃得健，方能运化水谷，调和气血阴阳。菟丝子、覆盆子、肉苁蓉、石斛、淫羊藿等补肝益肾，使得肝肾精血充沛。菟丝子甘、温，入肝、脾、肾经。既能补肾阳，又能益阴精，不燥不滞，为平补肝、肾、脾三经之良药。更加入鹿角胶、龟甲胶、紫河车、哈蟆油等血肉有情之品补肾填精。《本草经疏》云："人胞乃补阴阳两虚之药，有返本还元之功。"四物汤、大枣、阿胶等养血和血。加入酸枣仁、远志乃归脾汤意，酸枣仁甘、平，养心安神，远志苦、辛、温，交通心肾，宁心安神，配合他药补心脾，益气血。益母草、鸡血藤、西红花等活血通经。方中加入香附、郁金疏肝解郁行气。此案患者虚久留瘀，治疗从肝、脾、肾三脏入手，寓攻于补，健脾补肾、养血填精为主，再稍佐少量活血化瘀之品，使脾旺肾强，气血阴阳调和，冲任通盛，则天癸按时泌至，月经如期而潮。

（马一铭整理）

案5 青春期闭经（阴亏胃热）（何嘉琳医案）

周某，女，18岁。2017年1月28日就诊。

患者15岁初潮，既往经行正常，因"刻意节食、增大运动量"后月经不调，先后不定期，量少色黯，逐渐月事不行。初诊时停经8个月余，否认性生活史，予破血通经方剂7剂以期经转。2017年1月28日复诊诉月经仍未转，时值冬令，予膏方以调经。刻下：患者形体稍丰，腹胀胸闷，口偏干，大便欠畅，带下偏少，夜寐可，面色偏黄，肤质欠润，面痘隐隐，舌红苔薄，脉细弦。证属阴亏胃热，治以滋阴清胃，调理冲任，疏肝活血通经。

处方：

葛根300g	菟丝子300g	益母草300g	鲜石斛120g
熟地黄120g	茯苓120g	麦冬100g	川芎100g
泽泻100g	泽兰100g	姜半夏100g	卷柏100g
郁金100g	炒枳壳100g	肉苁蓉100g	仙茅100g
车前子100g	炒玉竹200g	黄精200g	生鸡内金200g
当归150g	制何首乌150g	枸杞子150g	川牛膝150g
鸡血藤150g	透骨草150g	丹参150g	白芥子150g
续断150g	覆盆子150g	茺蔚子150g	淫羊藿150g
石菖蒲90g	蛇床子60g	桃仁60g	陈皮50g
砂仁（后下）50g	五味子50g	甘草30g	

另加：

鹿角胶125g	龟甲胶125g	阿胶250g	西红花10g
灵芝孢子粉30g	黄酒500g	木糖醇500g	

上药一料收膏，每晨空腹开水冲服或含化。发热、腹泻、咳嗽停服。

1年后回访，患者诉服膏3周月经来转，后继服膏方，至今月经准期而至，32～35天一行，量中，色鲜，5天净，诸症缓解，面色红黄隐隐，明润含蓄。

【按语】《景岳全书》云："冲任之血，又总由阳明水谷之所化，故月经之本，所重在冲任，所重在胃气，所重在心脾生化之源。"患者刻意节食减肥，致使气血生化无源，精血匮乏，阳明燥热，精液枯竭，血海不足而致闭经。故从阳明入手，滋阴清胃，调理冲任。《医学正传》云："月水全赖肾水施化，肾水既乏，则经血日以干涸。"肾为先天之本，天癸赖以滋养，故亦需补肾填精。何老以葛石汤合五子衍宗丸为底方，佐以活血通经、化湿祛痰之品，诸药合用，阴精滋长，冲任调畅，故月事能以时下。方中葛根、石斛为主药，滋肾益胃，生津除热，另加麦冬、玉竹滋阴补阳明。益母草、卷柏清冲任之热，活血通经；川芎、桃仁、茺蔚子活血调经；鸡血藤、丹参、当归养血活血；泽兰、透骨草活血疏肝通络。五子衍宗丸补肾益精，黄精、制何首乌、肉苁蓉、仙茅、淫羊藿温壮肾阳，增强填补肾精之效。茯苓、泽泻相辅，利水湿而不伤脾气，姜半夏、陈皮、鸡内金、石菖蒲、白芥子健脾化痰消积。何老膏方中常佐宣散气机之品，畅通经脉气血运行。该膏方中以"血中气药"之郁金、"行气化痰"之枳壳、"化湿行气"之砂仁，共奏行气之效。龟甲胶与鹿角胶用量1:1，平补阴阳。以木糖醇收膏，以防患者体重增加。诸药合用，肾精滋长，阳明水谷充盛，冲任调畅，故月事能以时下。

（蔡彬彬整理）

第五节　痛　经

案1 痛经（寒凝血虚）（何嘉琳医案）

朱某某，女，36岁。2018年12月10日就诊。

患者经期腹痛数年，量多伴血块，遇热稍缓解，常需服止痛药治疗痛经。末次月经11月19日，量中等，色暗红，月经第1、2天痛经明显，恶心呕吐，得温痛减。平素畏寒肢冷，大便调，夜寐欠安，小便清长，舌质淡，苔薄，脉细。证属寒凝血瘀之痛经，治拟散寒化瘀，调经止痛。

处方：

黄芪150g	太子参300g	炒白术100g	大枣120g
枸杞子150g	当归120g	川芎100g	熟地黄120g
砂仁(后下)50g	防风60g	茯苓100g	制黄精200g
甘草30g	佛手60g	五味子60g	炒白芍150g
菟丝子150g	覆盆子120g	桂枝60g	赤芍150g
香附100g	郁金100g	巴戟天150g	小茴香50g
艾叶50g	延胡索150g	乌药60g	制没药60g
续断150g	淫羊藿150g	大血藤300g	牡丹皮100g
焦山楂150g			

另加：

阿胶250g	鹿角胶100g	龟甲胶150g	西红花10g
龙眼肉60g	西洋参30g	黑芝麻300g	核桃仁300g
冰糖500g	黄酒500g	灵芝孢子粉80g	鲜铁皮石斛120g

上药一料收膏切片，早晚空腹服1～2片。发热、腹泻、咳嗽停服。

服用膏方后患者自述痛经明显减轻，经期再无服止痛药。

【按语】《景岳全书·妇人规》云："经行腹痛，证有虚实。实者，或因寒滞，或因血滞，或因气滞，或因热滞；虚者，有因血虚，有因气虚。"何老认为临床上多见寒凝血瘀型痛经，证以"寒、瘀、痛"为主。方以何氏育麟方合艾附暖宫丸加减，暖宫温肾，方中菟丝子、覆盆子、巴戟天、淫羊藿等填精温肾，桂枝、赤白芍柔肝缓急，茴香、艾叶辛香芳化之品散寒温经，大血藤、牡丹皮、焦山楂祛久瘀之邪，三胶并用峻补奇经，西洋参、鲜石斛滋阴补气，除烦清火，以防温补太过。此非温通不能解奇经之寒湿，非辛散不能宣脉络之瘀阻，药证合拍，效如桴鼓。

（骆诗灵整理）

案2 痛经（脾肾不足，气血虚少）（方晓红医案）

马某某，女，29岁。2019年12月10日就诊。

患者13岁初潮开始每遇经期即小腹疼痛，形寒肢冷，经来量少。末次月经11月26日，第1天腹痛较剧，服用止痛片，喜温喜按，经量少，色黯，夹杂血块，3天即净，常伴经后腰酸，经前乳胀不明显，夜寐不安，胃纳一般，舌淡，苔薄，脉细。证属脾肾不足，虚瘀夹杂型痛经，治拟健脾温肾，调冲止痛。

处方：

熟地黄200g	紫石英(先煎)200g	菟丝子200g	淫羊藿150g
石楠叶150g	巴戟天100g	当归150g	炒白芍100g
丹参150g	川芎100g	泽兰150g	鸡血藤300g
茜草120g	天冬150g	葛根200g	覆盆子150g
香附100g	鹿角片(先煎)100g	淮小麦300g	酸枣仁100g
合欢皮150g	枸杞子150g	橘络50g	八月札100g
郁金100g	炒枳壳100g	杜仲100g	绿萼梅50g
制黄精150g	生黄芪100g	鸡内金150g	太子参300g
焦白术150g	砂仁(后下)50g	炙甘草100g	

另加：

阿胶250g	鹿角胶250g	藏红花6g	灵芝孢子粉20g
冬虫夏草(打粉)5g	核桃仁500g	黑芝麻250g	红糖500g
黄酒500g			

上药一料收膏切片，早晚空腹服1~2片。发热、腹泻、咳嗽停服。

【按语】该例患者痛经多年，伴形寒肢冷，月经量少，辨证为脾肾虚寒，气血虚少，治以健脾温肾，调冲止痛。何氏传人何子淮先生治疗痛经所创临床验方温胞汤，针对虚寒型痛经在冬季膏方中辨证应用，疗效甚为显著。处方中循温胞汤之意，用鹿角片、紫石英、淫羊藿、石楠叶、巴戟天等补肾暖宫，太子参、黄芪、白术、甘草健脾助运，当归、白芍、鸡血藤、丹参、川芎、泽兰、红花养血行血，又用淮小麦、酸枣仁、合欢皮、灵芝粉治疗心脾亏虚所致的夜寐不宁。药证紧扣，补虚疗瘀，膏方缓进，效应桴鼓。

（骆诗灵整理）

案3 痛经（气滞血瘀，湿热蕴结）（马景医案）

俞某某，女，42岁。2020年11月7日就诊。

患者大产1胎，平素月经周期尚准，4～5/30天，近2年经行腹痛明显，有血块下，经前乳房胀痛，末次月经10月14日，量中等，色红，血块多，痛经较剧烈，9天干净。平素夜寐梦扰，胃纳可，大便秘结，2～3日一行，头晕，易上火，时感咽痛，腰膝疼痛，带下色黄量多。舌淡苔白腻，脉细涩。甲状腺结节0.6cm×0.4cm，子宫肌瘤3.2cm×2.6cm，乳腺增生，双乳低回声结节0.5cm×0.3cm，肝囊肿，肝脏血管瘤史，胆囊壁胆固醇结晶。证属气滞血瘀，湿热蕴结，治拟行气活血止痛，清热凉血散结。

处方：

炒牛蒡子150g	冬瓜子150g	太子参100g	炒蔓荆子100g
玄参300g	柏子仁150g	熟大黄60g	炒酸枣仁100g
丹参120g	猫爪草150g	醋延胡索200g	龙齿（先煎）100g
乌药60g	月季花100g	黄芪100g	甘草60g
佛手60g	煅瓦楞子150g	秫米（包煎）300g	炒鸡内金100g
浙麦冬100g	续断120g	蜜麸青皮50g	醋香附100g

另加：

石斛100g	鳖甲胶120g	西洋参100g	黄酒500g
核桃仁250g	黑芝麻300g	枣泥300g	

上药一料收膏切片，早晚空腹服1～2片。发热、腹泻、咳嗽停服。

患者次年回访，自述服膏方后痛经大减，经带如常。

【按语】患者全身多发囊肿、结节、肌瘤等，均属于中医学"积聚癥瘕"的范畴，多由气滞血瘀所致。气滞血瘀耗伤津液，致虚火上炎，表现为易上火、咽喉疼痛时作；虚火扰乱心神故多梦；肠胃津液亏损导致便秘；气血运行不畅又兼湿热蕴结冲任，经行之际气血下注冲任，胞脉气血壅滞，"不通则痛"，故痛经发作；伤于带脉，带脉失约，故易造成带下色黄量多。方中使用凉血活血，理气行气之品，又各有侧重，牛蒡子、冬瓜子利咽润肺，麦冬、石斛、玄参、丹参凉血滋阴，乌药、青皮、醋香附、月季花、延胡索疏肝理气，调经止痛，通调全身气机。黄芪、太子参、甘草、秫米健脾补气以助行气之力，瓦楞子、猫爪草、鸡内金消癥散结，佐以蔓荆子清利头目，熟大黄通便，柏子仁、酸枣仁、龙齿安神助眠。全方兼顾患者诸症，气血共治，方获鼓桴之效。

（朱笑熠整理）

第六节　月经前后诸证

案1 经前乳胀伴头痛（肝肾亏虚）（何嘉琳医案）

陈某某，女，46岁。2019年12月23日就诊。

患者近1年时感经前乳房胀痛，月经量少，周期尚准。末次月经12月15日，量少，色黑，无痛经，经前乳房胀痛，痛不可触，烦躁易怒，头痛时作。平素感体虚乏力，夜寐欠安。舌质红，苔薄，脉弦。证属肝肾亏虚，治拟滋养肝肾，疏肝养血。

处方：

黄芪150g	太子参300g	炒白术100g	大枣120g
枸杞子150g	当归120g	川芎60g	熟地黄120g
砂仁（后下）50g	防风60g	黄精200g	甘草30g
佛手60g	五味子60g	炒白芍150g	菟丝子150g
覆盆子150g	桑椹150g	女贞子150g	炒酸枣仁150g
制远志60g	首乌藤150g	蒲公英300g	郁金100g
天冬100g	麦冬100g	预知子60g	巴戟天120g
枸骨叶150g	丹参150g	泽兰100g	天麻90g
石决明（先煎）180g	梅花60g	淫羊藿150g	淮小麦300g
川牛膝150g	鸡血藤150g	全蝎30g	醋山甲30g

另加：

阿胶250g	鹿角胶100g	龟甲胶150g	西洋参30g
西红花10g	灵芝孢子粉100g	龙眼肉60g	冰糖500g
黄酒500g	鲜铁皮石斛120g		

上药一料收膏，每晨空腹开水冲服或含化。发热、腹泻、咳嗽停服。

服用膏方后患者月经量较前增多，诸症改善。

【按语】患者年近七七，肾气不足，任脉虚，太冲脉衰少，天癸竭，肝木失养，调达失司，故有乳胀痛，烦躁易怒，营阴俱损，上不达头目，故见头痛。法当滋养肝肾，行气活血。方中八珍汤养血健脾，配合红花、丹参活血调经，桑椹、覆盆子、女贞子、菟丝子填精益肾，酸枣仁、远志、首乌藤亦为何老安神宁心的常用配伍，蒲公英、八月札疏肝理气，枸骨叶清补祛乏，天麻祛风止痛，石决明清肝降逆，膏滋中佐以全蝎等搜风剔络，既能下通胞宫，血海通畅则经量增多，又能上通颠顶，血脉通则头痛自止。诸症顾及，药法平和，取效甚佳，病入坦途。

（骆诗灵整理）

案2 经行乳胀（血虚肝郁）（何嘉琳医案）

俞某某，女，40岁，公务员。2010年1月15日就诊。

患者近半年精神压力大，情绪抑郁，经行乳房胀痛，痛不可触，乳房按之似有结块，边界清晰，超声提示乳腺增生。平素经行不畅，末次月经2009年12月25日，量少，伴经色黯红，胸闷胁胀，双目干涩，夜寐梦扰，舌质红，苔薄黄，脉细弦。证属血虚肝郁，拟养血柔肝，软坚散结。

处方：

玄参100g	浙贝母100g	八月札60g	蒲公英300g
绿萼梅50g	香附100g	羊乳300g	生麦芽300g
天冬100g	枸杞子150g	夏枯草150g	姜半夏100g
山慈菇60g	黄药子60g	生牡蛎（先煎）300g	川牛膝150g
巨胜子100g	淫羊藿150g	皂角刺100g	路路通150g
生鸡内金200g	白芥子100g	青皮60g	郁金100g
川芎100g	桑寄生150g	沙苑子150g	白蒺藜150g
桑椹150g	赤白芍（各）100g	薏苡仁300g	白茯苓150g
当归120g			

另加：

鳖甲胶200g	阿胶250g	灵芝孢子粉20g	黄酒500g
冰糖500g	核桃仁250g	黑芝麻250g	

上药一料收膏切片，早晚空腹服1~2片。发热、腹泻、咳嗽停服。

【按语】《内经》云："乳房阳明所经，乳头厥阴所属。"该患肝郁气滞，气血不畅，经脉壅滞而成癥瘕，经行则乳房胀痛。肝为刚脏，非柔养不平，故以当归、赤芍、白芍、枸杞子养血柔肝，敛阴以平肝；八月札、绿萼梅、生麦芽、白蒺藜疏肝解郁理气；白茯苓、薏苡仁健脾渗湿，培土抑木；山慈菇、黄药子、生牡蛎、生鸡内金、白芥子等化痰、软坚、散结；妙在加入桑寄生、巨胜子、沙苑子补肝肾，金水相生；路路通活血通络；夏枯草补厥阴血脉，又疏通结气。全方旨在养血柔肝，散结通络，疏逆和中，诸胀随消。

（马景整理）

案3 经前盗汗伴多发子宫肌瘤（肝郁肾虚血瘀）（方晓红医案）

韩某某，女，41岁。2021年11月12日就诊。

患者近3个月工作压力较大，每至经前即盗汗明显，月经周期尚准，经量偏少，色黯，伴血块下，无痛经。末次月经11月2日，经前1周开始盗汗，每夜皆汗出湿衣。平素神疲乏力，胃纳可，夜寐一般，二便无殊，舌质黯苔薄，脉弦细。体检发现桥本甲状腺炎，子宫多发肌瘤（其中1枚为黏膜下肌瘤，大小约1.4cm×1.3cm），月经第5天查雌二醇18pg/ml，促黄体生成素9.5IU/L，促卵泡激素10.2IU/L。证属肝郁肾虚，拟养血疏肝，补肾益气，化瘀散结。

处方：

当归120g	川芎50g	熟地黄150g	温山药150g
麸炒白芍100g	盐杜仲120g	菟丝子150g	黄芪120g
党参100g	茯苓150g	淫羊藿100g	麸炒白术100g
生地黄100g	醋香附100g	郁金100g	枸杞子150g
蒸萸肉100g	牡蛎(先煎)180g	生蒲黄(包煎)300g	浙贝母100g
半边莲100g	半枝莲100g	钩藤(后下)120g	砂仁(后下)30g
浙黄精200g	紫苏梗60g	猫爪草150g	

另加：

醋龟甲100g	鹿角胶150g	黄明胶200g	核桃仁500g
冰糖500g	黑芝麻250g	黄酒500g	

上药一料收膏切片，早晚空腹服1~2片。发热、腹泻、咳嗽停服。

【按语】《医宗必读》云："肾阴衰不能内营而退藏，则内伤而盗汗。"《丹溪心法》谓："盗汗属血虚。"阴虚则阳盛，虚热内生，阴气空虚，睡则卫气乘虚陷入阴中，表无卫护，肌表不密，荣中之火独旺于外，蒸热迫津外泄则汗。中医学认为肾主五液，入心为汗。患者年近六七，平素工作辛劳，肝肾渐衰，肾液不足，虚火内生，迫津外泄，故盗汗不止。方中以四物汤滋脾胃之阴血，加温山药、黄芪、白术、茯苓补气健脾，补后天以滋先天；以菟丝子、枸杞子、浙黄精、盐杜仲、淫羊藿、蒸萸肉补益肾精；以醋香附、砂仁、郁金、钩藤、紫苏梗疏理肝气，以助行气活血；考虑患者多发子宫肌瘤为瘀血内结而成癥瘕积聚，故以半枝莲、半边莲、猫爪草、生蒲黄、牡蛎消瘀散结。全方消补兼施，补而不滋腻碍胃，消而不伐伤正气，特选黄明胶而弃阿胶，取其养血滋阴之功。

（朱笑熠整理）

第七节 绝经前后诸证

案1 绝经前后诸证（肝肾不足，阴虚阳亢）（何嘉琳医案）

张某，女，48岁。2008年1月6日初诊。

患者近3个月月经延后，经量渐少，伴潮热汗出，烦躁易怒，夜寐欠佳，口苦口干，头晕耳鸣，神疲乏力，常感下阴瘙痒不适，二便正常，舌质暗，苔薄白，脉弦细数。末次月经10月29日。既往有高血压病、糖尿病病史，现均控制在正常范围。2008年9月28日B超提示脂肪肝，子宫小肌瘤2.0cm×1.6cm×1.5cm。证属肝肾不足，虚火上炎，拟滋补肝肾，育阴潜阳。

处方：

生黄芪100g	生晒参^(另煎)150g	天冬100g	麦冬100g
五味子60g	炙鳖甲^(先煎)100g	丹参150g	牡丹皮100g
赤芍100g	白芍100g	淮小麦300g	白鲜皮150g
地肤子150g	葛根300g	明天麻60g	沙苑子150g
白蒺藜150g	桑寄生150g	川续断150g	炒杜仲150g
制黄精100g	制何首乌200g	炒玉竹200g	生地黄120g
钩藤^(后下)180g	炒桑叶150g	怀牛膝150g	夏枯草150g
淫羊藿150g	仙茅150g	决明子150g	泽泻100g
炒枳壳150g	白茯苓150g	大枣150g	生甘草30g

另加：

龟甲胶100g	阿胶250g	黄酒500g	木糖醇500g
核桃仁150g	黑芝麻250g	灵芝孢子粉30g	

上药一料收膏切片，早晚空腹服1~2片。发热、腹泻、咳嗽停服。

【**按语**】围绝经期综合征属中医学"绝经前后诸证"范畴。该患者年近七七，天癸将竭，经量减少；肾阴亏虚，阴不敛阳，肝阳上亢，故烘热，烦躁易怒；胆液不能循经，随肝火上溢，故口苦口干；肾水不能上济于心，心肾失交，故夜寐不安。方中仙茅、淫羊藿、桑寄生、黄精、制何首乌等补肾填精以壮水；阿胶、白芍、玉竹等滋阴养血柔肝；钩藤、天麻潜敛上亢之肝阳；桑叶、决明子、苦参、夏枯草、地肤子、白鲜皮、沙苑子、白蒺藜疏泄肝胆；葛根不但升举脾胃清阳之气，生津止渴，更能提高体内雌激素水平，改善卵巢功能。患者既往有糖尿病史，故弃冰糖，入木糖醇以矫味。诸药配伍，滋补肝肾，共奏育阴潜阳、平衡阴阳之功。

（马景整理）

案2 绝经前后诸证（阴虚阳亢）（何嘉琳医案）

屠某某，女，47岁。2021年11月17日就诊。

患者顺产1子，月经稀发1年，断续行人工周期治疗来潮。平素神疲乏力，气短口干，头痛时作，失眠烦躁，时有烘热，大便欠通畅，舌黯有瘀点，苔薄白，脉细涩。2年前行腹腔镜下子宫肌瘤剔除术。辅助检查：乳腺结节3类。月经第3天查生殖激素：促黄体生成素（LH）：57 IU/L；促卵泡激素（FSH）：74IU/L；雌二醇（E_2）：15.1pg/ml。证属阴虚阳亢，治拟五脏俱补，行气活血，燮理阴阳。

处方：

黄芪150g	白芍150g	太子参300g	防风50g
枸杞子120g	当归120g	川芎100g	生地黄150g
砂仁(后下)50g	黄精200g	桑椹150g	菟丝子300g
覆盆子150g	续断150g	丹参150g	甘草30g
大枣100g	佛手50g	枳壳150g	蒲公英300g
郁金100g	天冬100g	麦冬100g	浙贝母150g
川牛膝150g	鸡血藤150g	淫羊藿150g	酸枣仁150g
远志肉60g	焦山楂150g	淮小麦300g	天麻90g
益母草150g	桃仁60g	仙茅100g	肉苁蓉150g

另加：

西红花10g	木糖醇400g	黄酒500g	阿胶150g
龙眼肉60g	鹿角胶60g	龟甲胶150g	鲜铁皮石斛120g
鳖甲胶150g	三七粉30g	穿山甲(打粉)30g	西洋参30g

灵芝孢子粉100g

上药一料收膏，每晨空腹开水冲服或含化。发热、腹泻、咳嗽停服。

患者服膏方后诸症皆消，精神好转，48岁绝经。

【按语】 围绝经期综合征根据其症状，可归属"脏躁""百合病""郁证""月经病""绝经前后诸证"等范畴。《素问·上古天真论》云："七七，任脉虚，太冲脉衰少，天癸竭。"肾精乃天癸之本，藏生殖之精；肝藏血、主疏泄，主宰脏腑经络有序循行；脾胃为水谷之海，运化后天之精以充盛先天之源。此病病机多为情志失畅，肝脾失调，肾精早衰，肺气不足，心神不宁，五脏虚损，阴阳失和，气虚血瘀。其治疗须多管齐下，膏方为宜。全方巧用十全大补汤之意调后天以气血双补，寓何氏毓麟方之旨滋肾填精，甘麦大枣汤缓脏躁，二仙配合鹿角、龟甲通补奇经。病患瘀血阻滞胞宫则经水不行，酌加益母草、桃仁、焦山楂通经畅络，阴虚阳浮，加天麻清利头目，牛膝引阳下行；瘀阻于上则头痛，加浙贝母、佛手、穿山甲、三七、鳖甲散结畅络，活血行气；腑气失降，予大剂生地黄、桃仁、枳壳理气通腑，增液行舟。如是冬令调理数月，难治性围绝经期综合征终得大减。

（陈赟整理）

案3 绝经前后诸证（下元虚衰，阴虚血热）（何嘉琳医案）

秦某某，女，44岁，职员。2017年11月20日就诊。

患者近1年来月经稀发，带下量少，时觉潮热，夜寐欠安，形体消瘦，倦怠神疲，口干，舌尖红苔薄腻，右关脉缓，左关细弦。AMH：0.02ng/ml。证属下元虚衰，阴虚血热。拟用补肾填精，养阴潜阳。

处方：

黄芪150g	太子参300g	炒白术100g	枸杞子120g
当归120g	川芎100g	熟地黄120g	砂仁（后下）50g
防风60g	茯苓100g	制黄精200g	佛手60g
五味子60g	菟丝子150g	桑椹150g	山茱萸100g
肉苁蓉150g	石决明（先煎）180g	梅花50g	首乌藤150g
合欢皮120g	炒酸枣仁120g	制远志60g	天冬100g
麦冬100g	山药150g	天花粉（包煎）150g	牛膝150g
巴戟天100g	炒白芍150g		

另加：

阿胶250g	鹿角胶100g	龟甲胶150g	西红花10g
灵芝孢子粉80g	鲜铁皮石斛120g	黑芝麻300g	核桃仁300g
木糖醇500g	黄酒250g		

上药一料收膏切片，早晚空腹服1～2片。发热、腹泻、咳嗽停服。

患者服用膏方后月经近一年按时来潮，精神大振，直赞膏方之神奇，次年再来请何老诊疗开膏方。

【按语】《素问·阳应象大论》云："年四十，而阴气自半也，起居衰矣。"古人谓五脏之中，肾衰独早，患者年过六七，津血乏源，肝肾亏虚，出现一系列的围绝经期症状。肾虚脾弱，冲任失养则血海空虚，而致倦怠神疲，月经稀发，带下量少；真阴亏耗，见形体消瘦，口干口燥；阴不制阳，故时觉潮热汗出，夜寐难安；左关脉细弦为肝肾亏虚之象。上方以地黄饮子为底方，滋肾阴，补肾阳，去香燥温阳之附子、肉桂以防耗伤阴液，不吝牛膝、枸杞子、五味子、黄精、山茱萸、巴戟天、肉苁蓉、菟丝子等大量补肾填精之品壮水之主，又以黄芪、太子参、炒白术、茯苓、山药之品补后天以滋先天。此外，以四物汤养血活血，加以天冬、麦冬、桑椹、天花粉等凉血养阴；以合欢皮、梅花、石决明平肝潜阳，疏肝解郁；酸枣仁、首乌藤、远志安神助眠。胶类选择滋阴养血之阿胶、退热安神之龟甲胶为用。诸药合用，共奏滋阴凉血填精、充养天癸之功，收膏而服，可堪良效。

（马一铭整理）

案4 绝经前后诸证（肝肾阴虚，气虚血瘀）（何嘉琳医案）

金某某，女，59岁，已退休。2021年12月6日就诊。

患者绝经6年，平素感倦怠神疲，心情烦躁，潮热，口干，偶有头晕，夜寐欠安，纳可，二便调，舌质黯有瘀点，苔薄白，右脉缓，左关弦细。既往有脑缺血病史，乳腺结节病史。证属肝肾阴虚，气虚血瘀。拟用补肝益肾，益气活血。

处方：

黄芪100g	太子参300g	大枣120g	枸杞子120g
当归100g	川芎100g	砂仁(后下)50g	黄精200g
甘草30g	佛手60g	五味子90g	炒白芍150g
菟丝子150g	覆盆子150g	麦冬100g	天冬100g
郁金120g	淮小麦300g	淡豆豉60g	焦栀子150g
桑椹150g	女贞子150g	炒枳壳150g	炒酸枣仁150g
制远志60g	首乌藤150g	天麻90g	桑寄生150g
炒蒺藜150g	沙苑子150g	梅花60g	丹参150g
赤芍150g			

另加：

阿胶250g	鹿角胶60g	龟甲胶100g	鳖甲胶100g
西红花10g	西洋参30g	龙眼肉60g	灵芝孢子粉80g
木糖醇400g	黄酒500g	鲜铁皮石斛120g	

上药一料收膏，每晨空腹开水冲服或含化。发热、腹泻、咳嗽停服。

患者服用膏方后精神好转，诸症皆消。

【按语】《素问·上古天真论》云："七七，任脉虚，太冲脉衰少，天癸竭，地道不通。"该患者年过半百，肝肾已亏，任冲已衰。肝主藏血、肾主藏精，肝肾亏虚，精血无从化生，女子以血为本，以气为用，"气为血之帅，血为气之母"，气虚血瘀则生脑缺血病之变。方中重用菟丝子、覆盆子、女贞子、黄精、桑寄生、沙苑子等补益肝肾；黄芪、太子参、大枣、当归补气养血；天麻、炒蒺藜疏肝平肝；麦冬、淮小麦、郁金、淡豆豉、焦栀子、梅花清心除烦，养阴润燥，缓解口干、潮热、烦躁等症；酸枣仁、远志、首乌藤安神助眠；川芎、炒枳壳、砂仁、佛手、丹参、西红花等行气活血；四胶并用，峻补奇经。全方补肝肾、调气血、充奇经，药药对证，面面俱到。

（陈赟整理）

案5 绝经前后诸证（心肾不交）（何嘉琳医案）

薛某，女，51岁，已退休。2004年11月15日就诊。

患者月经紊乱1年余，40～50天一行，量少，无痛经。末次月经9月5日，现停经2个月。面色萎黄，颊有色斑，平素头晕耳鸣，烘热汗出，五心烦热，失眠多梦，健忘，口干，皮肤干燥，时感情绪低落。舌红苔薄白，脉细数。证属心肾不交，治拟滋补肾阴，宁心安神。

处方：

明天麻100g	灵芝100g	赤芍100g	白芍100g
五味子100g	泽兰100g	怀牛膝100g	炒白术100g
山茱萸100g	当归100g	杭白菊50g	炒僵蚕50g
地龙50g	葛根150g	龙齿（先煎）150g	丹参150g
枸杞子150g	制何首乌150g	菟丝子150g	首乌藤150g
桑寄生150g	大枣150g	沙苑子150g	淮小麦150g
怀山药150g	熟地黄150g	珍珠母（先煎）180g	生地黄60g
合欢皮60g	石菖蒲60g	防风60g	川芎60g

另加：

龟甲胶200g	阿胶250g	黑芝麻250g	核桃仁250g
黄酒250g			

上药一料收膏切片，早晚空腹服1～2片。发热、腹泻、咳嗽停服。

膏方服完后患者头晕减轻，偶感潮热，夜寐转安，口干仍作，续予滋阴潜阳之汤药跟进，调治3个月，诸症皆消。

【按语】患者年过七七，天癸渐竭，冲任二脉虚衰，肾阴亏虚，阴不维阳，阳失潜藏，则烘热汗出，五心烦热；肾水不能上济于心，则心肾不交，失眠多梦；阴血亏虚，燥而生风，则皮肤干燥，颊起色斑。方用杞菊地黄丸、甘麦大枣汤合养血补肾、潜阳安神之品，滋水涵木，宁心安神。使阴阳平衡，五脏六腑协调，气血和顺，则可强身健体，延缓衰老。

（邢恺整理）

案6 绝经前后诸证（肝郁肾虚）（章勤医案）

李某某，女，51岁。2020年11月16日就诊。

患者近1年来月经稀发，2~3个月一行，时有潮热盗汗，烦躁易怒，口苦，腰背酸楚。末次月经2020年9月，经量偏少，色黯淡，5天净。胃纳可，夜寐欠安，夜尿频繁，大便尚调，舌红苔薄，脉细数。辨证属绝经前后诸证之肝郁肾虚证，治宜补肾疏肝，养血调冲。

处方：

当归120g	党参100g	炒白芍100g	川芎100g
熟地黄100g	生地黄100g	香附100g	泽兰100g
川续断100g	淫羊藿100g	桑寄生150g	肉苁蓉120g
菟丝子120g	黄精100g	制玉竹100g	葛根200g
天冬100g	柏子仁100g	炒白术100g	枸杞子120g
茯苓120g	山药150g	绿萼梅60g	紫苏梗100g
蒲公英150g	陈皮60g	香橼皮90g	益智仁100g
金樱子120g			

另加：

阿胶250g	龟甲胶200g	灵芝孢子粉20g	核桃仁400g
冰糖400g	黑芝麻100g	黄酒500g	

上药一料收膏切片，早晚空腹服1~2片。发热、腹泻、咳嗽停服。

2个月后复诊，患者自诉潮热汗出不显，心情舒畅，睡眠明显改善，腰背酸痛得舒。

【按语】《素问·阴阳应象大论》云："年四十，而阴气自半也，起居衰矣。"患者年逾半百，天癸渐竭，血海不能满溢如常则月经紊乱，骨髓失于充养则腰背酸楚，膀胱气化失司则夜尿频繁，皆为肾亏之象；阴虚水涸，不能敛阳，虚热内扰，故见潮热盗汗，烦躁易怒，夜不安枕。方中圣愈汤出自东垣之《兰室秘藏》，原方由"生地黄、熟地黄、川芎、人参各三分，当归身、黄芪各五分"组成，用治"恶疮亡血所致心烦不眠"，后世薛己、张景岳等医家沿以为妇人经候不调及虚劳诸病之用，围绝经期妇女肾气渐衰，气血俱虚，投以此方可奏补气养血之良效，弃方中黄芪一味以防助体内燥热之气，以葛根、天冬、制玉竹、柏子仁柔润养阴，制约燥火而不戕生生之机。古人谓五脏之中，肾衰独早，故不吝川续断、淫羊藿、枸杞子、黄精、桑寄生、肉苁蓉、菟丝子等大量补肾填精，补益奇经之品，又以香附、香橼皮、绿萼梅、紫苏梗等疏肝理气，党参、炒白术、茯苓、山药之品补后天以滋先天。此外，患者扰于夜尿频繁，肾与膀胱互为表里，此方本重滋肾填精，肾足则膀胱失约可缓，另佐以益智仁、金樱子等固涩之品，则可事半功倍。胶类选择滋阴养血之阿胶、退热安神之龟甲胶为用，收膏而服，可堪良效。诸药合用，共奏养血填精、充养天癸之功。

（陈菁双整理）

案7 绝经前后诸证(五脏虚损,阴阳失和)(章勤医案)

夏某,女,53岁。2020年12月4日就诊。

患者大产2胎,人流3次,月经已停闭2年。近1年自觉神疲乏力,畏寒肢冷,腰膝酸软,夜寐欠佳,时有梦扰,心胸烦闷,时欲太息,胃纳不馨,小便清长,大便稀溏。舌淡红苔薄白,脉沉细。患者年过七七,肾气亏虚,肝郁脾虚,心气不足,五脏虚损,阴阳不和之象均现,正值冬令,以膏方补五脏,养气血,调阴阳。

处方:

黄芪100g	当归120g	麸炒白芍100g	川芎100g
生地黄100g	醋香附100g	郁金60g	泽兰100g
葛根150g	淫羊藿100g	浙肉苁蓉120g	菟丝子120g
制玉竹100g	天冬100g	麸炒白术100g	枸杞子120g
茯苓120g	桔梗60g	温山药150g	梅花60g
紫苏梗100g	陈皮60g	续断100g	桑寄生120g
柏子仁100g			

另加:

阿胶250g	鹿角胶100g	龟甲胶150g	灵芝孢子粉20g
冰糖400g	核桃仁400g	黄酒500g	黑芝麻100g

上药一料收膏切片,早晚空腹服1~2片。发热、腹泻、咳嗽停服。

【按语】刘河间云:"妇人童幼天癸未行之间,皆属少阴;天癸既行,皆从厥阴论之;天癸已绝,乃属太阴经也。"明确提出"少年治肾、中年治肝、老年治脾"的思想,本案患者房劳多产,长年工作繁忙,饮食不节,作息不调,精神焦虑,故年过七七五脏虚损,气血俱亏,阴阳不和,治疗以"虚者补之"为大法。方中三胶并用大补奇经;左归丸壮水之主,培肾之元阴;四物汤养血活血;山药、白术益气健脾;香附、郁金、泽兰疏肝理气;灵芝孢子粉养心安神;更加桔梗开宣肺气,引药上行;泽兰活血破瘀,行气通经。全方气血皆顾,五脏俱补,阴阳相和,实为膏方之佳品。

(马景整理)

案8 绝经前后诸证(肾阴虚)(章勤医案)

周某某,女,51岁。2021年11月16日就诊。

患者近1年月经周期紊乱,2~3个月一行。末次月经11月10日,月经后期2个月方至,量少,色黯淡,5天净。近期牙龈浮肿,手心冒汗,潮热盗汗,腰膝酸疼,足跟痛,胃纳欠佳,舌红,少苔,脉细数。患者正值绝经前后,肾阴虚衰,冲任失调,月经紊乱,冬藏之季,投以滋养肾阴,佐以潜阳之膏方调补,以冀顺利度过围绝经期。

处方：

黄芪120g	当归120g	麸炒白芍100g	川芎100g
熟地黄100g	生地黄100g	醋香附100g	蒸萸肉90g
郁金100g	泽兰100g	淫羊藿100g	葛根200g
浙肉苁蓉120g	浙黄精150g	菟丝子120g	制玉竹100g
浙石斛^(先煎)90g	天冬100g	麸炒白术100g	枸杞子120g
茯苓120g	温山药150g	梅花60g	紫苏梗100g
石决明^(先煎)150g	牛膝100g	陈皮60g	

另加：

阿胶250g	鹿角胶100g	龟甲胶150g	冰糖400g
核桃仁400g	黄酒500g	黑芝麻100g	灵芝孢子粉30g

上药一料收膏切片，早晚空腹服1~2片。发热、腹泻、咳嗽停服。

【按语】患者年届半百，肾气渐衰，冲任二脉虚衰，肾阴亏虚，阳失潜藏，见潮热汗出；虚火上炎，见牙龈浮肿。治宜育阴降火，佐以潜阳。方中熟地黄、生地黄、当归、蒸萸肉、白芍、川芎滋阴养血；石斛、玉竹、天冬资肾阴，壮水之主以制阳光；肉苁蓉、黄精、菟丝子、淫羊藿温肾益精，阳中求阴，阴得阳升而泉源不竭；石决明、牛膝平肝潜阳，引火下行；香附、郁金、梅花疏肝行气；葛根、山药、茯苓、陈皮健脾理气。全方调补兼施，制膏常服，改善围绝经期症状。

（杨柳青整理）

案9 绝经前后诸证（肾阴阳俱虚）（章勤医案）

戚某某，女，45岁。餐厅职员。2021年11月16日就诊。

患者近3年月经周期逐月延后，45~90天一行，时常需人工周期治疗来潮。末次月经10月20日（服用芬吗通来潮），量少，色暗红，无痛经。平素感胸闷气短，心慌，潮热盗汗，夜寐欠安，头晕耳鸣，腰背冷痛，二便尚调。舌淡红，苔薄白，脉沉弱。阴道B超提示子宫小肌瘤，内膜双层厚0.3cm，双侧卵巢内部回声呈实性。乳腺B超提示右乳房结节（US-BI-RADS 3类）。证属肾阴阳俱虚之绝经前后诸证，治拟阴阳双补。

处方：

黄芪150g	当归120g	太子参100g	百合100g
麸炒白芍100g	川芎100g	熟地黄120g	生地黄100g
醋香附100g	郁金100g	泽兰100g	蒸萸肉90g
淫羊藿100g	浙肉苁蓉120g	菟丝子120g	制玉竹100g
天冬100g	麸炒白术100g	枸杞子120g	柏子仁100g
茯苓120g	温山药150g	梅花60g	葛根200g
紫苏梗100g	浙黄精150g	陈皮60g	

另加：

阿胶250g	鹿角胶150g	龟甲胶150g	冰糖400g
核桃仁400g	黄酒500g	黑芝麻100g	灵芝孢子粉15g

上药一料收膏切片，早晚空腹服1~2片。发热、腹泻、咳嗽停服。

【按语】患者年过六七，工作繁重，肾中阴阳俱虚，冲任失调，月经后期数年，需服芬吗通转经，B超提示双卵巢回声实，内膜薄，提示天癸过早衰竭。阴阳失衡，营卫不和，故潮热盗汗；肾精亏虚则头晕耳鸣；肾阳不足，失于温煦，则腰背冷痛。治以滋肾填精，阴阳双补。方中何氏养巢方合八珍汤补肾填精，健脾养血，先后天同补，龟、鹿、阿胶血肉有情之品，补益精血，佐以陈皮理气健脾，使"补而不滞"，缓缓图治，诸症随消。

（杨柳青整理）

案10 绝经前后诸证（脾肾亏虚）（章勤医案）

李某某，女，58岁。2021年11月16日就诊。

患者绝经后6年，形体丰腴，平素夜寐欠安，神疲乏力，胃纳欠佳，大便略稀，腰膝酸软，夜尿频多。舌淡胖边有齿痕，苔薄白，脉濡细。HPV阴性，超声提示子宫萎缩。证属脾肾亏虚，治拟补肾健脾。

处方：

黄芪150g	当归120g	党参100g	麸炒白芍100g
川芎100g	醋香附100g	泽兰100g	续断100g
淫羊藿100g	桑寄生150g	肉苁蓉120g	菟丝子120g
制玉竹100g	天冬100g	炒白术100g	枸杞子120g
茯苓120g	温山药150g	梅花60g	紫苏梗100g
蒲公英150g	陈皮60g	香橼90g	盐益智仁100g
金樱子120g	浙石斛(先煎)100g		

另加：

阿胶250g	龟甲胶200g	冰糖400g	灵芝孢子粉10g
核桃仁400g	黄酒500g	黑芝麻100g	

上药一料收膏切片，早晚空腹服1~2片。发热、腹泻、咳嗽停服。

次年回访，患者自述服膏后精神大振，睡眠、胃纳、二便显著改善，直赞膏方之神奇。

【按语】该患者绝经数年，肾气亏虚，故夜尿频多，腰膝酸软，脾胃虚弱故大便溏稀，胃纳欠佳。刘河间云："妇人童幼天癸未行之间，皆属少阴，天癸既行，皆以厥阴论之，天癸既绝，乃属太阴经也。"依据妇女生理特点进行了治疗的规律性阐述，可见妇人之身重在肾、肝、脾。该患者天癸已绝，重在调补肝、脾、肾。方中黄芪、党参甘温益气，健脾养胃；白术、茯苓、山药健脾祛湿；陈皮、香橼理气健脾；桑寄生、肉苁蓉、菟丝子、天冬、玉竹、石斛益肾填精，调和阴阳；金樱子、益智仁壮肾阳暖水脏，固精缩尿；当归、白芍养血柔肝。诸药配制成膏，重在调脾、补肾、柔肝，滋而不腻，是以来年羔平体健。

（杨柳青整理）

案11 绝经妇女骨质疏松症（肾精亏虚）（章勤医案）

张某某，女，55岁，已退休。2021年12月27日就诊。

患者绝经5年余，时感腰背疼痛，全身疼痛，痛无定处，头晕耳鸣，发枯且脱，小便淋漓，大便溏稀。患有高血压10年，厄贝沙坦每日1/4片口服，血压控制稳定。1年前曾跌伤，胸骨骨折。证属肾精亏虚之绝经妇女骨质疏松症，治拟补肾填精益髓。

处方：

太子参120g	当归120g	麸炒白芍100g	防风60g
川芎100g	生地黄100g	醋香附100g	盐杜仲200g
泽兰100g	淫羊藿100g	浙肉苁蓉120g	制玉竹100g
天冬100g	麸炒白术100g	枸杞子120g	茯苓120g
温山药150g	梅花60g	紫苏梗100g	桔梗60g
佛手60g	陈皮60g		

另加：

阿胶250g	龟甲胶150g	黑芝麻100g	龙眼肉100g
冰糖400g	核桃仁300g	黄酒500g	

上药一料收膏切片，早晚空腹服1~2片。发热、腹泻、咳嗽停服。

【按语】《内经讲义》记载："肾藏精，精生髓，髓生骨，故骨者肾之所合也。髓者肾精所生，精足则髓充，髓充者则骨强。"《景岳全书·痿证》亦云："肾者，水脏也，今水不胜火，则骨枯而髓虚，故足不任身，发为骨痿。"患者天癸已绝，肾精亏虚，骨髓生化乏源，骨髓空虚，导致骨质疏松，身痛无定处，易骨折。因此治疗以补肾填髓为主。《内经》云："形不足者，温之以气；精不足者，补之以味。"治疗以阿胶、龟甲胶大补奇经；生地黄、肉苁蓉、枸杞子、天冬之属滋培肾水，填充骨髓；太子参、茯苓、山药、陈皮滋补中气以滋先天；防风、桔梗发散之品，宣发肺气、行周身之气，气行则血行，气血调畅，引药归经。诸药合用，共奏填精益髓之效。

（杨柳青整理）

案12 绝经前后诸证（营卫不和）（赵宏利医案）

胡某某，女，56岁。2021年11月18日就诊。

患者绝经6年，平素腰背酸痛，头痛（太阳穴、前额），时有盗汗，偶有心慌气短、头晕、口干、暗哑、眼干、眼花、爪甲枯脆，畏寒明显，受凉时脚趾抽筋、手麻。入睡难，易惊醒，噩梦多，胃纳一般，大便偏干，舌质淡，苔薄，脉细弦。诉带状疱疹1~2年发作1次，2018年检查提示宫颈HPV感染，行宫颈LEEP术。证属营卫不和，治拟交通阴阳，疏理气机。

处方：

北柴胡60g	桂枝60g	牡蛎（先煎）100g	黄芩30g
菟丝子150g	枸杞子150g	柏子仁150g	桑椹150g
覆盆子100g	沙苑子150g	温山药300g	浙肉苁蓉100g
鸡血藤150g	当归100g	黄芪150g	炒酸枣仁150g
党参150g	山楂炭60g	炒麦芽100g	焦六神曲（包煎）60g
炒稻芽100g	鹿角片100g	醋龟甲（先煎）100g	盐补骨脂100g
炙甘草30g	生姜60g	大枣250g	

另加：

阿胶250g	核桃仁350g	黑芝麻200g	冰糖250g
黄酒500g	灵芝孢子粉15g		

上药一料收膏切片，早晚空腹服1~2片。发热、腹泻、咳嗽停服。

【按语】该患绝经后周身不适，夜寐不安，爪甲枯脆，少阳抑郁不张，畏寒肤燥，盗汗之症，属营卫不调，方以柴胡桂枝汤加减，以调整气机，交通阴阳为法。加菟丝子、枸杞子、柏子仁、桑椹、覆盆子、肉苁蓉、沙苑子、补骨脂甘润平补，滋养癸水，鹿角、龟甲血肉有情之品填补精血，充养形质。正如《内经》所言："精不足者，补之以味。"赵宏利主任于膏滋之中常伍以焦三仙，即山楂炭，焦六曲，炒麦、稻芽，健脾行气，补而不滞。

（骆诗灵整理）

案13 绝经前后诸证（肝肾亏虚，气阴不足）（方晓红医案）

唐某某，女，47岁。2020年12月4日就诊。

患者月经紊乱2年，经行后期伴量少，断续服人工周期治疗药物来潮。平素情绪抑郁，潮热盗汗，夜寐不宁，口干，乏力心慌，大便不畅，舌淡苔薄白，脉弦细。末次月经10月8日，后期2个月方至，量少，色暗，无痛经。查生殖激素：促卵泡激素（FSH）：90.37IU/L；促黄体生成素（LH）：53.45 IU/L；雌二醇（E₂）：9pg/ml。体检提示：子宫腺肌病、子宫小肌瘤、高脂血症。证属肝肾不足，治拟补肾调肝，养血调经。

处方:

葛根200g	黄芪200g	党参100g	天冬100g
浙麦冬100g	枸杞子100g	熟地黄120g	淮小麦200g
人参60g	郁李仁60g	炒酸枣仁120g	制远志60g
蒸五味子50g	合欢皮90g	龙齿^(先煎)150g	净山楂15g
丹参300g	荔枝核150g	生蒲黄^(包煎)150g	炙甘草30g
佛手60g	砂仁^(后下)50g	代代花30g	陈皮50g

另加:

鹿角胶100g	阿胶100g	鳖甲胶100g	核桃仁250g
黄酒500g	冰糖300g	黑芝麻250g	西红花10g
灵芝孢子粉10g			

上药一料收膏切片,早晚空腹服1～2片。发热、腹泻、咳嗽停服。

【按语】患者年近七七,"任脉虚,太冲脉衰少,天癸竭,地道不通",肾精不足,天癸枯竭,进入围绝经期。肾气虚衰,冲任亏损,以致月经时停、量少;肾水不能涵养肝木,肝血渐亏,神明失主,心神不宁,遂出现潮热盗汗,夜寐不宁等。方中重用葛根、黄芪,两药配伍,黄芪补气升阳,葛根升清健脾,二者相辅相成,益气升清。生脉散养阴滋水,熟地黄、枸杞子补肾填精。同时注重疏肝理气,以代代花、合欢皮、佛手、陈皮、砂仁、荔枝核之品,调畅肝气。加酸枣仁、龙齿、制远志宁心安神。生蒲黄、净山楂、西红花活血散瘀消癥。全方共奏滋肾调肝之功。

（朱笑熠整理）

案14 绝经前后诸证(心肾不交)(方晓红医案)

胡某,女,45岁。2021年11月22日就诊。

患者近2年月事不调,周期提前,22～23天一行。末次月经11月14日,先期6天,量偏少,伴少许血块,偶感乳房胀痛,无痛经。面色黧黑,时感腰酸,入睡困难,胃纳尚可,二便调。舌淡红,苔薄白,脉弦细。2021年6月1日查AMH:0.79ng/ml。此乃心肾不交所致,正值冬令,以膏方滋肾养心,固冲调经。

处方:

浙麦冬100g	枸杞子100g	熟地黄120g	天冬100g
葛根200g	黄芪200g	党参100g	淮小麦200g
当归100g	制远志60g	川芎50g	炒酸枣仁120g
首乌藤100g	合欢皮90g	龙齿^(先煎)150g	丹参100g
炙甘草30g	佛手60g	代代花30g	陈皮50g

另加：

黄酒 500g	冰糖 500g	黑芝麻 150g	龙眼肉 200g
龟甲胶 100g	鳖甲胶 100g	鹿角胶 100g	灵芝孢子粉 15g
阿胶 100g			

上药一料收膏切片，早晚空腹服 1~2 片。发热、腹泻、咳嗽停服。

【按语】《上古天真论》云："六七，三阳脉衰于上，面皆焦，发始白。"该患者年过六七，肾水亏虚，卵巢储备功能明显下降，冲任失调，出现月经先期、腰酸，肾水不能上济心火，心火不得下温肾水，故夜寐欠佳，入睡困难。本方以龟甲胶、鳖甲胶、鹿角胶、阿胶四胶合用，填补奇经；天冬、麦冬、丹参、熟地黄、枸杞子滋养肾水；灵芝孢子粉、酸枣仁、远志、合欢皮、龙齿、淮小麦等潜阳养心，交通心肾；葛根、黄芪升清活血，补气升阳；佛手、代代花、合欢皮、川芎理气疏肝，活血行气。诸药合用，滋肾水，清心火，水火互济，心肾阴阳得以平衡，阴平阳秘，精神乃治。

（朱笑熠整理）

案15 绝经前后诸证（脾肾亏虚）（马景医案）

陈某某，女，48岁。2020年11月9日就诊。

患者大产1胎，人流4次，近3个月月经周期日渐提前。3~4/24天，末次月经10月31日，量中等偏少，经行小腹隐痛。面色萎黄，平素时感小腹坠胀，腰酸，双目干涩，胃纳欠佳，胃脘时胀痛，夜寐欠安，大便稀，舌淡暗苔薄白，脉弦涩。B超示内膜双层厚0.7cm，宫颈见大者长径约1.1cm囊性无回声区，左卵巢见一囊性无回声区，大小约2.5cm×1.9cm。2020年5月16日（月经第2天）查雌二醇39.21pg/ml，黄体生成素16.19IU/L，卵泡刺激素23.83IU/L。霉菌性阴道炎反复发作，LEEP手术史。证属脾肾亏虚之绝经前后诸证，治拟补肾健脾。

处方：

太子参 100g	钩藤(后下) 150g	地骨皮 180g	玄参 200g
柏子仁 150g	金樱子 150g	黄芪 150g	甘草 60g
炒酸枣仁 100g	佛手 60g	桑椹 200g	菟丝子 150g
熟地黄 150g	黑豆 150g	葛根 300g	麸炒白术 120g
炒九香虫 30g	茯神 100g	徐长卿(后下) 100g	千里光 150g
猫爪草 100g			

另加：

石斛 100g	鳖甲胶 120g	西洋参 100g	枣泥 300g
黄酒 500g	黑芝麻 300g	核桃仁 250g	饴糖 200g

上药一料收膏切片，早晚空腹服1~2片。发热、腹泻、咳嗽停服。

【**按语**】患者年近七七，数次堕胎，先天肾气亏耗，再加上平素饮食不节，后天脾胃亦受损，脾肾亏虚，冲任不固，不能制约经血，遂致月经提前而至，精血亏耗，无从化生，故经量偏少。脾虚运化水湿失司，故霉菌性阴道炎反复发作且伴有小腹坠胀、腰酸。方中以菟丝子、熟地黄、桑椹等补肾填精之品培补先天之精，大剂葛根入阳明以生津，太子参、黄芪、白术、黑豆、佛手等健脾以补后天，徐长卿、千里光、玄参凉血解毒以祛湿，钩藤、金樱子、地骨皮、石斛等滋肾阴、清虚热、泻肾火，酸枣仁、柏子仁安心宁神。此方以补肾健脾为主，疏肝养心为辅，清热不过于苦寒，补养不过于滋腻，患者服用后诸症皆消。

（朱笑熠整理）

第十三章
带下病

案1 带下过多（湿热下注）（何嘉琳医案）

徐某，女，33岁，教师。2009年2月1日就诊。

患者产后15个月，断乳7个月，带下量多3个月，色黄臭秽，伴阴道瘙痒，经西药外洗、塞阴道仍反复发作。末次月经2009年1月15日，量中，色红，6天净。夜寐欠安，带下量多，色黄臭秽，时感小腹隐痛，尾骶酸痛，阴道灼热，胃纳可。舌淡，苔腻，脉滑数。证属湿热下注，带脉失约。治拟化湿止带，清热止痒。

处方：

生黄芪150g	制苍术100g	炒白术150g	防风100g
生晒参60g	天麦冬100g	五味子60g	菟丝子150g
合欢皮120g	炒酸枣仁150g	远志60g	石菖蒲60g
龙齿150g	白鲜皮150g	芡实150g	金樱子120g
覆盆子150g	地肤子150g	忍冬藤180g	白毛藤150g
枸杞子120g	巴戟天150g	淫羊藿150g	绿萼梅60g
沙苑子150g	白蒺藜150g	淮小麦300g	赤白芍（各）100g
大枣100g	炙甘草50g	白果150g	

另加：

阿胶250g	灵芝孢子粉20g	黄酒500g	冰糖500g
核桃250g	黑芝麻250g		

上药一料收膏切片，早晚空腹服1～2片。发热、腹泻、咳嗽停服。

次年回访，患者自述服膏后寐安、便调，带下津津，色白无异味，旧病顽疾一抹而除。

【按语】刘完素曰："下部任脉湿热甚者，津液涌溢而为带下。"该患者湿热蕴结于下，损伤任、带二脉，故带下量多，色黄臭秽，阴道瘙痒。舌淡红苔腻，脉滑数亦为湿热内蕴之征。湿滞下焦，仅阴道塞药、外洗难以治愈。故方中以忍冬藤、白毛藤、地肤子等大剂清热利湿化浊之品为君，既治脾利水燥湿，又能治肝泻火开郁；继而健脾、补肾、安心神以培固本源。寓补于散之内，寄消于升之中，邪滞日久，其气必虚，故膏方扶正与祛邪并举，实属妙哉。

（马景整理）

案2 带下过多（脾肾阳虚）（何嘉琳医案）

陈某，女，41岁，商人。2009年1月16日就诊。

患者年近六七，育有1子1女，已行结扎术。近年带下清稀，量多如崩漏，断续服抗生素、阴道塞药未见好转。形寒肢冷，腰酸似折，大便溏稀，口干舌燥，月事尚准，经量较前明显减少，色淡红，无血块下。末次月经2009年1月4日，5天净。舌淡，苔薄，脉迟弱。证属脾肾阳虚，带脉失约，治拟健脾补肾，化湿止带。

处方：

生黄芪150g	生晒参60g	焦白术100g	石斛(先煎)100g
芡实120g	忍冬藤180g	土茯苓150g	蒲公英180g
石决明(先煎)180g	白果100g	泽泻150g	丹参100g
牡丹皮100g	赤白芍(各)100g	绿萼梅50g	天麦冬(各)100g
五味子100g	川续断150g	菟丝子150g	金樱子150g
覆盆子150g	桑椹150g	生地黄100g	怀山药150g
巴戟天120g	车前子150g	枸杞子150g	制何首乌150g
墨旱莲150g	女贞子150g	桑寄生150g	潼白蒺藜(各)100g
淫羊藿150g	大枣150g	怀牛膝150g	生甘草50g

另加：

鹿角胶200g	龟甲胶200g	阿胶250g	西洋参30g
龙眼肉150g	灵芝30g	核桃仁250g	黑芝麻250g
黄酒250g	冰糖250g		

上药一料收膏切片，早晚空腹服1~2片。发热、腹泻、咳嗽停服。

患者服用膏方1个月后，自觉带下已少，精神渐爽，腰酸等均见好转，且未复发。

【按语】李东垣曰："白滑之物，下流不止，是本经血海将枯，津液复亡。"本案患者年近六七，肾阳亏虚，命门火衰，封藏失职，津液滑脱而下，故量多如崩。肾阳虚弱不能上温脾阳，脾虚运化水湿失职，故大便溏稀。在治疗时以参、芪、术益气健脾以升清阳；川续断、菟丝子、金樱子、覆盆子、桑椹等温肾培元以固本；枸杞子、女贞子、石斛、西洋参等养血补肝以益阴；并以土茯苓、白果、泽泻等清热化湿，收涩止带。全方有补有清，有泄有敛，何老遣方用药，丝丝入扣，足以使后辈借鉴。

（马景整理）

第十四章
妊娠病

第一节　堕胎、小产

案1 流产术后（肾虚血瘀）（章勤医案）

蒋某某，女，38岁。2021年11月16日就诊。

患者2021年5月10日因"计划外妊娠"行药流术，药流后16天阴道出血仍未干净。5月26日于省妇保就诊，查B超提示"宫腔下段至宫颈管不规则回声"，血HCG：90IU/L，妇科检查见宫颈口有3cm×2cm×2cm蜕膜样组织物嵌顿，予钳出，3天后阴道出血即净。患者近4个月来月经周期逐月提前，24~26天一行，量中等，伴血块，无痛经。末次月经11月6日，先期5天而至，量少，色黯，5天净。流产后畏寒肢冷明显，腰膝酸软，面部色斑，口干、湿疹反复发作，纳眠可，二便调，舌质暗，苔薄，脉细。生育史：2-0-2-2，AMH：0.7ng/ml。证属肾虚血瘀，治拟补肾活血调经。

处方：

黄芪120g	当归120g	麸炒白芍100g	川芎100g
生地黄100g	醋香附100g	砂仁（后下）30g	郁金100g
泽兰100g	蒸萸肉90g	淫羊藿100g	浙肉苁蓉120g
菟丝子120g	制玉竹100g	天冬100g	醋龟甲（先煎）120g
麸炒白术100g	枸杞子120g	茯苓120g	温山药150g
梅花60g	紫苏梗100g	陈皮60g	浙贝母90g
薏苡仁200g			

另加：

阿胶250g	鳖甲胶150g	龟甲胶100g	冰糖400g
核桃仁400g	黄酒500g	黑芝麻100g	西红花10g
灵芝孢子粉30g			

上药一料收膏切片，早晚空腹服1~2片。发热、腹泻、咳嗽停服。

【按语】患者先天不足，数次生产、堕胎后，损伤胞宫胞络，肾气倍伤，瘀血内阻，血海不盈，则月经量少、先期，兼见腰膝酸软，肝肾不足故见面部色斑，来潮时血块多。肾中阴精上充于口为唾，阴虚津少，津液不承则口干。方中生地黄、菟丝子、蒸萸肉、枸杞子等补肾益精，佐淫羊藿、肉苁蓉温肾益阳，黄芪、茯苓、山药健脾益气，先后天并补，天冬、制玉竹滋阴生津，香附、郁金疏肝解郁，一温一寒，既入气分，兼入血分，泽兰活血调经，少佐西红花活血化瘀消斑，并以鳖甲胶、阿胶血肉有情之品和合成膏，共奏补肾填精活血之效。

（杨柳青整理）

案2 流产术后（肾虚血瘀）（章勤医案）

严某某，女，31岁。2021年10月25日就诊。

患者2014年顺产1胎，其后人流2次。2019年为求二胎而取环后月经量少，备孕2年后2021年生化妊娠。平素月经规则，4~5/30，量偏少，无痛经。末次月经：2021年9月30日，量极少，夹血块，伴小腹隐痛，2天净，经前腰酸腹痛。平素不易汗出，小腹冷，无口干口苦，乳房略胀。夜寐差。2021年8月11日经前超声：子宫动脉血流阻力略偏高，双侧宫角偏深，内膜7mm。丈夫精液检查未见明显异常。舌质暗苔薄白，脉细。证属肾虚血瘀，治以补肾益精，活血调冲。

开路方：

当归30g	川芎20g	干益母草30g	牡丹皮6g
燀山桃仁9g	丹参15g	盐补骨脂12g	泽兰10g
麸炒白芍10g	钩藤（后下）10g	牛膝10g	盐益智仁10g
茯苓15g	制远志10g	炒路路通10g	鹿角片（先煎）10g

7剂，每日1剂，水煎分2次服。

患者服药后10月30日来潮，经量较前略增，伴小血块下，腹痛好转，仍感腰酸，夜寐不宁，小便清长，大便尚调，舌淡苔薄白，脉沉细。继以膏方补肾填精，活血化瘀，调养胞宫，以冀来年备孕二胎。

处方：

黄芪120g	当归120g	党参120g	麸炒白芍100g
川芎100g	熟地黄120g	醋香附100g	泽兰100g
鹿角片（先煎）100g	淫羊藿100g	浙肉苁蓉120g	菟丝子120g
仙茅100g	制玉竹100g	天冬100g	麸炒白术100g
枸杞子120g	茯苓120g	温山药150g	盐补骨脂100g
桑寄生120g	续断100g	紫苏梗100g	陈皮60g
盐益智仁120g	制远志100g		

另加：

阿胶250g	鹿角胶100g	龟甲胶100g	冰糖400g
核桃仁400g	黄酒500g	黑芝麻100g	灵芝孢子粉30g

上药一料收膏切片，早晚空腹服1~2片。发热、腹泻、咳嗽停服。

【按语】人工流产如未熟之粟而强取之，导致胞宫胞络受损，伤及根本，以致肾气不足，任冲受伐，精血不充，血海不盈，瘀血内停，血行不畅，而致月经过少，经前腰酸腹痛。首诊时正值经前，以生化汤为基础方活血化瘀催经，因势利导，当归、川芎、丹参养血活血，桃仁、益母草、泽兰、路路通活血化瘀，牛膝引血下行；益智仁、补骨脂温补肾阳；远志宁心安神。待经血已下，改投膏方补肾益精，膏方由八珍汤合何氏养巢方组成，收膏以血肉有情之品鹿角胶、阿胶、龟甲胶，奏滋阴益肾，填精益血，调和冲任之效。

（杨柳青医案）

第二节　数堕胎

案1 数堕胎（气虚血瘀）（何嘉琳医案）

李某，女，34岁。2018年10月28日就诊。

患者曾有2次不良妊娠，2012年孕6个月因"胎膜早破"行引产术，2017年9月孕2个月胎停行清宫术。末次月经10月6日，准期，量少，色暗红，无痛经，4天净。2014年因"左卵巢畸胎瘤"行"腹腔镜下畸胎瘤剥除术"，过敏性鼻炎反复发作。患者2次不良妊娠后精神焦虑，夜卧不宁，梦扰纷纷，神疲乏力，鼻塞时作，胃纳可，二便无殊，舌质黯有瘀点，苔薄白，脉细涩。证属气虚血瘀之数堕胎，治拟补气活血固表。

处方：

黄芪150g	太子参300g	炒白术100g	大枣120g
枸杞子150g	当归120g	川芎100g	熟地黄120g
砂仁(后下)50g	防风60g	茯苓100g	制黄精200g
甘草30g	佛手60g	五味子60g	炒白芍150g
菟丝子150g	覆盆子150g	蝉蜕60g	炒苍耳子100g
辛夷60g	白芷60g	炒牛蒡子150g	桑椹150g
炒酸枣仁120g	制远志60g	首乌藤150g	巴戟天100g
杜仲100g	沙苑子150g	炒蒺藜150g	淫羊藿150g
郁金100g			

另加:

阿胶 250g	鹿角胶 100g	龟甲胶 150g	西红花 10g
鲜铁皮石斛 120g	龙眼肉 60g	西洋参 30g	灵芝孢子粉 80g
黑芝麻 300g	核桃仁 100g	冰糖 500g	黄酒 500g

上药一料收膏切片,早晚空腹服 1~2 片。发热、腹泻、咳嗽停服。

患者服用膏方后月经量增加,鼻炎好转,次年自然妊娠后经中药补肾安胎,足月顺产一女。

【按语】患者既往 2 次不良妊娠史,金刃损伤胞宫,肾气亏虚,瘀血内阻,冲任失调,而屡孕屡堕。何老重用黄芪、太子参、西洋参益气扶正固表,以何氏育麟方填补精血,蝉蜕、苍耳子、辛夷、白芷、牛蒡子开窍解表,酸枣仁、远志、首乌藤安神养心,巴戟天、杜仲、淫羊藿、沙苑子培育先天肾精,四物汤合参、芪培补后天脾土,二天得滋,血海充足。数堕胎者,预培其损,五脏安和,气血调和,氤氲之时受孕无虞,胎元得养而成。

(马一铭整理)

案2 数堕胎(肾虚血瘀)(何嘉琳医案)

朱某某,女,39 岁。2017 年 11 月 13 日就诊。

患者 2 次难免流产,均行清宫术,术后经量减少。已查夫妻双方染色体正常,丈夫精液未见异常。月经周期规则,5/30 天,经量偏少,末次月经 2017 年 10 月 20 日,准期,量少,色暗红。平素感精神焦虑,胸闷不舒,腰酸,乏力,夜寐欠安,二便调,舌淡苔白,脉缓略沉。证属肾虚血瘀之数堕胎。治拟补肾活血调冲,以冀来年孕育有望。

处方:

黄芪 150g	太子参 300g	大枣 120g	枸杞子 150g
当归 120g	川芎 100g	熟地黄 120g	砂仁(后下) 50g
防风 60g	黄精 200g	甘草 30g	佛手 60g
五味子 60g	麦冬 100g	生鸡内金 200g	鸡血藤 150g
淫羊藿 150g	石楠叶 150g	香附 100g	郁金 100g
川牛膝 150g	菟丝子 300g	覆盆子 150g	蛇床子 100g
续断 100g	茯苓 100g	桑椹 150g	瓜蒌皮 150g
炒枳实 150g	首乌藤 150g	炒酸枣仁 120g	远志 60g
黄芩 100g			

另加:

阿胶 250g	西红花 10g	紫河车 60g	西洋参 30g

| 鹿角胶100g | 龟甲胶150g | 灵芝孢子粉80g | 鲜铁皮石斛120g |
| 黑芝麻300g | 核桃仁300g | 冰糖500g | 黄酒500g |

上药一料收膏切片，早晚空腹服1～2片。发热、腹泻、咳嗽停服。

患者服用膏方2个月后怀孕，经补肾活血安胎治疗2个月，顺利分娩一子。

【按语】该患者2次清宫，金刃损伤胞宫，瘀血内阻，经量减少；肾气伤则腰酸，心肾不交则精神焦虑，心神不宁。对此类病证何老常用何氏育麟方化裁。育麟方由桑寄生、川续断、当归、菟丝子、覆盆子等组成。在原方基础上，结合各症灵活加减。先天不足、后天耗竭者，酌情予紫河车、鹿角、龟甲、阿胶血肉有情之峻品，填补奇经；气阴不足者，予麦冬、天冬、石斛、玉竹等凉润之品以滋养；兼有热者，依证加减生地黄、地骨皮、玄参等；肝郁不舒者，常加郁金、香附；兼阳明实者，加栀子豉汤；少阴虚者，加黄连阿胶汤、百合地黄汤；脏躁叹息者，加甘麦大枣汤；夜寐欠安者，加酸枣仁、远志、首乌藤、五味子等。该患既往2次不良妊娠，经少难下，方中予阿胶、紫河车、鹿角胶、龟甲胶血肉之品培补填精，同时予鸡血藤、西红花等养血活血，郁金、香附理气疏肝，枳实、瓜蒌皮理气化滞，全方通补兼施，药证合拍，最终麒麟得育。

（骆诗灵整理）

案3 滑胎（肝肾不足，血海亏虚）（何嘉琳医案）

童某某，女，42岁，公司职员。2021年11月29日就诊。

患者婚后3年未育，2018年孕2个月难免流产，行清宫术，后一直未孕。检查AMH：0.96ng/ml。外院诊断为"卵巢储备功能下降"，转而求助辅助生殖技术。2019年杭州某生殖中心行IVF-ET取卵2次，共获得胚胎5个，2021年3月移植冻胚2个后孕8周难免流产，绒毛染色体检查提示三倍体，2021年9月移植囊胚1个后生化妊娠，现有囊胚2枚。平素经行轻微腹痛，感乏力，烦躁抑郁，夜寐欠安，小腹凉，腰酸，胃纳可，偶有头晕，二便调，舌质淡红，苔薄，右脉缓，左关弦。证属肝肾不足，血海亏虚，治拟温肾养血柔肝。

处方：

黄芪150g	太子参300g	炒白术100g	大枣120g
枸杞子150g	当归100g	熟地黄120g	砂仁^(后下)50g
防风60g	黄精200g	甘草30g	佛手60g
五味子90g	炒白芍150g	菟丝子300g	覆盆子150g
炒酸枣仁150g	制远志60g	淫羊藿150g	仙茅100g
郁金100g	巴戟天100g	蒸萸肉100g	牡丹皮100g
小茴香50g	艾叶50g	天麻90g	石决明^(先煎)180g
梅花60g	墨旱莲120g	女贞子120g	桑椹150g

另加：

阿胶250g	鹿角胶100g	龟甲胶150g	西红花10g
龙眼肉60g	西洋参30g	三七粉30g	冰糖500g
黄酒500g	灵芝孢子粉80g	鲜铁皮石斛120g	

上药一料收膏切片，早晚空腹服1～2片。发热、腹泻、咳嗽停服。

服膏方后次年自然怀孕，经中药补肾养血安胎后现已足月分娩一子。

【按语】《素问·阴阳应象大论》云："年四十，而阴气自半也，起居衰矣"。患者肝肾不足，冲任亏虚，故卵巢功能下降，加之行辅助生殖技术多次用药后阴血更亏。任主胞胎，胎系于肾，肾虚则胎无所系，故孕而易堕。乙癸同源，本当同补。本案以熟地黄、菟丝子、覆盆子、黄精、桑椹、墨旱莲、女贞子、蒸萸肉补益肾精；淫羊藿、仙茅温肾助阳，以期阳中求阴。肝血亏虚，肝阳上亢，故感头晕，以天麻、石决明平肝降逆。黄芪、太子参、炒白术、大枣补益气血。小茴香、艾叶暖胞宫。砂仁、佛手理气，以防膏方滋腻碍胃。诸药合用，肝肾得充，气血得养，胎孕可成。

（沈丹整理）

案4 数堕胎（脾肾两虚，兼有瘀滞）（章勤医案）

龚某某，女，34岁。2020年12月1日就诊。

患者曾有2次不良妊娠，2015年孕2个月难免流产（药流+清宫术），2018年孕40+天自然流产。2019年10月查AMH：0.8ng/ml。遂于2020年6月开始行辅助生殖，杭州某生殖中心取卵2次均失败（其中1次取卵5枚，未配成功；另一次取卵3枚，1枚受精异常）。月经周期尚准，3/26～28天，量中偏少，中度痛经。末次月经11月12日，量偏少，色暗，伴痛经，4天净。夜寐多梦，腰酸如折，纳可，大便软溏，舌质淡黯，边有齿痕，苔薄白，脉细。既往有子宫内膜异位症、乳腺增生、荨麻疹史，青霉素、头孢类过敏。证属脾肾两虚，兼有瘀滞，治拟补肾培脾，活血祛瘀。

开路方：

当归15g	鹿角片（先煎）10g	川芎10g	麸炒白芍10g
醋香附10g	淫羊藿10g	浙肉苁蓉15g	菟丝子20g
泽兰10g	葛根30g	温山药15g	陈皮6g
浙黄精30g			

7剂，每日1剂，水煎分2次服。

患者服药后腰酸好转，大便成形，夜寐梦扰略好转，舌脉如前，故来求膏方。宗前法调补，以期来年备孕有望。

处方：

黄芪 120g	当归 120g	麸炒白芍 100g	川芎 100g
醋香附 100g	泽兰 100g	鸡血藤 150g	淫羊藿 100g
浙肉苁蓉 120g	菟丝子 120g	猫爪草 100g	制玉竹 100g
天冬 100g	麸炒白术 100g	枸杞子 120g	浙黄精 150g
葛根 150g	茯苓 120g	温山药 150g	梅花 60g
紫苏梗 100g	陈皮 60g	薏苡仁 150g	

另加：

阿胶 250g	鳖甲胶 150g	龟甲胶 100g	冰糖 400g
核桃仁 400g	黄酒 500g	黑芝麻 100g	西红花 10g
灵芝孢子粉 40g			

上药一料收膏切片，早晚空腹服1~2片。发热、腹泻、咳嗽停服。

【按语】患者屡孕屡堕，中医学辨病属"数堕胎"范畴。《景岳全书·妇人规》记载："凡妊娠之数见堕胎者，必以气脉亏损而然。"章勤教授认为，此病病机关键在于脾肾两虚，先天之本与后天之本俱损，元阳不温，仓廪不实，胞宫失养，则难以摄精成孕；加之妇人性情素郁，胎愈堕而气愈结，则胎元难固；临床易兼夹湿、热、瘀诸证，呈本虚标实之象。所谓"滑胎重孕前，根深方叶茂"，孕前治宜扶正祛邪，预培其损，方以何氏育麟方合养巢方化裁，方中淫羊藿、肉苁蓉、菟丝子温补肾阳，黄精、枸杞子、葛根、天冬、制玉竹蓄养阴精，辅以黄芪、温山药、薏苡仁、茯苓、炒白术充实运化之脾气，醋香附、梅花、紫苏梗疏理郁滞之肝气。又因患者素有"癥瘕"，病在血分，瘀结而成，予猫爪草化痰散结，川芎、鸡血藤、泽兰活血祛瘀，既可改善瘀血宿疾，亦可宣滋阴药物之滞，引领补肾药物直入其地，动静相合，标本兼治，可堪良效，此类患者孕后当注意补肾培脾，静心养胎，防止复发。

（陈赟整理）

第十五章 产后病

第一节 产后体虚

案1 产后体虚（气血虚弱）（何嘉琳医案）

马某某，女，33岁。2022年10月25日就诊。

患者2020年4月顺产1女，产时出血量多，约300ml，产后月余恶露方净，乳汁量少，哺乳3个月后停止。刻下患者月经未转，面色萎黄，神疲乏力，精神欠佳，腰背酸痛，形寒肢冷，性欲淡漠，舌淡暗苔薄白，脉细。证属气血亏虚。治拟补益气血，填补奇经。

处方：

党参150g	生黄芪150g	焦白术100g	炒白芍100g
杜仲150g	枸杞子150g	菟丝子200g	葛根200g
酸枣仁150g	淮小麦200g	当归150g	丹参150g
川芎100g	天冬150g	龟甲150g	郁金100g
独活100g	桑寄生150g	续断100g	砂仁^{（后下）}50g
山茱萸100g	鹿角片100g	巴戟天150g	肉苁蓉100g
怀牛膝150g	覆盆子150g	熟地黄150g	玉竹150g
大枣100g	炙甘草50g		

另加：

阿胶250g	鹿角胶100g	龟甲胶100g	冰糖500g
黄酒500g	灵芝孢子粉20g	核桃仁300g	黑芝麻300g
野山参5g			

随访：患者服药后自诉睡眠较前好转，身痛好转，精神转佳，气色焕然一新。

【按语】妇人产后体虚未复，何子淮先生喜述之为元阳未复。盖女子分娩生产，气血亦大耗，母体气血虚衰，尤以阳气不足输布为甚。患者分娩之时出血量多，气血大亏，恐有罹患席汉综合征之虞。治疗之时，以补益气血为主。方中不但以党参、黄芪、白术健脾益气，还加入野山参大补元气，杜仲、续断、鹿角片、巴戟天、肉苁蓉等补肾温阳，填补奇经，同时加入阿胶、鹿角胶、龟甲胶滋阴补血，酸枣仁、灵芝孢子粉养心安神，郁金疏肝，砂仁健脾，诸药同用，气血均补，肝、心、脾、肾同治，方能疗效卓越。

（马景整理）

案2 产后体虚（气血不足，肝肾亏损）（何嘉琳医案）

黄某某，女，34岁。2020年10月17日就诊。

产后8个月，尚未断乳，乳汁尚足。平素感倦怠神疲，嗜睡，腰酸，易烦躁，夜寐欠安，舌尖红，苔薄腻，右脉缓尺沉，左脉缓。证属气血不足，肝肾亏损。拟补益气血，滋养肝肾。

处方：

黄芪150g	太子参300g	炒白术100g	大枣120g
枸杞子150g	当归120g	川芎100g	熟地黄120g
砂仁（后下）50g	防风60g	茯苓100g	黄精200g
甘草30g	佛手60g	五味子60g	炒白芍150g
菟丝子150g	覆盆子150g	麦冬100g	续断150g
杜仲120g	巴戟天100g	牛膝150g	鸡血藤150g
肉苁蓉150g	炒酸枣仁120g	制远志60g	首乌藤150g
淫羊藿150g	桑椹150g		

另加：

阿胶250g	龟甲胶150g	鹿角胶100g	西洋参30g
西红花10g	灵芝孢子粉80g	鲜铁皮石斛120g	龙眼肉60g
黑芝麻200g	核桃仁300g	冰糖500g	黄酒500g

上药一料收膏，每晨空腹开水冲服或含化。发热、腹泻、咳嗽停服。

电话回访：服用膏方后诸症明显好转，精神大振。

【按语】患者产后尚在哺乳，气血未复，形体失养，故感倦怠神疲，嗜睡；肾气亏虚，故腰酸；阴血不足，肝失所养，故而易烦躁，夜寐欠安。方以八珍汤、生脉散补气滋阴养血，菟丝子、桑椹、覆盆子、巴戟天、淫羊藿、肉苁蓉、黄精、五味子补益肝肾，杜仲、川续断、牛膝强腰膝，酸枣仁、首乌藤、远志安神定志，佛手、砂仁理气和胃，全方共奏补益气血，滋养肝肾之效。

（沈丹整理）

案3 产后体虚（气血两亏）（何嘉琳医案）

姚某某，女，33岁。2021年11月13日就诊。

患者产后14个月，喂养操劳，哺乳日久，故面色不荣，倦怠神疲，常感头晕，腰背酸痛，受寒更甚，脱发，夜寐欠安，舌质淡，苔薄腻，脉缓。证属气血两亏，拟益气养血，填补冲任。

处方：

黄芪150g	太子参300g	炒白术100g	大枣120g
枸杞子150g	当归120g	川芎100g	熟地黄120g
砂仁(后下)50g	防风60g	制黄精200g	甘草30g
佛手60g	蒸五味子90g	炒白芍150g	菟丝子150g
覆盆子150g	巴戟天100g	盐杜仲120g	续断150g
鸡血藤150g	淫羊藿150g	牛膝150g	焦山楂150g
炒酸枣仁120g	制远志60g	淮小麦300g	狗脊150g
女贞子150g	炒麦芽300g		

另加：

阿胶250g	鹿角胶100g	西红花10g	鲜铁皮石斛120g
龙眼肉60g	西洋参30g	龟甲胶150g	野山小参10g
冰糖500g	黄酒500g	灵芝孢子粉80g	

上药一料收膏切片，早晚空腹服1~2片。发热、腹泻、咳嗽停服。

患者服用膏方后面色转润，寐安纳可，腰痛、乏力诸症一扫而光。

【按语】《女科经纶》谓："因产走动气血，升降失其度，留滞关节，筋脉引急，是以遍身疼痛。"妇人产后，精伤血竭，百节空虚，荣卫失和，腠理不固，风、寒、湿邪内侵，气血不畅，留滞经络，不通则痛。该患产后喂养操劳，哺乳日久，气血亏耗，脾弱无力，心神失养，故见倦怠神疲，夜寐欠安；精血不荣于上，则头晕脱发；气血不畅，邪留百节，故腰背酸痛。治需甘温补气血以治本虚，并活血以祛瘀。方中参、芪、术、草、枣培补中焦，当归、川芎、熟地黄养血活血，黄精、菟丝子、覆盆子、巴戟天、杜仲、续断强壮腰肾，酸枣仁、远志、淮小麦养血宁心，炒麦芽健脾开胃，灵芝孢子粉养心安神，更以三胶填补奇经，野山参、西洋参大补元气，气血双补以填生养哺乳之亏耗。

（骆诗灵整理）

案4 产后体虚（肝肾不足，心肾不交）（何嘉琳医案）

季某某，女，43岁。2022年11月7日就诊。

患者平素体弱，数年不孕，经何老诊疗后自然怀孕，2022年9月15日足月分娩，产后觉倦怠神疲，腰膝酸痛，脱发，带下量少，夜寐欠安，心情烦躁，畏寒，乳汁偏少，舌尖边红，苔薄，脉缓，尺虚浮。证属肝肾不足，心肾不交，治拟补肾填精，宁心安神。

处方：

黄芪150g	太子参300g	炒白术100g	大枣120g
枸杞子150g	当归120g	川芎100g	熟地黄120g
砂仁(后下)50g	防风60g	茯苓100g	制黄精200g
甘草30g	佛手60g	五味子60g	炒白芍150g
菟丝子300g	覆盆子150g	天冬100g	麦冬100g
炒酸枣仁120g	制远志60g	郁金100g	炒芥子100g
玄参100g	浙贝母100g	淮小麦300g	淡豆豉60g
焦栀子100g	巴戟天100g	盐杜仲120g	淫羊藿150g

另加：

阿胶250g	龟甲胶100g	鹿角胶100g	西红花10g
灵芝孢子粉80g	黑芝麻200g	鲜铁皮石斛120g	龙眼肉60g
西洋参30g	野山小参10g	核桃仁300g	冰糖500g
黄酒500g			

上药一料收膏，每晨空腹开水冲服或含化。发热、腹泻、咳嗽停服。

【按语】患者平素体弱，加上高龄分娩生产，耗血伤气，母体气血虚衰，尤以阳气不能输布为甚，出现神疲倦怠、畏寒等症状。年过六七，肝肾亏损已显。肾为先天之本、天癸之源，冲任之脉皆系于肾，肾气不足，肾阴亏损，出现脱发、腰膝酸软、带下量少、尺脉虚浮等症状。此外，肝肾同居下焦，肾精与肝血相滋相生，有"精血同源""肝肾同源"之说。肾阴不足，水不涵木，出现心情烦躁等情志症状；肾又与心相互协调，心阳与肾阴相互升降，水火相济，上下交通。肾阴无法上升于心，以滋养心阴，出现舌尖边红、夜寐难安等症状。方中四物汤养血活血以调冲；五子衍宗丸、巴戟天、盐杜仲、淫羊藿等补肾填精；黄芪、白术、大枣、龙眼肉、核桃仁等健脾益气以资后天；酸枣仁、远志、淮小麦、五味子安神助眠；麦冬、淡豆豉、郁金、焦栀子解郁清心除烦；更以龟甲胶、阿胶滋阴养血；鹿角胶补肝肾、益精养血。诸药同用，以达到补肝肾、养精血、安心神、充乳汁之效。

（陈赟整理）

案5 产后体虚（气血两亏）（何嘉琳医案）

游某某，女，41岁。2019年10月2日就诊。

患者剖宫产后哺乳10个月，近期断乳中，月经已转。末次月经9月25日，尚准期，量中等，无痛经。面色不荣，睡眠差，脱发，腰酸乏力，二便调，舌质淡，苔薄白，尺脉弱。生育史：2-0-1-2，均剖宫产。体检血脂偏高。证属气血两亏，治拟益气养血，填补冲任。

处方：

黄芪150g	太子参300g	炒白术100g	生地黄120g
当归120g	炒白芍150g	川芎100g	熟地黄120g
砂仁(后下)50g	枸杞子150g	制黄精200g	桑椹150g
菟丝子150g	续断150g	茯苓100g	杜仲100g
佛手50g	淫羊藿150g	山药150g	制何首乌90g
牛膝150g	甘草30g	大枣150g	酸枣仁150g
巴戟肉150g	黄芩100g	焦山楂150g	生侧柏叶100g
龙齿(先煎)150g	远志肉60g	五味子60g	首乌藤150g

另加：

西红花10g	阿胶250g	西洋参30g	鲜铁皮石斛120g
鹿角胶100g	龟甲胶150g	灵芝孢子粉80g	龙眼肉100g
三七粉45g	黄酒500g	冰糖500g	黑芝麻300g
核桃仁300g			

上药一料收膏切片，早晚空腹服1~2片。发热、腹泻、咳嗽停服。

患者服用完膏方后睡眠好转，自觉精神提振，腰酸、乏力等诸症均有好转，于2019年12月24日来开第二料膏方，续服调理后诸症皆消。

【按语】《景岳全书·妇人规》曰："产后气血俱去，诚多虚证，然有虚者，有不虚者，有全实者，凡此三者，但当随证随人，辨其虚实，以常法治疗，不能执有诚心，概行大补，以致助邪。"该患产后10个月，断乳经转，然精血未复，气血生化乏源，心脾失养，故有夜寐欠安、脱发、乏力及尺脉弱。方中八珍汤培补气血，菟丝子、续断、巴戟肉、杜仲、淫羊藿、黄精、桑椹、枸杞子补肾填精，治精血之慸，牛膝、佛手、山楂于补中通利气血，佐远志、五味子、首乌藤、龙齿敛阴安神，是何老常用的安神配伍。治法不拘于产后，通利兼施，亦不忘于产后，气血俱养。

（骆诗灵整理）

案6 产后体虚（肾气不足，阴阳两虚）（何嘉琳医案）

高某某，女，32岁。2018年12月3日就诊。

患者自青春期起月经不规则，频繁出现崩漏，间断在何老处诊治，月经尚能维持规律。工作后逐渐出现月经先期，婚后数年未避孕未孕，外院诊断为"卵巢早衰"，继在何老处诊治，结合IVF-ET治疗后受孕，足月分娩双胎。患者产后3个月，喂养操劳，分身乏术，自觉倦怠神疲，自汗出，脱发，心悸，体虚易感，形体消瘦，舌尖边红，苔薄腻，右脉缓，左关弦。遂请何老调治。证属肾气不足，阴阳两虚，治拟补肾填精，扶正固本。

处方：

黄芪150g	太子参300g	炒白术100g	大枣120g
枸杞子150g	当归120g	川芎100g	炒白芍150g
熟地黄120g	砂仁^(后下)50g	防风60g	茯苓100g
制黄精200g	佛手60g	五味子60g	甘草30g
菟丝子150g	桑椹150g	炒芥子150g	生鸡内金200g
黄芩100g	牛膝150g	淫羊藿150g	首乌藤150g
丹参150g	麦冬100g	巴戟天100g	乌药60g
杜仲100g	狗脊150g	生地黄100g	炒枳壳100g

另加：

阿胶250g	鹿角胶100g	龟甲胶100g	西红花10g
西洋参30g	龙眼肉60g	冰糖500g	黄酒500g
灵芝孢子粉80g	鲜铁皮石斛130g		

上药一料收膏切片，早晚空腹服1~2片。发热、腹泻、咳嗽停服。

服用膏方后患者精力较前明显好转，夜寐转安，汗出减少，心悸消失。后数年患者持续在何老处膏方调理。2022年2月患者自然妊娠，后足月分娩。

【按语】肾为先天之本，主藏精而寓元阳，主生殖而系胞脉。《景岳全书》指出："五脏之阴气，非此不能滋，五脏之阳气，非此不能发。"肾中精气支配、调节着人体的生长、发育、生殖。本案患者先天肾气不足，在青春期就出现月经失调、频繁崩漏等病证，后又确诊卵巢早衰，经中西医结合治疗生产双胎后更是耗伤气血，损伤肾精，导致阴阳两虚。叶天士《临证指南医案》谓："阳虚自汗，治宜补气以卫外。"产后患者出现倦怠神疲，形体消瘦，自汗，易外感等症状，提示患者阳气不足，脾气虚弱，无法固外。方中用黄芪、太子参、炒白术、防风补中益气，固表止汗；以四物汤活血养血，补益产后气血亏虚；不吝巴戟天、菟丝子、淫羊藿、杜仲、牛膝、狗脊、黄精、五味子、桑椹等滋肾填精之品，温肾阳，滋肾阴；加佛手、乌药、炒枳壳等理气行气之物，通调气机，防止补益药滋腻碍胃之虞。

（陈赟整理）

案7 产后体虚（脾肾亏虚，心肾不交）（何嘉琳医案）

沈某某，女，34岁。2020年11月9日就诊。

患者产后10个月，神疲乏力，夜寐欠安，易醒，头晕，体虚易感，月经先期4~5天，量少，5天净。末次月经11月1日，量少，色淡，5天净。生育史：2-0-0-2。舌淡，苔薄，右脉缓，左关弦。证属脾肾亏虚，心肾不交，拟用补肾健脾，宁心安神。

处方：

黄芪150g	太子参300g	炒白术100g	大枣120g
枸杞子150g	当归120g	川芎100g	熟地黄120g
砂仁(后下)50g	防风60g	茯苓100g	制黄精200g
甘草30g	佛手60g	五味子60g	炒白芍150g
菟丝子150g	覆盆子150g	醋香附100g	郁金100g
丹参150g	炒芥子150g	淫羊藿150g	生鸡内金100g
肉苁蓉150g	制远志60g	鸡血藤150g	炒酸枣仁120g
续断150g	杜仲120g	桑椹150g	黄芩100g
石决明(先煎)180g	梅花50g	巴戟天100g	

另加：

阿胶250g	龟甲胶150g	鹿角胶100g	西红花10g
西洋参30g	野山小参10g	龙眼肉60g	鲜铁皮石斛120g
黑芝麻200g	核桃仁300g	冰糖500g	黄酒500g
灵芝孢子粉80g			

上药一料收膏切片，早晚空腹服1~2片。发热、腹泻、咳嗽停服。

患者服用膏方后诸症改善，大呼膏方神妙，后每至冬令时节患者携其家人纷至何老处膏方诊疗。

【按语】 患者产后伤肾，耗伤精血，冲任血海不充，肾水亏涸，不能涵养于木，上济于心，故夜寐欠安；产后形体劳倦，脾气受伤，脾伤则中气虚弱，冲任不固，经血失统，以致月经先期来潮，神疲乏力，体虚易感。方中在熟地黄、制黄精、菟丝子、覆盆子、肉苁蓉、杜仲、巴戟天、淫羊藿、续断等滋补肝肾之品中加入梅花、石决明之品平肝舒肝，乃何氏调肝八法中"育阴益肾解郁"之法，以黄芪、太子参、白术、茯苓补脾益气，同时加入酸枣仁、制远志等宁心安神，醋香附、郁金疏肝理气调冲。龟甲胶与鹿角胶用量3:2，偏补肝肾之阴。诸药合用，养肝肾，益脾气，有疏有补，有通有清，气血调和，冲任调养，诸症得消。

（陈赟整理）

案8 产后体虚（精血亏虚）（章勤医案）

汪某某，女，35岁。2020年11月16日就诊。

患者剖宫产后9个月，已断乳，月经已转，50天左右一行。末次月经10月1日，量中等，色黯红，无痛经，7天净。平素时感神疲乏力，记忆力减退，畏寒，夜寐梦扰，胃纳一般，大便略稀，小便如常。舌质淡红，苔薄白，脉沉细。患者大产一胎后养生不慎，精血亏虚而导致诸症，正值冬令之际，拟投膏方补血养血，温肾益精，以冀来年身健经调。

处方：

黄芪100g	紫石英（先煎）150g	当归120g	麸炒白芍100g
川芎100g	熟地黄120g	生地黄100g	醋香附100g
郁金60g	泽兰100g	鸡血藤150g	淫羊藿100g
浙肉苁蓉120g	菟丝子120g	仙茅100g	制玉竹100g
盐益智仁100g	麸炒白术100g	枸杞子120g	茯苓120g
温山药150g	梅花60g	紫苏梗100g	续断100g
盐杜仲100g	陈皮60g		

另加：

阿胶250g	鹿角胶125g	龟甲胶125g	冰糖400g
核桃仁400g	黄酒500g	黑芝麻100g	灵芝孢子粉30g

上药一料收膏切片，早晚空腹服1～2片。发热、腹泻、咳嗽停服。

患者服用膏方1个月，电话回访，月经周期逐渐正常，诸症好转。

【按语】 妇女以肝为先天，以阴血为体，以阳气为用。产时母体耗气失血，日久精血亏虚，阳气失运，髓海不足，则见乏力、记忆力减退、畏寒、月经后期、夜寐梦扰等症。治疗以四物汤为底方，补血养血，其中熟地黄滋阴养血，补肾填精，当归甘温而润，辛苦行走，擅补血活血，川芎辛温，有活血通络，行血导滞之功，白芍养肝和营，滋阴敛血，联合鸡血藤、枸杞子等补血和血，益盈冲脉。黄芪、山药等建筑中州，培补后天脾胃。肉苁蓉、仙茅、续断等补肾填精，滋养先天。香附、郁金解郁行气，配泽兰养血活血通经。稍佐陈皮理气和胃，以防滋腻之碍。胶类选择养血补血之阿胶，滋补肝肾之龟甲胶，温补肝肾、益精养血之鹿角胶。全方重在养血填精，精充血足，则经调体健。

（陈赟整理）

案9 产后体虚（气血亏虚，脾肾不足）（方晓红医案）

彭某某，女，37岁。2021年11月5日就诊。

患者剖宫产后10个月余，工作繁忙，未注意休息，产后3个月转经，月经后期而行。末次月经9月21日，量偏少，色淡红，5天净。面色萎黄，神疲乏力，夜寐欠安，脱发较多，白发滋生，胃纳欠佳，偏头痛，舌淡红，苔薄白，脉弦细。孕期高血糖、高血脂。证属气血亏虚，脾肾不足，治拟大补气血，补肾健脾。

处方：

当归120g	川芎50g	熟地黄150g	温山药150g
麸炒白芍100g	盐杜仲120g	菟丝子150g	黄芪120g
党参150g	茯苓150g	淫羊藿100g	麸炒白术100g
生地黄100g	陈皮30g	醋香附60g	浙肉苁蓉100g
郁金100g	玉竹100g	枸杞子150g	蒸萸肉50g
砂仁（后下）50g	浙黄精150g	炒稻芽100g	柏子仁100g
牡蛎（先煎）150g	百合100g		

另加：

木糖醇250g	龟甲胶100g	鹿角胶100g	黄酒500g
阿胶250g			

上药一料收膏，每晨空腹开水冲服或含化。发热、腹泻、咳嗽停服。

【按语】《傅青主女科》云："凡病起于血气之衰，脾胃之虚，而产后尤甚。是以丹溪先生论产后，必当大补气血为先，虽有他证，以末治之。斯言尽治产之大旨。""发为血之余""肾其华在发"，大产后气血大亏，不荣则痛，可见偏头痛；加之脾肾不足，脾失健运，气血生化乏源，肾精不足，精气无法充养毛发，遂出现白发、脱发。方中以温山药、黄芪、白术、茯苓、炒稻芽益气健脾促生化，四物汤补血养营，以达到气血双补之效；不吝盐杜仲、菟丝子、淫羊藿、浙肉苁蓉、蒸萸肉、黄精等补肾填精之品补养先天。气行则血行，气虚则血行无力而易瘀滞，辅以陈皮、醋香附、郁金、百合等行气理气。患者孕期血糖偏高，故以木糖醇收膏，以防血糖升高。全方秉持"勿拘于产后，亦勿忘于产后"的原则，结合病情进行辨证论治，兼顾诸症，是以疗效如神。

（朱笑熠整理）

第二节　产后月经失调

案1 产后月经失调（脾肾两虚）（何嘉琳医案）

山某某，女，38岁。2018年12月20日就诊。

数年前患者曾有2次难免流产，经何老调理后顺利分娩2胎，产后月经量较前明显减少，月经先后不定期，24~25天一行。末次月经12月5日，后期半月方至，量少，色淡，伴少腹疼痛，4天净。平素时感两侧少腹疼痛，带下量多色黄，夜寐梦扰，倦怠神疲，气短，易外感，形体消瘦，舌淡红，苔薄腻，脉缓。证属脾肾两虚，治拟补肾健脾。

处方：

黄芪150g	太子参300g	炒白术100g	大枣120g
枸杞子150g	当归120g	川芎100g	熟地黄120g
砂仁(后下)50g	防风60g	茯苓100g	制黄精200g
甘草30g	佛手60g	五味子60g	炒白芍150g
菟丝子300g	覆盆子150g	蒲公英180g	桑椹150g
巴戟天100g	盐杜仲100g	牛膝150g	丹参150g
醋香附100g	郁金100g	大血藤300g	泽泻100g
鸡血藤150g	淫羊藿150g	石楠叶150g	薏苡仁300g

另加：

阿胶250g	鹿角胶60g	龟甲胶100g	西红花10g
冰糖500g	黄酒500g	龙眼肉60g	醋鳖甲100g
醋山甲50g	西洋参30g	鲜铁皮石斛120g	灵芝孢子粉80g

上药一料收膏切片，早晚空腹服1~2片。发热、腹泻、咳嗽停服。

患者服用膏方后，月经量较前增多，经期规律，精神较前好转，外感明显减少，带下好转。后患者连续数年冬令求膏方于何老，增强体质，防病延年。

【按语】患者年过五七，"阳明脉衰，面始焦，发始堕"，肾气由盛转衰，又经历2次难免流产、1次妊娠生产，耗气伤血，肝肾亏虚，月经量较前明显减少且出现先后不定期。《医学集成》载："清臣曰：产后百脉空虚，瘀血停滞，唯温与补，乃为秘要。盖温则足以消瘀滞，补则足以填空虚。"方中枸杞子、五味子、制黄精、菟丝子、覆盆子、巴戟天、盐杜仲、牛膝、淫羊藿等温补之品，补肾填精，以滋补肝肾不足，以川芎、郁金、丹参活血行气止痛，祛瘀以生新。患者倦怠神疲，易外感，形瘦，舌淡苔薄腻，均为脾阳虚的表现。《傅青主女科》云："夫带下俱是湿证。"脾虚运化无力以致带下量多，以黄芪、太子参、白术健脾益气，以泽泻、薏苡仁利水渗湿，加以蒲公英、大血藤清热解毒祛邪。诸药同用，共奏补肾精、健脾气、调经血、止带下之效。

（马景整理）

案2 产后月经失调（脾肾两虚）（何嘉琳医案）

姚某某，女，33岁。2019年1月28日。

患者患有多囊卵巢综合征多年，月经常后期，3~10/30~90天，婚后数年未避孕未孕，遂于何老处诊疗结合IVF-ET，成功妊娠，足月分娩一女婴。患者目前产后9个月，月经已来潮，量多，有血块，经期长，8~10天净。末次月经1月15日，淋漓10天方净。形体肥胖，平素倦怠神疲，夜寐欠安，四肢冰凉，易外感，舌质淡苔薄腻，脉缓。证属脾肾两虚，治拟补肾健脾。

处方：

黄芪150g	太子参300g	炒白术100g	大枣120g
枸杞子150g	当归120g	川芎100g	炒白芍150g
砂仁(后下)50g	防风60g	茯苓100g	制黄精200g
佛手60g	五味子60g	甘草30g	菟丝子150g
覆盆子150g	泽泻100g	牡丹皮100g	焦山楂150g
马齿苋200g	贯众200g	巴戟天100g	杜仲100g
桑寄生150g	沙苑子150g	炒白蒺藜150g	女贞子150g
淫羊藿150g	郁金120g	香附100g	生鸡内金150g
白芥子150g	桑椹150g		

另加：

阿胶250g	鹿角胶100g	龟甲胶150g	西红花10g
龙眼肉60g	西洋参30g	炮山甲50g	灵芝孢子粉80g
核桃仁300g	黑芝麻300g	木糖醇400g	鲜铁皮石斛120g
黄酒500g			

上药一料收膏切片，早晚空腹服1~2片。发热、腹泻、咳嗽停服。

服用膏方后患者月经较前规律，精力较前好转，夜寐转安，四肢转温，外感减少。

【按语】患者先天不足，脾肾亏虚，经水不调，虽经治疗后成功妊娠，但妊娠生产后耗伤血气，劳倦过度，更伤脾气、肾精、中气。脾气不足，运化失职，气血乏源，故血海不能按时满盈，以致后期来潮；冲任不固，血失统摄，遂致经行量多，且经期延长。朱丹溪云："产后无得令虚，当大补气血为先，虽有杂证，以末治之。"方中黄芪、太子参、白术补气升提，固冲摄血；牡丹皮、白芍、贯众凉血敛阴。又考虑患者有多囊卵巢综合征，方中加入五子衍宗丸、桑寄生、沙苑子、女贞子、淫羊藿、巴戟天等补肾填精之品，调任冲，养精血，加以砂仁、佛手、香附、郁金、白芥子等行气理气，畅调气机。全方共奏健脾补气升提，补肾固冲养血之效。

（马景整理）

案3 产后月经失调（心脾两虚，冲任失调）（何嘉琳医案）

吴某某，女，26岁，公司职员。2020年11月7日就诊。

患者产后11个月，已停母乳喂养，月经已转3个月，先期、量少。末次月经10月15日，先期1周而至，量少，伴小腹痛。面色萎黄，形体消瘦，倦怠乏力，大便溏稀，胃纳不馨，夜寐欠安，心悸，右脉缓，左关弦，舌苔薄，尖边红。证属心脾两虚，冲任失调，治拟养心健脾，调理冲任。

处方：

黄芪150g	太子参300g	炒白术100g	大枣120g
枸杞子150g	当归120g	熟地黄120g	砂仁^(后下)50g
防风60g	茯苓100g	制黄精200g	甘草30g
佛手60g	蒸五味子90g	炒白芍150g	菟丝子150g
覆盆子150g	山药150g	木香60g	炒酸枣仁120g
制远志60g	巴戟天100g	盐杜仲120g	石决明^(先煎)180g
梅花50g	黄芩100g	蒸萸肉100g	牡丹皮100g
肉苁蓉100g	淮小麦300g		

另加：

阿胶250g	龟甲胶150g	鹿角胶100g	西红花10g
冰糖500g	黄酒500g	鲜铁皮石斛120g	龙眼肉60g
西洋参30g	野山小参10g	灵芝孢子粉100g	

上药一料收膏，每晨空腹开水冲服或含化。发热、腹泻、咳嗽停服。

次年春天复诊，患者自述月经周期尚准，寐安、便调，诸症好转。

【按语】患者产后精血俱虚，冲任失调，经少先行；后天亏耗，形瘦神乏；心神失养，夜寐欠安、心悸有碍。法当养心健脾，调理冲任。全方以何氏育麟方为底填精养血，调畅气机，又以酸枣仁、远志、龙眼肉寓归脾濡润养心之意，木香香燥醒脾；妇女多忧思郁结，石决明、梅花清肝经虚热，解关弦郁结。全方重养心脾，兼顾肝肾，药证合拍，取方精妙。

（马景整理）

案4 产后月经失调（脾肾两虚，带脉失约）（何嘉琳医案）

吕某某，女，37岁，大学老师。2020年11月7日就诊。

患者红斑狼疮病史10年，2017年6月孕2个月难免流产行药流，经何老中药调理后足月分娩一女婴。现产后1年余，月经先期数月，末次月经10月16日，量多，伴腰酸，带下量多，倦怠乏力，脱发，面色晦暗，易外感，舌淡胖苔薄白，脉细。证属脾肾两虚，带脉失约。治宜益肾健脾，填精固带。

处方：

黄芪150g	太子参300g	炒白术100g	大枣120g
枸杞子150g	当归120g	炒白芍150g	熟地黄120g
砂仁^(后下)50g	茯苓100g	防风60g	黄精200g
佛手60g	五味子60g	甘草30g	菟丝子150g
覆盆子150g	制何首乌90g	生侧柏叶100g	蒸萸肉100g
桑椹150g	女贞子150g	肉苁蓉150g	淫羊藿150g
巴戟天120g	芡实150g	金樱子120g	杜仲120g
续断150g	牛膝150g		

另加：

阿胶250g	龟甲胶150g	鹿角胶100g	西红花10g
黑芝麻200g	核桃仁300g	冰糖500g	黄酒500g
鲜铁皮石斛120g	龙眼肉60g	西洋参30g	野山小参10g
灵芝孢子粉80g			

上药一料收膏切片，早晚空腹服1~2片。发热、腹泻、咳嗽停服。

患者服药后诸症改善，次年再携先生一起请何老膏方调理以求却病延年。

【按语】患者五七阳明脉衰，生产耗精，先后天皆损，故见经早脱发，倦怠晦暗等脾肾亏虚之象。唐容川谓："带脉出于肾中，以周行脾位，由先天交于后天脾者也。"脾肾健即带脉振，带脉固则脾肾约。脾肾亏虚，带脉失约，故带下量多，腰酸。治宜益肾健脾，填精固带。在育麟方基础上重用桑椹、女贞子、肉苁蓉、淫羊藿、巴戟天温补之剂，峻补脾肾，又以杜仲、续断、牛膝强健益肾，芡实、金樱子收涩固带，又以野山小参、西洋参大补元气，三胶并用以填奇经。全方温养水土，不热非燥，使水得滋，土有养，带脉健固，诸症改善。

（陈赟整理）

第三节　产后身痛

案1 产后身痛（肝肾亏虚，气血瘀滞）（何嘉琳医案）

应某，女，36岁。2008年1月20日就诊。

患者顺产后1年，工作繁忙，内外操劳，以至于年过五七精神疲惫，腰脊酸痛，俯仰不利，四肢酸疼，足跟疼痛，偏头痛时作，月经尚准期。末次月经1月11日，经量偏少，黯紫夹块，伴腹痛明显。舌淡黯有瘀点，苔薄，脉涩。证属产后肝肾亏虚，气血瘀滞。治拟益肝肾，补气血，通经络。

处方：

黄芪150g	生晒参^(另煎)60g	天麦冬^(各)100g	五味子60g
当归150g	川芎100g	生熟地黄^(各)100g	枸杞子150g
肉苁蓉150g	制黄精200g	蜈蚣10条	全蝎30g
丹参150g	川牛膝150g	鸡血藤150g	乌梢蛇100g
制何首乌150g	淫羊藿150g	仙茅150g	巴戟天150g
川续断150g	菟丝子150g	炒杜仲150g	桑寄生150g
独活100g	炙甘草50g	大枣100g	伸筋草100g
制狗脊150g	豨莶草100g	砂仁^(后下)50g	佛手10g

另加：

鹿角胶100g	龟甲胶100g	阿胶250g	藏红花10g
龙眼肉150g	灵芝孢子粉30g	核桃仁250g	黑芝麻250g
黄酒250g	冰糖250g	三七粉30g	

上药一料收膏切片，早晚空腹服1~2片。发热、腹泻、咳嗽停服。

【按语】《女科经纶》曰："因产走动气血，升降失其度，留滞关节，筋脉引急，是以遍身疼痛。"本案患者产后营卫俱亏，肝肾不足，筋脉失养而肢节痹痛，瘀血内阻，不通则痛，故偏头痛、关节痛。治疗时以养血为主，参以通络。方中生熟地黄、枸杞子、当归、五味子、丹参、三七等养血活血以益阴；淫羊藿、巴戟天、川续断、桑寄生、菟丝子等补肾益精以强腰膝；乌梢蛇、蜈蚣、全蝎等搜风通络以止痛；大枣、龙眼肉、核桃仁等健脾益气以荣四肢。全方共奏益肝肾、补气血、通经络之效。

（马景整理）

案2 **产后身痛（正气不足，风寒闭阻）（何嘉琳医案）**

严某某，女，32岁，自由职业。2021年10月23日就诊。

患者去年冬季分娩，养生不慎，风寒之邪内侵，现已产后年余，腰痛，头痛，遇寒加重，畏寒肢冷，夜寐不宁，体虚气短。生育史：3-0-2-3。末次月经10月10日，准期，量中，色暗红，伴小血块下，5天净。舌质淡苔薄腻，脉缓尺沉。证属正气不足，风寒闭阻。治拟益气养血扶正，温经散寒祛邪。

处方：

黄芪150g	太子参300g	炒白术100g	大枣120g
枸杞子150g	当归120g	川芎100g	炒熟地黄120g
砂仁(后下)50g	防风60g	茯苓100g	黄精200g
佛手60g	五味子60g	甘草30g	五味子60g
炒白芍150g	菟丝子150g	覆盆子150g	淫羊藿150g
仙茅100g	葛根300g	巴戟天100g	羌活60g
独活60g	续断150g	杜仲150g	牛膝150g
肉苁蓉100g	泽泻100g	丹参150g	藁本100g
白芷60g	枸骨叶150g	炒蔓荆子150g	女贞子120g
天麻90g	淮小麦300g	全蝎30g	

另加：

阿胶250g	鹿角胶100g	龟甲胶150g	西红花10g
灵芝孢子粉80g	冰糖500g	黄酒500g	鲜铁皮石斛120g
龙眼肉60g	西洋参30g	龟甲胶150g	

上药一料收膏切片，早晚空腹服1～2片。发热、腹泻、咳嗽停服。

患者服用膏方后四肢得温，头痛、腰痛明显缓解，次年冬令继续膏方治疗，以求却病延年。

【按语】患者房劳多产，任督二脉空虚，肝肾不足，故腰痛如折。气血亏虚，经脉失养，凝滞血脉，气血循行不畅，上入颠顶故而头痛。风寒之邪乘虚而入，则疼痛加重。故予四物汤和参、芪、术补益气血；二仙汤温补肾阳；菟丝子、覆盆子、巴戟天、肉苁蓉、黄精、枸杞子补益肝肾，阿胶、鹿角胶、龟甲胶填补奇经，补益冲任；杜仲、川续断强筋骨，壮腰膝；羌活、独活、枸骨叶祛风除湿止痛；丹参、牛膝舒筋活血通络；炒蔓荆子、藁本、白芷、天麻通络止头痛，全蝎搜风通络止痛，诸症得以缓解。

（沈丹整理）

案3 **产后足跟痛（肝肾亏虚，冲任失养）（章勤）**

张某某，女，35岁。2021年12月8日就诊。

患者2年前顺产后既忙于工作，又操持家务，平素月经先期1周，产后脚底发麻，足跟酸痛，神疲乏力，时觉腰酸，精神抑郁，脱发，睡眠一般，末次月经12月1日，量中等，色红，5天净。生育史：1-0-0-1。舌质红，苔薄边齿痕，脉细。证属肝肾亏虚，冲任不足，治拟滋养肝肾，调补冲任。

处方：

黄芪150g	当归120g	麸炒白芍100g	川芎100g
熟地黄100g	生地黄100g	醋香附100g	郁金100g
泽兰100g	淫羊藿100g	浙肉苁蓉120g	蒸萸肉90g
菟丝子120g	制玉竹100g	天冬100g	麸炒白术100g
枸杞子120g	茯苓120g	陈皮60g	漏芦100g
盐杜仲150g	温山药150g	梅花60g	紫苏梗100g
醋鳖甲^(先煎)100g	醋龟甲^(先煎)120g		

另加：

阿胶250g	鹿角胶100g	龟甲胶100g	冰糖400g
核桃仁400g	黄酒500g	黑芝麻120g	

上药一料收膏切片，早晚空腹服1~2片。发热、腹泻、咳嗽停服。

【按语】 女子因经、孕、产、乳等特殊生理特点，数伤于血，故常有血不足之证，女子产后又处于气血阴阳失调之极期，前人谓"产后百脉空"，乃精准之论。脾胃乃先天气血生化之源，肾为先天藏精之本，而肝主藏血，实乃女子之先天。统观产后病之病机，总以脾气虚弱、肝血不足、肾精亏虚较多见，其治疗常需多管齐下，而膏方调理具有慢病缓调，兼顾多脏，治病于本之优势，对产后病的调治尤宜。患者产后倦怠，伴足跟酸痛，脱发，舌质红苔薄，脉细数，辨证当属气血亏虚，肝肾不足。全方以十全大补之意气血并调，取淫羊藿、肉苁蓉、菟丝子温肾固本，制玉竹、天冬滋阴，取金水相生之意，取鳖甲、龟甲、阿胶、鹿角胶血肉有情之味通补奇经，梅花、紫苏梗、陈皮理气行滞，收效颇佳。

（陈赟整理）

第四节 产后缺乳

案1 产后缺乳（气血虚弱）（章勤医案）

沈某某，女，33岁。2020年11月16日就诊。

患者顺产后9个月，乳汁量少，质稀，脱发明显。产后6个月转经，月经周期尚规则，末次月经11月1日，经量偏少，色淡质稀，5天净。平素神疲乏力，纳眠一般，面色少华，舌淡，苔薄白，脉细。证属气血虚弱，治以健脾益气养血。

处方：

黄芪150g	党参120g	当归150g	麸炒白芍100g
川芎100g	熟地黄120g	泽兰100g	枸杞子120g
梅花60g	茯苓120g	牛膝100g	浙肉苁蓉120g
漏芦100g	温山药150g	羊乳100g	生巴戟肉100g
紫苏梗100g	陈皮60g	淫羊藿100g	麸炒白术100g
砂仁^(后下)30g	炒王不留行100g		

另加：

阿胶250g	鹿角胶150g	龟甲胶100g	冰糖400g
核桃仁400g	黄酒500g	黑芝麻100g	

上药一料收膏切片，早晚空腹服1～2片。发热、腹泻、咳嗽停服。

3个月后电话回访，患者脱发明显减少，奶水足，精神好转。

【按语】《诸病源候论》载："冲任之脉，为十二经之海，谓之血海……若血盛则荣于须发，故须发美；若血气衰弱，经脉虚竭，不能荣润，故须发秃落。"妇人产后，由于分娩时用力、出血、出汗，或因手术损伤等因素，造成胞脉空虚，阴血不足，加之产后照料婴儿，起居失调，阴血暗耗，肝血不足则须发脱落；乳汁亦由气血所化而成，无血故不能生乳汁，无气亦不能生乳汁。治当健脾养血，益气通乳。方用黄芪、党参、四物汤健脾益气养血，漏芦、羊乳、王不留行下乳通络，肉苁蓉、巴戟肉、枸杞子温肾益精，梅花疏肝解郁，开胃生津，紫苏梗、砂仁和胃醒脾，以血肉有情之品阿胶、鹿角胶、龟甲胶收膏，核桃仁、黑芝麻养血乌发。诸药合用，共奏健脾养血生发，益气通乳之效。

（杨柳青整理）

案2 产后缺乳（气血虚弱）（章勤医案）

陈某某，女，30岁。2020年11月16日就诊。

患者顺产后3个月，乳汁少，质稀薄，乳房柔软无胀感。平素面色少华，倦怠乏力，夜寐尚安，胃纳一般，二便调，舌淡红，苔薄白，脉细弱。证属气血虚弱，治拟补气养血，佐以通乳。

处方：

黄芪100g	党参120g	当归120g	麸炒白芍100g
川芎100g	熟地黄120g	泽兰100g	淫羊藿100g
浙肉苁蓉120g	制玉竹100g	天冬100g	麸炒白术100g
枸杞子120g	茯苓100g	温山药150g	梅花60g

紫苏梗100g	漏芦100g	鹿角片^(先煎)100g	羊乳100g
陈皮60g	砂仁^(后下)30g	炒王不留行100g	炒路路通60g

另加：

阿胶250g	鹿角胶100g	龟甲胶150g	冰糖400g
核桃仁400g	黄酒500g	黑芝麻100g	

上药一料收膏切片，早晚空腹服1~2片。发热、腹泻、咳嗽停服。

后电话回访，患者奶水明显增多，足以哺育婴儿。

【按语】乳汁乃气血所化，因分娩失血耗气，致气血亏虚，乳汁化生乏源，因而乳汁甚少。正如《景岳全书·妇人规》云："妇人乳汁，乃冲任气血所化，故下则为经，上则为乳。若产后乳迟乳少者，由气血之不足，而犹或无乳者，其为冲任之虚弱无疑也。"方中黄芪、党参补益中气，有形之血难成，无形之气易生，补气以生血，脾气健则能更迅速地促进乳汁的生成。配伍麸炒白术、茯苓、温山药健脾温中，加强补气健脾之功，当归、熟地黄、川芎、白芍养血补血，同时予漏芦、羊乳、王不留行、路路通下乳通络。全方通补结合，选药精当，组方严谨，是以疗效显著。

（杨柳青整理）

案3 产后缺乳（精血亏虚，肝郁气滞）（赵宏利医案）

汪某，女，34岁。2020年1月2日就诊。

患者2019年4月剖宫产1孩，现产后7个月，乳汁过少，月经已来潮，月经周期规则，30日一行。末次月经2019年12月29日，量少，色淡。面色萎黄，寒热交错，右肩痛夜略显1个月，体倦，项背酸，易腰酸，舌淡红边有齿痕，苔白润略腻，脉缓略滑。证属精血亏虚，肝郁气滞。治拟填补肾精，养血健脾，疏肝通络。

处方：

北柴胡30g	白芷30g	浙麦冬100g	炒王不留行100g
浙贝母120g	牡蛎^(先煎)300g	玄参100g	菟丝子150g
枸杞子150g	柏子仁150g	桑椹150g	山楂炭100g
六神曲^(包煎)100g	炒麦芽150g	炒稻芽150g	葛根200g
桂枝60g	生白芍60g	炙甘草50g	大枣200g
党参200g	黄芪200g	当归200g	桔梗50g
通草50g			

另加：

阿胶250g	核桃仁300g	黑芝麻200g	冰糖500g

黄酒500g　　　　　灵芝孢子粉8g

上药一料收膏切片，早晚空腹服1～2片。发热、腹泻、咳嗽停服。

【按语】该患乳少盖新产血虚，"血已大亏，何能以化乳"。《傅青主女科》谓："乳全赖气之功。"方以青主之通乳丹为底，加以王不留行及小量柴胡、白芷行肝经郁滞，消瘰丸防积瘰结气，焦三仙理气化滞，自拟膏方臣辅菟丝子、枸杞子、柏子仁、桑椹填补肾精，则精血有源，气旺乳畅。

（陈赟整理）

案4 产后缺乳（精血亏虚）（赵宏利医案）

蔡某，女，38岁。2019年4月28日就诊。

患者2019年1月足月顺产，产后50余天第1次转经（3月15日）。自述乳汁过少，腰酸、体倦、背痛、易头晕，大便略溏，口干，略燥热。舌淡红，苔白腻不均，脉缓略滑。证属精血亏虚，治拟填补精血，滋阴健脾。

处方：

党参300g	黄芪300g	当归300g	桔梗30g
通草50g	炒王不留行100g	北柴胡30g	白芷50g
浙麦冬150g	菟丝子200g	浙肉苁蓉120g	桑寄生150g
川续断150g	枸杞子200g	桑椹200g	覆盆子150g
沙苑子150g	补骨脂150g	柏子仁150g	鹿角片$^{（先煎）}$100g
龟甲$^{（先煎）}$100g	砂仁$^{（后下）}$30g	炒麦芽100g	山楂炭100g
六神曲$^{（包煎）}$100g	天花粉100g	大枣200g	

另加：

阿胶250g　　　　核桃仁150g　　　黑芝麻100g　　　黄酒500g

饴糖100g　　　　灵芝孢子粉4g

上药一料收膏切片，早晚空腹服1～2片。发热、腹泻、咳嗽停服。

患者次年回访，述服膏方后乳汁骤多，哺乳8个月方止。

【按语】《景岳全书》述："妇人乳汁乃冲任气血所化，故下则为经，上则为乳。若产后乳迟乳少者，由气血不足，而犹或无乳者，其为冲任之虚弱无疑也。"本患者年过五七，乳少，腰酸体倦，辨证属气血不足，肾气亏虚，治以通乳汤加减。方中党参、黄芪、当归补气健脾，滋阴养血，桑寄生、沙苑子滋补肝肾，桑椹、麦冬、枸杞子、龟甲滋阴，菟丝子、浙肉苁蓉、补骨脂、鹿角片、川续断、覆盆子补肾阳，阴阳同补，通草、王不留行、桔梗理气活血，通脉下乳，柴胡疏肝解郁，砂仁理气行滞，配合麦芽、山楂、神曲消食健胃，以防膏方太过滋腻。阿胶为血肉有情之品，可补血滋阴润燥。诸药合用，补气血，调冲任，达到补五脏、养气血、通经下乳之功。

（骆诗灵整理）

第五节 产后脱发

案1 产后脱发（肾虚血亏）（章勤医案）

沈某某，女，33岁。2020年11月16日就诊。

产后9个月，哺乳中，尚未转经。近3个月自觉掉发增多，头发稀疏，夜寐梦扰，腰背酸痛，胃纳欠馨，二便尚调。证属肾虚血亏，治拟益肾养血，宁心安神。

处方：

黄芪150g	党参120g	当归150g	麸炒白芍100g
川芎100g	熟地黄120g	泽兰100g	淫羊藿100g
茯苓120g	梅花60g	枸杞子120g	麸炒白术100g
漏芦100g	温山药150g	羊乳100g	生巴戟肉100g
紫苏梗100g	陈皮60g	牛膝100g	浙肉苁蓉120g
砂仁（后下）30g	炒王不留行100g		

另加：

阿胶250g	鹿角胶150g	龟甲胶100g	冰糖400g
核桃仁400g	黄酒500g	黑芝麻100g	

上药一料收膏切片，早晚空腹服1~2片。发热、腹泻、咳嗽停服。

【按语】 朱丹溪谓："产后无得令虚，当大补气血为先，虽有杂证，以末治之。"该患产后精血亏虚，上不荣发，故见脱发，血不养心，则夜寐欠安。拟方取十全大补之意，以羊乳、阿胶、鹿角胶、龟甲胶血肉填精之品大补奇经，肉苁蓉、巴戟肉、淫羊藿温阳填精，王不留行、紫苏梗、陈皮、牛膝通利气血以促乳生。全方气血并调，补而不滞，行不化燥，补肾精，养气血，脱发、产乳皆好转。

（杨柳青整理）

案2 产后脱发（肾虚血亏）（章勤医案）

沈某，女，34岁。2021年11月20日就诊。

患者平产后16个月，已停止哺乳。生育史：1-0-1-1，顺产1次，生化妊娠1次。平素月经周期尚准，量中等，色红，末次月经2021年11月13日，量色如常。产后夜寐欠安，脱发明显，面色少华，腰背酸痛，大便欠畅，舌质淡，苔薄，脉细。证属肾虚血亏，治拟补肾养血，宁心安神。

处方：

黄芪150g	当归120g	麸炒白芍100g	川芎100g
熟地黄120g	生地黄100g	醋香附100g	郁金100g
泽兰100g	淫羊藿100g	浙肉苁蓉120g	菟丝子120g
仙茅100g	制玉竹100g	天冬100g	麸炒白术100g
枸杞子120g	浙黄精150g	茯苓120g	温山药150g
梅花60g	佛手60g	紫苏梗100g	柏子仁100g
陈皮60g			

另加：

阿胶250g	鹿角胶150g	冰糖400g	核桃仁350g
黄酒500g	黑芝麻100g	灵芝孢子粉30g	

上药一料收膏切片，早晚空腹服1~2片。发热、腹泻、咳嗽停服。

【按语】《经效产宝》载："凡病皆起于气血之衰，脾胃之弱，而产后为尤甚。"《陈素庵妇科补解·产后众疾门》开篇即云："产后以百日为准，凡百日内得病，皆从产后气血二亏，参求用药。"产后为病，多虚多瘀，是故丹溪论产，必当大补气血为先。发为血之余，肾之华在发，产后脱发之证，多责之血虚肾亏，在临床上较为常见。全膏取十全大补汤之意，气血双补，阳生则阴长，气盛则血充，配合养巢方加减，以肉苁蓉、菟丝子、仙茅、黄精、天冬滋补肾之阴阳，阿胶、鹿角胶养肝肾，填奇经，而佐以黑芝麻、核桃仁入肾经，乌发固肾。纵观全方，药味平和，补而不滞，补肾养血、宁心安神、乌发生发皆效。

（陈赟整理）

第六节　产后子宫脱垂

案1 产后子宫脱垂（脾肾两虚，中气下陷）（章勤医案）

章某某，女，43岁。2020年12月4日就诊。

4年前患者大产第二胎后时常感到小腹下坠，劳累后加剧，跳绳等剧烈运动后时有漏尿。平素自觉乏力，少气懒言，胃纳少，寐欠宁，月经量偏少，色淡，经期腰酸明显，超声检查及妇科检查提示轻度子宫脱垂。平素月经规则，5/29天，量中等，无痛经。末次月经11月19日，量色如常。舌质淡，苔薄白，脉细。证属脾肾两虚，中气下陷，治以温肾健脾，补气提升。

处方：

党参100g	太子参100g	当归120g	麸炒白芍100g
川芎100g	生地黄100g	蒸萸肉90g	郁金100g
泽兰100g	鸡血藤150g	淫羊藿100g	浙肉苁蓉120g
菟丝子120g	制玉竹100g	天冬100g	麸炒白术100g
北柴胡90g	升麻60g	枸杞子120g	茯苓120g
葛根150g	温山药150g	梅花60g	紫苏梗100g
浙黄精150g	陈皮60g		

另加：

阿胶250g	鹿角胶100g	龟甲胶150g	冰糖400g
核桃仁400g	黄酒500g	黑芝麻100g	灵芝孢子粉30g
浙石斛60g			

上药一料收膏切片，早晚空腹服1~2片。发热、腹泻、咳嗽停服。

次年随访，患者自诉服完膏方后漏尿、腰酸等症状明显好转。

【按语】患者大产二胎，产时用力，耗气伤血，脾虚气弱，中气下陷，不能提摄，故见子宫下垂；肾藏精而系胞，肾虚则冲任不固，带脉失约，亦致子宫脱垂，腰为肾之外府，肾虚则见腰酸。治以健脾益肾，补气提升，崇补中益气汤之方义，以党参、太子参、白术、山药补气健脾，柴胡、升麻升提阳气，以助益气之功，当归、生地黄、白芍、天冬、石斛养血滋阴，蒸萸肉、枸杞子补肝肾，淫羊藿、肉苁蓉、菟丝子、黄精温肾填精。适逢冬令收藏之际，加鹿、龟、阿三胶制膏而服，以温肾健脾，补气提升。方药对证，则药到病除。

（杨柳青整理）

第十六章 妇科杂病

第一节 不孕症

案1 不孕症（脾肾亏虚）（何嘉琳医案）

Mei某，德国人，女，34岁，职员。2012年7月10日就诊。

患者2004年人流后口服避孕药7年，后停药1年性生活正常，未避孕未再孕，月经量较前明显减少，曾查丈夫精液正常范围。2012年5月外院子宫输卵管造影（HSG）提示：左输卵管通而欠畅，右输卵管通畅。末次月经2012年6月20日，准期，量少，色正常，无腹痛。平素感腰酸如折，胃纳欠佳，口唇偏干，舌质偏红，苔腻，脉细数。证属脾肾亏虚，治拟补肾健脾，消食安神。时值冬令，以膏方补肝肾，健脾胃，养胞宫，以期来年孕育子嗣。

处方：

生黄芪150g	党参150g	太子参200g	当归150g
川芎100g	黄精200g	制何首乌150g	生地黄150g
熟地黄150g	砂仁（后下）50g	菟丝子300g	川续断150g
覆盆子150g	淫羊藿150g	天冬100g	肉苁蓉150g
麦冬100g	蛇床子100g	桑椹150g	杜仲150g
五味子60g	仙茅100g	佛手50g	车前子1006
鸡血藤150g	香附100g	巴戟天150g	郁金100g
石菖蒲90g	防风50g	炒白芍150g	大枣150g
生甘草30g			

另加：

西红花10g	灵芝孢子粉30g	核桃仁300g	黑芝麻300g
龟甲胶125g	鹿角胶125g	阿胶250g	虫草菌粉40g

黄酒500g　　　　冰糖500g

上药一料收膏切片，早晚空腹服1~2片。发热、腹泻、咳嗽停服。

患者服用膏方3个月，胃纳好转，月经量增。2013年3月11日自测尿妊娠试验阳性。继以中药补肾养血安胎治疗，足月分娩，母女皆安。

【按语】本案患者久不受孕，更兼工作烦劳，郁结于内，以致肾脾亏损，胞宫失养。方中以黄芪、党参、太子参、大枣等健脾益气以滋后天；四物汤养血活血以调冲；五子衍宗丸、淫羊藿、肉苁蓉等补肾益精；更以龟甲胶、阿胶滋阴养血；鹿角胶补肝肾、益精养血；灵芝孢子粉养心安神；虫草菌粉益肝肾、养精。诸药同用，共奏补肝肾、养精血、温胞宫、安心神之效。气血调和，五脏皆安，胞宫得养，方能育麟有望。

（马景整理）

案2 不孕症（肾虚夹瘀）（何嘉琳医案）

陈某，女，34岁，公司职员。2017年11月13日就诊。

患者婚后正常性生活未避孕未孕4年。平素月经周期准，5/30天，量中，无痛经。末次月经10月14日，量中等，色暗红，伴血块下，小腹痛，5天净。冬天手脚冰冷，腰骶酸痛，大便溏稀，小便清长，胃纳一般，夜寐欠安，舌质淡苔薄，脉沉细。近1年内生殖激素检查未见异常，子宫附件超声提示子宫大小正常，卵泡发育偏慢，输卵管造影示双侧输卵管通畅，丈夫精液正常范围。今测尿妊娠（-），生育史：0-0-0-0。证属肾虚夹瘀，治拟补肾益气，化瘀通络。

处方：

黄芪150g	太子参300g	炒白术100g	大枣120g
枸杞子150g	当归120g	川芎100g	熟地黄120g
砂仁(后下)50g	防风60g	黄精200g	甘草30g
佛手60g	五味子60g	茯苓100g	忍冬藤300g
黄芩100g	山茱萸100g	香附100g	菟丝子300g
覆盆子150g	淫羊藿150g	蛇床子100g	肉苁蓉100g
石楠叶150g	鸡血藤150g	炒枳壳100g	泽泻100g
知母100g	荆芥50g		

另加：

阿胶250g	鹿角胶100g	龟甲胶150g	灵芝孢子粉80g
鲜铁皮石斛120g	西红花10g	炮山甲30g	黑芝麻300g
核桃仁300g	冰糖500g	黄酒500g	

患者服用膏方1个月后自然怀孕，欣喜来门诊告知并继续安胎治疗，最终足月分娩，

母子皆安。

【按语】妊娠者，女子氤氲之时，男女交媾，阴阳相合，受精结胎。这一过程，男精女卵，胞宫胞络，均不可有误。此案患者卵子发育慢，实乃肾气不足，瘀血内阻所致。何老主以"肾主生殖"之义，以何氏育麟方加减补肾暖宫，更有阿胶、鹿角胶、龟甲胶血肉有情之品养血补肾填精，阴阳双补，共促卵泡发育；茯苓、泽泻、忍冬藤、炒枳壳、鸡血藤、知母、荆芥共奏利湿、行气、清热、疏通之功；久病多瘀，穿山甲功专活血化瘀通络，尤其妙用蛇床子一味，味辛、苦，性温，苦能除湿，温能散寒，辛能润肾，甘能益脾，能除妇人、男子一切虚、寒、湿所生病，辛温发散，以促卵泡发育。全方补而不滞，膏方调理后即孕，起效之神速，令人赞叹。

（沈丹整理）

案3 不孕症（寒凝血瘀）（何嘉琳医案）

毕某某，女，26岁。2017年12月11日就诊。

患者婚后正常性生活未避孕未孕1年。月经周期尚准，5/28天，经量偏少，夹瘀血，经行小腹冷痛难忍。末次月经12月3日，第1天腹痛明显，血块较多，遇热缓解，5天干净。平素畏寒肢冷，精神抑郁，小腹冷，喜温喜按，白带清稀，胃纳一般，二便调，夜寐安，舌质淡黯有瘀点，苔薄白，脉弦细。曾查生殖激素六项、子宫附件超声未见异常，超声造影提示双侧输卵管通畅，丈夫精液未见异常。证属寒凝血瘀，治拟散寒化瘀，调经助孕。

处方：

黄芪150g	太子参300g	炒白术100g	大枣120g
枸杞子150g	当归150g	川芎100g	熟地黄120g
砂仁(后下)50g	防风60g	茯苓100g	制黄精200g
甘草30g	佛手60g	五味子60g	肉苁蓉150g
菟丝子300g	覆盆子150g	蛇床子100g	淫羊藿150g
石楠叶150g	香附100g	郁金100g	鸡血藤150g
川牛膝150g	附片(先煎)60g	肉桂50g	延胡索150g
乌药60g	路路通150g	炒白芍150g	

另加：

阿胶250g	鹿角胶100g	龟甲胶150g	西红花10g
黑芝麻300g	核桃仁300g	冰糖500g	灵芝孢子粉80g
黄酒500g	龙眼肉60g	鲜铁皮石斛120g	

上药一料收膏切片,早晚空腹服1~2片。发热、腹泻、咳嗽停服。

患者服用膏方2个月后喜获妊娠,经中药补肾安胎后足月分娩。

【按语】《景岳全书·妇人规》云:"凡妇人经行腹痛,挟瘀者多,全实者少。"患者禀赋不足,养生不慎,风寒内袭,寒凝血络,气血运行不畅,故经期小腹冷痛,经量渐少,肾阳亏虚,胞宫失于温煦,犹如北方寒冷之地,草木难生,故久婚不孕。治疗当以黄芪、太子参、炒白术补气温脾阳,枸杞子、熟地黄、黄精、肉苁蓉、菟丝子、覆盆子、淫羊藿填精温肾阳,石楠叶、蛇床子、肉桂、附片补肾助阳暖胞宫,当归、川芎、香附、郁金、延胡索、乌药、鸡血藤、路路通、川牛膝养血活血,行气通络止痛。助阳散寒,活血通络,胞宫得养,辨证准确,用药精当,服膏2个月即受孕,看似意料之外,实乃情理之中。

(沈丹整理)

案4 不孕症(夫妻同调)(何嘉琳医案)

妻子:郑某某,女,35岁。2018年11月10日就诊。

夫妻正常性生活未避孕未再孕1年,月经周期欠规则,7/30~45天,量中,经行伴腰痛。平素怕冷,小腹尤甚,喜温喜按,胃纳可,夜寐欠安,乱梦纷扰,腰骶酸痛,大便溏稀,舌质淡胖,边有齿痕,苔薄,脉细弦。末次月经10月11日,量中等,色暗红,腰痛如折,6天净。生育史:1-0-0-1,剖宫产。尿妊娠(-)。8月(月经第2天)查生殖激素:E_2:45pg/ml;LH:3.96mIU/ml;FSH:4.7mIU/ml;AMH:6.06ng/ml。输卵管造影示双侧输卵管通畅。证属脾肾不足,治拟补肾健脾,调经种子。

处方:

黄芪150g	太子参300g	炒白术100g	大枣120g
枸杞子150g	当归120g	川芎100g	炒白芍150g
熟地黄120g	砂仁(后下)50g	防风60g	茯苓100g
黄精200g	佛手60g	五味子60g	甘草30g
肉苁蓉100g	蛇床子60g	菟丝子300g	覆盆子150g
香附100g	郁金100g	鸡血藤150g	淫羊藿150g
石楠叶150g	首乌藤150g	炒酸枣仁150g	远志60g
巴戟天100g	炒枳壳100g		

另加:

阿胶250g	鹿角胶100g	龟甲胶150g	西红花10g
龙眼肉60g	海马30g	紫河车粉60g	西洋参30g
核桃仁300g	黑芝麻300g	冰糖400g	黄酒500g

灵芝孢子粉80g　鲜铁皮石斛120g

上药一料收膏切片，早晚空腹服1~2片。发热、腹泻、咳嗽停服。

丈夫：严某，男，36岁，从事管理工作。2018年11月10日就诊。

患者抽烟每日1包，饮酒应酬较多，平素神疲乏力，性欲欠佳，四肢不温，腰酸时作，胃纳可，大便软烂，夜寐略晚，舌质暗、苔薄，脉弦。8月查精液提示精子密度 $10 \times 10^9/L$；PR：18%；正常形态率：3%。证属脾肾阳虚，治拟补肾健脾，益气养血。

处方：

黄芪150g	太子参300g	炒白术100g	大枣120g
枸杞子150g	当归120g	炒白芍150g	熟地黄120g
砂仁(后下)50g	防风60g	茯苓100g	黄精200g
甘草30g	佛手60g	五味子60g	菟丝子300g
覆盆子150g	蛇床子100g	韭菜子100g	淫羊藿150g
仙茅100g	巴戟天100g	炒车前子100g	桑椹150g
肉苁蓉150g	炒枳壳100g	炒蜂房60g	红花50g
蜈蚣20条			

另加：

阿胶250g	鹿角胶100g	龟甲胶150g	西红花10g
海马30g	鹿茸血片10g	西洋参20g	核桃仁300g
黑芝麻300g	冰糖500g	黄酒500g	灵芝孢子粉80g
鲜铁皮石斛120g			

上药一料收膏，每晨空腹开水冲服或含化。发热、腹泻、咳嗽停服。

电话回访：服用膏方后男女双方均感疗效明显，神疲、腰酸诸症一扫而空，次年春天妻子怀孕，足月顺产一男婴，体健。

【按语】唐代《千金要方·求子》云："凡人无子，当为夫妻俱有五劳七伤、虚羸百病所致。"首次把不孕原因归属夫妻双方，对现在不孕症的治疗中夫妻同治法具有重要的指导意义。何老秉承男女同治的思想，女方以育麟方为主方补肾助阳，四君、四物之类益气养血，更用紫河车粉补益肾精，海马补肾壮阳，共促卵泡发育。男方以五子衍宗丸合二仙汤，肾阴阳同补，海马、鹿茸、蜂房补肾壮阳，取蜈蚣走窜之性，共促精液活力提升。男女同治，正如《女科正宗·广嗣总论》云："男精壮而女经调，有子之道也。"

（沈丹整理）

案5 不孕症（脾肾阳虚，气血不足）（何嘉琳医案）
许某某，女，30岁。2019年11月2日就诊。

患者正常性生活未避孕未孕近1年。初潮15岁，既往月经尚规则，5~7/28~33天，量少，经期轻微腹痛，喜温喜按，易疲乏，大便干，2~3日一行，腰骶酸痛，胃纳欠馨，畏寒肢冷，睡眠浅，舌质淡，苔薄，脉细。末次月经10月25日，经量少，色暗红，伴腹痛隐隐，卵泡监测未见优势卵泡。证属脾肾阳虚，气血不足。治拟补肾健脾，养血填精。

处方：

黄芪150g	太子参300g	生地黄150g	当归120g
炒白芍150g	川芎100g	熟地黄100g	砂仁(后下)50g
枸杞子150g	制黄精200g	桑椹150g	菟丝子300g
覆盆子150g	丹参150g	佛手50g	淫羊藿150g
香附120g	郁金100g	甘草30g	大枣100g
炒枳实150g	瓜蒌皮150g	瓜蒌子150g	蛇床子100g
酸枣仁150g	制远志肉60g	炒芥子100g	生鸡内金150g
仙茅100g	续断150g	肉苁蓉150g	五味子90g

另加：

西红花10g	阿胶250g	西洋参30g	鲜铁皮石斛120g.
鹿角胶100g	龟甲胶150g	灵芝孢子粉100g	龙眼肉60g
黄酒500g	蜂蜜300g		

上药一料收膏，每晨空腹开水冲服或含化。发热、腹泻、咳嗽停服。

患者服用膏方1个月后即发现怀孕，遂停服。因膏方较为贵重，自觉舍弃可惜，恰逢好友亦有相似排卵障碍情况，备孕1年未孕，随即转手赠予。好友服用后亦顺利怀孕，直赞膏方之神奇。

【按语】《圣济总录》云："妇人所以无子，由于冲任不足，肾气虚寒故也。"患者先天肾气不足，故初潮年龄较晚，月经量少，伴轻微腹痛；脾虚健运失司，气血生化乏源，故易疲乏，眠浅；津血同源，血亏则肠道失于润泽，故大便干。患者卵泡监测提示卵泡发育不良可能。何老以育麟方为主方温肾阳助卵泡发育，补益气血，炒芥子、鸡内金温肺利气，散结通络，促卵泡排出，瓜蒌皮、瓜蒌子、炒枳实润肠通便，熟地黄、砂仁、大枣、龙眼肉温补脾阳，远志、酸枣仁、五味子宁心安神，阿胶、鹿角胶、龟甲胶血肉有情之品填补精血，肾气旺盛，脾气健运，气血充足，随即受孕。

（沈丹整理）

案6 不孕症（脾肾不足）（何嘉琳医案）
胡某，女，33岁。2004年12月9日就诊。

患者婚后性生活正常，未避孕6年未孕。平素月经周期尚准，30～35天一行，5天净，量中，无明显血块，无痛经。末次月经12月23日，量色如常。患者久婚不孕，精神焦虑、抑郁，平素略感腰酸乏力，寐劣易醒，纳差，大便干结，面色萎黄。舌淡胖边有齿痕，苔薄白，脉沉细。证属脾肾不足，拟补肾健脾，养血助孕。

处方：

党参150g	炙黄芪150g	菟丝子150g	肉苁蓉150g
炒酸枣仁150g	首乌藤150g	淫羊藿150g	枸杞子150g
覆盆子150g	怀牛膝150g	大枣150g	天冬100g
麦冬100g	五味子100g	山茱萸100g	炒白术100g
川芎100g	灵芝100g	生地黄100g	熟地黄100g
当归120g	续断120g	炒杜仲120g	巴戟天120g
远志60g	佛手60g	砂仁^(后下)30g	

另加：

鹿角胶100g	龟甲胶100g	黑芝麻200g	阿胶250g
核桃仁250g	黄酒250g		

上药一料收膏切片，早晚空腹服1～2片。发热、腹泻、咳嗽停服。

患者每日服用膏方，1月28日因停经37天复诊，查血绒毛膜促性腺激素1024IU/L，嘱停服膏方，另予补肾养血安胎之品，1周后查B超提示宫内早孕，后经中药保驾护航，足月分娩，全家夙愿终于圆满。

【按语】 天地氤氲，万物化醇，男女媾精，万物化生，故受胎必得醇正之气。肾主生殖，肾气亏虚，胞脉失养，则不能成孕。心主血而藏神，脾统血而藏意，二经专司阴血。思虑烦劳，伤及心脾，营血涸亏，而气分亦弱，乃致神疲乏力、面色萎黄、夜寐易醒。投以毓麟珠补肾补气，加何氏健脾之基础用药芪、参、术，四物养血，远志、灵芝、五味子宁心安神，三胶并用峻补精血，养血安神，调经种子，方有毓麟之庆。

（邢恺整理）

案7 不孕症（肾虚肝郁，气血失调）（何嘉琳医案）

张某某，女，32岁。2021年11月4日就诊。

患者婚后未避孕未孕2年，遂至生殖中心检查，AMH：0.51ng/ml，诊断"卵巢早衰合并不孕症"。夫妻双方如遭雷劈，恐试管艰辛，求诊于何老。平素月经尚规则，5/26天，量少，无痛经。末次月经10月20日，量少，色黑，伴小血块下，乳胀痛，5天净。时感焦虑，睡眠差，胃纳一般，腰膝酸软，胸闷不舒，二便调，舌质淡，苔薄，脉沉细。有乳腺增生史，子宫输卵管造影示双侧输卵管通畅。丈夫精液常规正常。证属肾虚肝郁，气血失调，治拟益肾疏肝，调畅气血，以冀经调体健，育麟有望。

处方：

黄芪150g	太子参300g	炒白术100g	生地黄120g
当归120g	炒白芍150g	山茱萸100g	熟地黄120g
砂仁^(后下)50g	枸杞子120g	制黄精200g	桑椹150g
菟丝子300g	续断150g	仙茅100g	肉苁蓉100g
覆盆子150g	佛手50g	淫羊藿150g	沙苑子100g
黄芩100g	郁金100g	甘草30g	大枣100g
酸枣仁150g	巴戟肉150g	蒲公英300g	桑寄生150g
远志肉60g	五味子90g	首乌藤150g	

另加：

西红花10g	阿胶250g	西洋参30g	鲜铁皮石斛120g
鹿角胶100g	龟甲胶150g	灵芝孢子粉100g	龙眼肉60g
黄酒500g	冰糖500g		

上药一料收膏，每晨空腹开水冲服或含化。发热、腹泻、咳嗽停服。

服用完膏方后4月27日复查AMH 1.1ng/ml，继服中药，补肾疏肝，养血助孕调理，当年夏天喜获妊娠。

【按语】肾藏精，主生殖，患者肾精亏虚，卵巢早衰，可见月经周期缩短，量少；婚久不孕，思虑烦恼，肾水不足以涵养肝木，故时常焦虑，乳腺增生；血不养心而夜寐欠安。投生地黄、山茱萸、熟地黄、枸杞子、桑椹、续断、黄精、桑寄生、覆盆子、菟丝子滋肾养阴，仙茅、肉苁蓉、淫羊藿、巴戟肉温补肾阳，黄芪、太子参、炒白术、当归、炒白芍益气养血，黄芩、郁金、蒲公英、沙苑子疏肝理气，酸枣仁、远志、首乌藤、五味子养心安神。诸药合用，共奏益肾疏肝、调畅气血之效，卵巢储备功能得以好转，最终顺利怀孕。

（沈丹整理）

案8 不孕症（肾虚血瘀）（何嘉琳医案）

沈某，女，30岁。2021年12月20日就诊。

患者14岁初潮，平素月经先期，22~24天一行，量偏少，无痛经。婚后未避孕2年未孕。近2年月经周期逐渐延后，40~45天一行，经量逐渐减少，色黑。2020年12月行宫腔镜下子宫内膜息肉摘除术。2021年1月因"月经不规则"在浙江某三甲医院就诊，查血AMH：0.45ng/ml，诊断为"卵巢储备功能下降"。丈夫精液正常范围。2021年3月、10月于杭州某生殖中心分别行2次IVF术均未获得优质胚胎。末次月经2021年12月18日，先期5天，量少，色鲜红，无痛经。患者平素时感腰酸，心烦抑郁，入睡困难，偶有头晕，胃纳可，二便调。舌淡红苔薄白，脉细。西医诊断：不孕症；卵巢储备功能下降。中医诊断：不孕（肾虚血瘀）；月经先期。正值冬季，以膏方调养，以冀经调子嗣有望。

处方：

黄芪150g	太子参300g	炒白术100g	大枣120g
枸杞子150g	当归120g	川芎100g	熟地黄120g
砂仁（后下）50g	防风60g	制黄精200g	甘草30g
佛手60g	五味子90g	炒白芍150g	菟丝子300g
覆盆子150g	桑椹150g	女贞子150g	炒酸枣仁150g
制远志60g	楮实子150g	蛇床子100g	淫羊藿150g
仙茅100g	郁金100g	肉苁蓉120g	黄芩100g
天麻90g	丹参150g	鸡血藤150g	

另加：

阿胶250g	鹿角胶100g	西红花10g	冰糖500g
黄酒500g	哈蟆油50g	龟甲胶150g	龙眼肉60g
西洋参30g	鲜铁皮石斛120g	灵芝孢子粉80g	

上药一料收膏，每晨空腹开水冲服或含化。发热、腹泻、咳嗽停服。

服用膏方后月经逐渐规律，30～35天一行，2022年3月于生殖中心行IVF术取卵1枚配1枚优胚，4月再次取卵1枚配1枚优胚。正拟6月转经后进入移植周期，患者5月28日查血HCG：156mIU/ml，自然受孕。其后随访，胚胎发育正常，足月分娩。

【**按语**】《灵枢》云："人始生，先成精。"肾藏精，主生殖，是生养身体的根本，肾中精气的盛衰，决定着人体的生长、发育过程和生殖功能的盛衰。该患者先天肾气不足，后天失养，年过四七，精血枯涸，冲任瘀滞，血海不能按时充盈，卵巢储备功能低于正常水平，故受孕困难。膏方仿大补阴丸，以龟甲胶替代龟甲，滋阴养血更胜一筹，熟地黄、黄精、菟丝子、覆盆子、桑椹、女贞子、鲜铁皮石斛、西洋参，哈蟆油等滋补肾阴，填补奇经；仙茅、淫羊藿、肉苁蓉、菟丝子、蛇床子、鹿角胶等温补肾阳，阳中求阴；黄芪、太子参、白术健脾益气，以助精血化生；四物汤、鸡血藤、西红花养血活血调经；再辅以酸枣仁、远志等养心安神，交通心肾。全方补中有行，调和阴阳，气血充盛则经水自调，精气充盛，卵巢功能改善，氤氲之时阴阳和合而成孕。

（陈赟整理）

案9 不孕症（肾气不足）（何嘉琳医案）

钱某某，女，29岁。2021年10月23日就诊。

患者婚后正常性生活3年未孕，16岁初潮即月经稀发，诊断"多囊卵巢综合征"，月经周期不规则，7～10/40～60天，量时多时少。曾服达英–35半年，停药后月事依旧不调。2020年6月查输卵管造影提示双侧输卵管通畅，丈夫精液正常范围，2020年8月至10月，共促排卵3次，均未受孕。HPV16阳性，阴道镜检查未见异常。末次月经2021年10月20日，后期2个月方至，量少色黯，小腹隐痛，经行腰酸，倦怠神疲，寐劣早醒，舌淡红，苔薄腻，右脉缓，左关弦。证属肾气不足，治拟补肾填精。

处方：

黄芪150g	太子参300g	炒白术100g	大枣120g
枸杞子150g	当归120g	川芎100g	熟地黄120g
砂仁^(后下)50g	防风60g	茯苓100g	制黄精200g
甘草30g	佛手60g	五味子60g	炒白芍150g
菟丝子300g	覆盆子150g	淫羊藿150g	蛇床子100g
肉苁蓉100g	泽泻100g	巴戟天100g	香附100g
郁金100g	鸡血藤150g	淮小麦300g	续断150g
杜仲150g	牛膝150g	炒芥子100g	

另加：

阿胶250g	鹿角胶100g	西红花10g	冰糖500g
黄酒500g	鲜铁皮石斛120g	龙眼肉60g	西洋参30g
龟甲胶150g	炮山甲30g	灵芝孢子粉80g	

上药一料收膏，每晨空腹开水冲服或含化。发热、腹泻、咳嗽停服。

患者服用膏方后，月经逐渐好转，继续中药补肾填精调理2个自然怀孕，后足月分娩。

【按语】 患者有多囊卵巢综合征，经行腰酸，倦怠神疲，月经量少后期，均为肾气不足之象。全方以右归丸为底方，填补奇经，温补肾阳，去肉桂、附子温燥之品以防损耗精血，更加牛膝、蛇床子、制黄精、肉苁蓉、巴戟天、淫羊藿、续断等补益肝肾之品，温补冲任。以黄芪、太子参、白术、茯苓等补气健脾，补后天以助先天，以四物汤活血养血调经，佐以郁金、香附、佛手、炒芥子理气，调畅肝气。肾藏精，藏生殖之精和脏腑之精，主生殖，全方注重益肾调经与调补冲任，肾精充盛，冲任调畅，则能按时排卵，月经按时而下，氤氲之时，男女相合，自然受孕。

（朱笑熠整理）

案10 不孕症（心肾不交）（何嘉琳医案）

范某某，女，32岁。2020年10月22日就诊。

患者2018年生化妊娠后夫妻性生活正常，未避孕未孕2年。既往月经周期尚规则，5～7/28～30天。末次月经9月27日，量中等，中度痛经。近期基础生殖激素、卵泡监测均正常，丈夫精液常规基本正常范围。体质偏瘦弱，怕冷且容易上火，睡眠欠佳，梦扰早醒，腰酸，小便清长。舌质淡，苔薄白，脉沉细。证属心肾不交，治拟交通心肾。

处方：

黄芪150g	太子参300g	炒白术60g	当归120g
炒白芍150g	川芎100g	熟地黄120g	砂仁^(后下)50g
枸杞子150g	制黄精200g	桑椹150g	菟丝子300g
覆盆子120g	丹参150g	佛手60g	淫羊藿150g
香附100g	郁金100g	甘草30g	大枣100g
炒枳壳120g	防风60g	蛇床子60g	鸡血藤150g
酸枣仁150g	制远志60g	黄芩100g	肉桂50g
艾叶50g	焦山楂150g	肉苁蓉150g	五味子60g

另加：

西红花15g	阿胶250g	西洋参30g	鲜铁皮石斛120g.
鹿角胶100g	龟甲胶150g	灵芝孢子粉80g	龙眼肉60g
黄酒500g	冰糖400g	野山参10g	冬虫夏草10g

上药一料收膏，每晨空腹开水冲服或含化。发热、腹泻、咳嗽停服。

患者在服用膏方的第2个月，意外怀孕，次年顺利产下一女。

【按语】 何老认为，不孕不育主要责之肝、脾、肾，常见病机为肾虚、肝郁、痰湿、血瘀，临床每每病因交互，病机错杂，症候多样。本案患者畏寒"上火"，痛经体弱，实乃阴竭于下，阳越于上，阴阳不相交，表里不相称，求子难也。诚如《儒门事亲》所言："夫妇人年及二三十者，虽无病而无子，经血如常，或经血不调，乃阴不升，阳不降之故也。"如欲求子，莫不先平调阴阳。方以何氏育麟方加减温润益肾，远志、酸枣仁、五味子交通心肾，使精血充，敛阳于内，肾水温，煦阴于上，阴阳相交，法度平和。

（骆诗灵整理）

案11 不孕症（气血亏虚，风湿留注）（何嘉琳医案）

熊某，女，32岁，公司职员。2019年12月2日就诊。

患者婚后1年未避孕未孕，类风湿关节炎病史10年，目前服用泼尼松5mg，1日1次，月经先期，量正常，无痛经。末次月经11月25日，先期5天，量中等，无痛经。AMH：1.38ng/ml。刻下患者倦怠神疲，夜寐欠安，双手腕及肘关节疼痛，舌苔白腻，脉尺沉。丈夫精液检查未见异常。证属气血亏虚，风湿留注，治拟益气养血补肾，祛风通络助孕。

处方：

黄芪150g	太子参300g	炒白术100g	大枣120g
枸杞子150g	当归120g	川芎100g	炒白芍150g
熟地黄120g	砂仁^(后下)50g	防风60g	茯苓100g
黄精200g	佛手60g	五味子60g	甘草30g
菟丝子150g	覆盆子150g	桑枝条150g	羌活60g
独活60g	鸡血藤150g	淫羊藿150g	石楠叶150g
肉苁蓉100g	桑寄生150g	盐杜仲100g	牛膝150g
巴戟天100g	蛇床子60g	香附100g	郁金100g
豨莶草150g	续断150g		

另加：

阿胶200g	鹿角胶150g	龟甲胶150g	西洋参30g
灵芝孢子粉100g	西红花10g	黑芝麻300g	核桃仁300g
冰糖500g	黄酒500g	鲜铁皮石斛120g	龙眼肉60g

上药一料收膏切片，早晚空腹服1～2片。发热、腹泻、咳嗽停服。

患者药后诸症改善，次年春天，患者自然怀孕，经中药补肾安胎治疗后足月分娩一女婴。

【按语】 该患者既有不孕，又兼有风湿，两病虽异，却同源，互相影响。神疲倦怠，夜寐欠安，脉尺沉，责之气血亏虚，风湿留注。《临证指南》云："有血虚络涩及营虚而为痹者，以养营养血为主。又有周痹、行痹、肢痹、筋痹，及风、寒、湿三气杂合之痹。"方以四君子汤健脾益气，菟丝子、覆盆子、杜仲、桑寄生等补肾填精养血之品养营活血，伍通络风药桑枝、羌独活、豨莶草，使气血充盈，络通风灭，正存邪却，方能孕育有望。

（马景整理）

案12 不孕症（脾肾两虚）（何嘉琳医案）

陈某，女，30岁，公司职员。2017年11月13日就诊。

患者婚后正常性生活，未避孕4年未孕。患者14岁初潮，月经24～26天一行。近1年月经逐渐延后，35～40天一行，经行5～6天，量偏少，色暗红，无痛经。末次月经2017年11月4日，后期10天，量少，色暗红，无痛经，6天净。患者形体瘦小，腰酸乏力，食纳欠佳，夜寐欠安，舌边尖布瘀点，苔白腻，脉细。辅助检查：基础性激素（第3天）：FSH 12.32mIU/ml，LH 5.12mIU/ml，E_2 36.5pg/ml。输卵管造影提示：双侧输卵管通畅。丈夫精液正常范围。证属脾肾两虚，治拟健脾补肾，养血调冲助孕。

处方：

黄芪150g	太子参300g	炒白术100g	当归120g
川芎100g	熟地黄120g	黄精200g	枸杞子150g
五味子60g	山茱萸100g	菟丝子300g	覆盆子150g
淫羊藿150g	蛇床子100g	肉苁蓉100g	石楠叶150g
鸡血藤150g	炒枳壳100g	茯苓100g	忍冬藤300g
黄芩100g	泽泻100g	知母100g	防风60g
荆芥50g	香附100g	佛手60g	砂仁^(后下)50g
大枣120g	甘草30g		

另加：

阿胶250g	西红花10g	穿山甲30g	鹿角胶100g
龟甲胶150g	灵芝孢子粉80g	鲜铁皮石斛120g	黑芝麻300g
核桃仁300g	冰糖500g	黄酒500g	

上药一料收膏，每晨空腹开水冲服或含化。发热、腹泻、咳嗽停服。

服用膏方后患者胃纳好转，夜寐转安，月经周期正常。复查基础性激素（第3天）：FSH 9.35mIU/ml，LH 6.32mIU/ml，E_2 40.2pg/ml。嘱其排卵期同房。2018年2月自测尿妊娠试验阳性。继以中药补肾养血安胎治疗，足月分娩一女婴。

【按语】《内经》云："女子……二七而天癸至，任脉通，太冲脉盛，月事以时下，故有子。"可见，妇人怀孕当以肾气盛，天癸至，冲任通盛为先决条件。肾主藏精，五脏六腑之精皆下注藏于此；脾为后天之本，主运化，为气血生化之源。本案患者后天脾运不健，生化失司，则气血虚弱，先天肾气亏虚，表现为形瘦、腰酸、纳差、经量少。方选八珍汤加味健脾益胃，大补气血；大枣、阿胶、枸杞子大补阴血，以滋后天；肉苁蓉、菟丝子、淫羊藿、石楠叶等温肾壮阳。患者苔白腻，舌边尖布瘀点，乃脾虚湿滞，气滞血瘀之故，宗《内经》所云"血实者宜决之""结者散之"之旨，以活血化瘀，通经达络来荡涤胞宫，祛瘀生新，促其摄精成孕。以四物汤加西红花、鸡血藤、穿山甲通利经络，畅通胞脉；茯苓、泽泻健脾渗湿，以防痰湿壅盛，与留瘀互结，阻滞冲任。炒枳壳、香附、荆芥理气行滞；灵芝孢子粉宁心安神；鹿角胶补肝肾，益精养血；龟甲胶、鹿角胶两药合用，阴阳俱补，大补精髓。《本草逢源》谓："非龟鹿二胶并用，不能达任脉，而治羸瘦腰痛。"全方注重滋补脾肾，补中有通，共奏健脾补肾，养血调冲助孕之功。患者服药2个月后月经周期正常，氤氲之时受精成孕，数年之疾一朝得解，效如桴鼓。

（马景整理）

案⑬ **不孕症（肝郁肾虚）（何嘉琳医案）**

胡某某，女，39岁，公司职员。2021年12月27日就诊

患者2017年胎停药流后未避孕4年未孕。2020年促排卵试孕未成功，2021年7月于杭州某生殖中心行IVF-ET术，因"卵巢储备功能下降"取卵失败。刻下久婚不孕，焦躁烦闷，夜寐不宁，入睡困难，腰酸如折，胃纳尚可，二便调，右关尚有力，左关弦，舌苔薄腻。证属肝郁肾虚，治拟滋水涵木，养心助孕。

处方：

黄芪150g	太子参300g	炒白术100g	大枣120g
枸杞子150g	当归120g	川芎60g	熟地黄120g
砂仁（后下）50g	防风60g	茯苓100g	制黄精200g
甘草30g	佛手60g	五味子90g	炒白芍150g
菟丝子300g	覆盆子150g	麦冬100g	炒酸枣仁150g
制远志60g	首乌藤150g	黄芩100g	桑椹150g
巴戟天100g	鸡血藤150g	淮小麦300g	合欢皮90g
百合100g	肉苁蓉100g	淫羊藿150g	

另加：

阿胶250g	鹿角胶100g	西红花10g	冰糖500g
黄酒500g	龙眼肉60g	西洋参30g	龟甲胶150g
哈蟆油30g	鲜铁皮石斛150g	灵芝孢子粉80g	

上药一料收膏，每晨空腹开水冲服或含化。发热、腹泻、咳嗽停服。

患者服药后于次年春天取卵3枚，受精2枚，2022年6月移植冻胚2枚后妊娠成功，经中药保胎治疗后足月分娩，母子平安。

【按语】"妇人有怀抱素恶不能生子者……谁知是肝气郁结乎……肝气郁则心肾之脉必致郁之极而莫解……肝木不舒，必下克脾土而致塞。脾土之气塞，则腰脐之气必不利。"傅山之言直达要害。该患久婚不孕，肾气亏耗，肝郁气结，愈发难以受孕，治需补肾滋肝，滋水涵木。方以育麟方为底，填补奇经，酸枣仁、远志、首乌藤养血调肝，淮小麦、合欢皮、百合疏肝养心，哈蟆油、鲜铁皮石斛滋养肾水。何老以滋水涵木之意，平补肾水，柔养肝木，郁塞宣解，最终麒麟得育。

（陈赟整理）

案⑭ **体外受精-胚胎移植（IVF-ET）术前调理（肾虚肝郁）（何嘉琳医案）**

郑某，女，37岁。2016年12月3日就诊。

患者婚后未避孕未孕3年余，已查输卵管造影示"双侧输卵管通而不畅"，继而转

辅助生殖技术，2015年2次"人工授精"失败，2016年6月因"输卵管因素，原发不孕"于当地生殖中心行"体外受精–胚胎移植术"，取卵7枚，配6枚胚胎，2016年8月移植冻胚2枚未成功着床。就诊时患者情绪焦虑，要求中药调理以增加胚胎移植术成功率。患者既往月经期准，量中，色正常，无腹痛。末次月经11月25日，量色如常，刻下患者时觉渴而欲饮，夜寐欠佳，入睡困难，腰膝酸软，胃纳欠佳，精神焦虑，胸闷不舒，二便尚调，舌质偏红，苔薄白，脉细数。证属肾虚肝郁，正值冬月小雪，故以膏方补肾柔肝，调冲助孕，以期孕育子嗣。

处方：

太子参200g	枸杞子200g	制黄精200g	马齿苋200g
蒲公英300g	菟丝子300g	贯众300g	生黄芪150g
生地黄150g	覆盆子150g	炒白芍150g	制何首乌150g
肉苁蓉150g	淫羊藿150g	山楂炭150g	蒲黄150g
桑椹150g	巴戟天150g	大枣150g	鲜铁皮石斛^(先煎)150g
天冬100g	浙麦冬100g	泽泻100g	蒸山茱萸100g
三棱100g	莪术100g	熟地黄100g	当归120g
茯苓120g	薏苡仁30g	蜜甘草30g	砂仁^(后下)50g
佛手50g	梅花50g		

另加：

鹿角胶50g	西洋参50g	龟甲胶200g	灵芝孢子粉30g
阿胶250g	西红花6g	核桃仁300g	熟黑芝麻300g
黄酒500g	冰糖500g		

上药一料收膏，每晨空腹开水冲服或含化。发热、腹泻、咳嗽停服。

患者服膏方3个月后，诸症缓解，心情舒畅，即行胚胎移植术，顺利着床，胚胎发育正常，妊娠过程顺利，孕38周剖宫产喜得一男婴。

【按语】肾为先天之本，肾主藏精，主生殖。本案患者备孕时，年过五七，肾气亏虚，阴津不足，加之多次手术，胞脉受损，瘀血留滞胞络作祟，故难受孕，多次辅助生殖失败，精神更为焦虑。辨证为肾虚肝郁，瘀阻胞络，法以补肾填精，养血柔肝，调治冲任，疏补并施。上方中药30余味，看似复杂，其实章法清晰。以地黄饮子合十全大补汤为底方，去方中香燥温阳之品，如川芎、肉桂、附子等，以太子参代替党参，联合黄芪、西洋参，以达气阴双补的目的；生地黄、熟地黄、山茱萸、何首乌、枸杞子、桑椹养血柔肝；肉苁蓉、巴戟天、淫羊藿、覆盆子温壮肾阳；菟丝子、制黄精填补肾精；石斛、天冬、麦冬滋养肺肾，"金水相生，壮水济火"；茯苓、泽泻利湿泻肾浊，助真阴复位；当归、白芍养血和营；同时佐以三棱、莪术、蒲黄、山楂炭理滞化瘀，通达胞络；

蒲公英、马齿苋、贯众、薏苡仁、茯苓、泽泻泄湿热以消癥痕，凉血散滞；稍佐梅花、砂仁、佛手理气行滞，以防膏方滋腻；龟、鹿、阿三胶，为血肉有情之品，峻补精髓，其中鹿角胶偏补阳，龟甲胶偏补阴，阿胶甘平，养血为主。何老膏方常用此三胶，阿胶甘平养血为必备之品，鹿角胶与龟甲胶的比例随辨证而调节以燮理阴阳。诸药合用，补肾柔肝，养血调冲，诸弊皆除，为胚胎移植创造更优的宫腔环境与免疫状态，再次移植方获成功。

（蔡彬彬整理）

案15 体外受精-胚胎移植（IVF-ET）术前调理（脾肾亏虚，痰浊壅盛）（何嘉琳医案）

徐某，女，30岁。2017年12月30日就诊。

患者2015年因"双侧输卵管积水"在当地医院行腹腔镜下双侧输卵管整形术，术后2次输卵管妊娠，遂行双侧输卵管切除。平素月经周期欠规则，5~7/30~50天，饮食不节，体形肥胖，夜寐欠安，晨起咽中似有痰，吐之不出，咽之不下，舌淡胖，边有齿痕，苔薄白，脉濡缓。证属脾肾亏虚，痰浊壅盛。拟用补肾健脾，化湿调冲。

处方：

黄芪150g	太子参300g	炒白术100g	大枣120g
枸杞子150g	当归120g	川芎100g	熟地黄120g
砂仁（后下）50g	防风60g	茯苓100g	制黄精200g
佛手60g	五味子60g	甘草30g	桑椹150g
肉苁蓉150g	菟丝子300g	覆盆子150g	淫羊藿150g
香附100g	郁金100g	生鸡内金200g	炒芥子150g
石楠叶150g	川牛膝150g	丹参100g	泽泻100g
木香60g	黄芩60g	鸡血藤150g	泽兰100g
益母草300g	桃仁50g		

另加：

阿胶250g	鹿角胶100g	龟甲胶150g	西红花10g
核桃仁300g	黑芝麻300g	冰糖500g	灵芝孢子粉80g
黄酒500g			

上药一料收膏切片，早晚空腹服1~2片。发热、腹泻、咳嗽停服。

患者膏方服完后月事渐准，继续门诊中药调理2个月后于生殖中心取卵6枚，配成优胚5枚，2个月后移植冻胚2枚成功，孕37周[+1]天剖宫产一对龙凤胎。

【按语】《傅青主女科》云："妇人有身体肥胖，痰涎甚多，不能受孕者……不知湿盛者多肥胖，肥胖者多气虚，气虚者多痰涎，外似健壮而内实虚损也。内虚则气必衰，气衰则不能行水，而湿停于肠胃之间，不能化精而化涎也。"该患者素体脾虚，运化失职，故形体肥胖，咽中有痰，两次输卵管妊娠、行输卵管切除术后损伤胞宫胞络，导致肾气更虚。本病以脾肾亏虚为本，痰湿阻滞为标。本案治疗上用五子衍宗丸及淫羊藿、川牛膝、肉苁蓉、熟地黄、黄精等补肾填精，充养奇经；以黄芪、太子参、白术、茯苓等补气健脾，建筑中州；以泽泻、鸡内金等消食化浊降脂；加以佛手、木香、香附、郁金行气解郁以助化湿；以鸡血藤、川芎、泽兰、益母草、桃仁活血调经；以阿胶、鹿角胶、龟甲胶补益精血。诸药合用，补泻兼施，水土同治，种子先调经，经调方育麟有望。

（马景整理）

案16 体外受精-胚胎移植（IVF-ET）术前调理（肝郁肾虚）（何嘉琳医案）

马某某，女，36岁。2021年12月20日就诊。

2018年患者因输卵管妊娠行"腹腔镜下双侧输卵管切除"，2020年求助辅助生殖技术，查血AMH 0.4ng/ml，窦卵泡左侧0个，右侧1～2个，被告知成功率极低，绝望之中求诊于何老。平素月经先期，24～25日一行，经期5～6天，经行腹痛明显。末次月经12月12日，量极少，伴小血块下，小腹疼痛，3天净。平素精神焦虑，入睡困难，神疲气短，少腹时常作痛，劳则尤甚，畏寒肢冷，口苦咽干，头晕作痛，胸闷不舒，舌淡红苔薄白，脉细弦。西医诊断：卵巢功能减退；女性不孕症。中医诊断：不孕。证属肝郁肾虚，治拟补肾疏肝，养血调冲。

处方：

黄芪150g	太子参300g	炒白术100g	大枣120g
枸杞子150g	当归120g	川芎100g	炒白芍150g
熟地黄120g	砂仁（后下）50g	防风60g	茯苓100g
黄精200g	佛手60g	五味子90g	甘草30g
菟丝子300g	覆盆子120g	大血藤300g	蒲公英300g
重楼60g	白花蛇舌草300g	牡丹皮100g	泽泻100g
赤芍150g	延胡索150g	没药60g	淫羊藿150g
巴戟天100g	小茴香60g	黄芩100g	肉桂50g
桑椹150g	女贞子150g	郁金120g	天麻90g

另加：

阿胶200g	鹿角胶100g	龟甲胶100g	鳖甲胶100g
西红花10g	冰糖500g	黄酒500g	灵芝孢子粉80g

| 龙眼肉60g | 西洋参30g | 炮山甲30g | 鲜铁皮石斛120g |

上药一料收膏，每晨空腹开水冲服或含化。发热、腹泻、咳嗽停服。

患者服用膏方后，自述诸症大减，AMH由0.4ng/ml上升至0.75ng/ml，2022年2月15日于生殖中心取卵3枚，获1枚优胚，1枚囊胚。2022年7月22日行二步法，移植1冻胚、1囊胚，8月8日抽血查绒毛膜促性腺激素1300mIU/ml，其后胚胎发育正常，足月分娩。

【按语】 对于拟行IVF的患者，何老一般建议在孕前3个月开始调理，首重调理肝、脾、肾，常用何氏育麟方、加减苁蓉菟丝子丸等。对于肝肾阴虚者，在何氏育麟方基础上酌加墨旱莲、女贞子、生地黄、石斛；兼肝郁，加以八月札、绿萼梅、玫瑰花、香附、郁金等；脾肾气虚者，黄芪、太子参、白术增量；脾肾阳虚者，添胡芦巴、石楠叶、肉桂。该患卵巢功能减退，肾精亏耗，婚久不孕，肝郁不舒，故以阿胶、鹿角胶、龟甲胶、鳖甲胶四胶并用，充养奇经；八珍汤健脾养血调冲；郁金、佛手、枸杞子养血柔肝；又以大血藤、蒲公英、重楼、白花蛇舌草清热化瘀，祛久瘀之邪，此方一补一消，缓缓取之，精血化生有源，瘀邪消祛有路。

（骆诗灵整理）

案17 体外受精-胚胎移植（IVF-ET）术前调理（肾虚血瘀）（何嘉琳医案）

魏某某，女，37岁。2021年11月15日就诊。

患者大产1胎后未避孕3年未孕，因"继发不孕"于杭州某生殖中心取卵12枚，配胚胎7枚，鲜胚移植2枚失败，现余3枚囊胚冻存。平素月经周期规则，经量偏少，5天干净。末次月经11月3日，量少，色黑，5天净。平素唇色发暗，面色不荣，神疲乏力，畏寒肢冷，腰背酸痛，大便干，舌质淡黯，苔薄白，脉细涩。证属肾虚血瘀，正值冬季，用膏方补肾温阳，活血化瘀，以养胞宫，以期来年移植成功。

处方：

黄芪150g	太子参300g	大枣120g	枸杞子150g
当归120g	川芎100g	熟地黄120g	砂仁(后下)50g
防风60g	茯苓100g	制黄精200g	甘草30g
佛手60g	五味子90g	炒白芍150g	菟丝子300g
覆盆子150g	天冬100g	麦冬100g	炒枳壳150g
郁金100g	丹参150g	鸡血藤150g	淫羊藿150g
仙茅100g	肉苁蓉150g	川牛膝150g	淮小麦300g
女贞子120g	桑椹150g		

另加：

| 阿胶250g | 鹿角胶100g | 龟甲胶150g | 龙眼肉60g |

| 西洋参30g | 冰糖500g | 西红花15g | 鲜铁皮石斛120g |
| 黄酒500g | 灵芝孢子粉80g | | |

上药一料收膏，每晨空腹开水冲服或含化。发热、腹泻、咳嗽停服。

患者服用膏方2个月后，2022年3月移植冻囊胚1枚成功，经中药保胎后足月分娩一男婴。

【按语】《石室秘录·子嗣论》云："肾水衰者，则子宫燥涸，禾苗无雨露之润，亦成萎黄，必有堕胎之叹。"肾为先天之本，主生殖，有"肾以载胎"之说，肾虚日久，血行不畅，瘀阻胞宫。故以仙茅、淫羊藿、肉苁蓉、黄精、枸杞子、菟丝子、覆盆子补肾填精，养一身之阴阳；脾胃为后天之本，气血生化之源，子宫内膜犹如土壤，调补后天中土可改善内膜容受性，故以黄芪、太子参、茯苓、龙眼肉健脾益气。胎元之载仰赖先天肾气与后天脾气相互协调，脾肾之气健旺则可共同维持正常的妊娠过程。同时佐以鸡血藤、丹参、当归、川芎、炒白芍等养血活血之品，使精充血足，胞宫得养，则胎孕易成。如此调治，患者服用膏方2个月后胚胎移植成功，母健胎安。

（陈赟 整理）

案18 原发不孕合并卵巢早衰、宫腔粘连（肾虚血瘀）（何嘉琳医案）

吴某某，女，29岁。2020年11月19日就诊。

患者2015年人流后月经量减少，结婚3年未避孕未孕。近2年月经稀发，2～3个月一行，量少色暗，多次查血AMH＜0.01ng/L，外院诊断为"卵巢早衰"，需服用人工周期药物治疗。2020年10月查血FSH 44IU/L，LH 31.5IU/L，E_2 89pg/ml，子宫大小4cm×3cm×2cm，卵巢大小约15mm×10mm，内膜双层厚2～3mm。求助辅助生殖，先后取卵3次均未获得可移植胚胎，后行赠卵，已配成胚胎7枚，因内膜薄一直不达标未能移植。曾在外院经多种方法中西医治疗，宫腔镜下粘连分离3次，药物用芬吗通2mg口服，2次/日，2mg塞阴，2次/日，阿司匹林肠溶片0.5mg口服，1次/日。经中药加内膜电刺激等诸多治疗，内膜从2mm最多增厚到6.5mm。2次被取消移植周期。现求诊于何老，要求膏方调治，来年准备移植。末次月经11月5日（经人工周期治疗来潮），量少，色黑。患者常感腰膝酸软，足跟疼痛，畏寒肢冷，神疲乏力，面黄羸瘦，眩晕心悸，舌黯苔腻，脉细弦。诊断：原发不孕；卵巢早衰；宫腔粘连。证属肾虚血瘀，精亏血枯。治拟补肾活血，调补冲任。

处方：

生黄芪150g	生晒参100g	生地黄100g	熟地黄100g
天冬100g	枸杞子120g	当归120g	川芎100g
砂仁(后下)50g	丹参100g	赤芍100g	鸡血藤150g
续断150g	菟丝子200g	覆盆子100g	葛根150g

沙苑子100g	白蒺藜100g	绿萼梅50g	香附100g
怀牛膝100g	益母草300g	桑椹150g	淫羊藿150g
仙茅100g	巴戟天100g	肉苁蓉100g	白茯苓120g
制黄精200g	郁金100g	泽兰100g	炙甘草50g
陈皮60g	大枣100g		

另加：

鹿角胶200g	龟甲胶200g	阿胶250g	黄酒500g
黑芝麻250g	冰糖500g	灵芝孢子粉30g	西洋参30g
西红花10g			

上药一料收膏，每晨空腹开水冲服或含化。发热、腹泻、咳嗽停服。

患者服用膏方后月经量增，内膜达7.5mm，次年春天移植冻囊胚1枚后获得妊娠，经保胎治疗后终获一女，完成夙愿。

【按语】妊娠受孕犹如草木种植，需有优异的种子，肥沃的土壤，充沛的阳光雨露，该患者先天肾气不足，二八健硕之年卵巢已衰，无卵可取，人流金刃损及胞宫，故经量少。虽赠卵仍无法移植。何老崇"虚则补之，实则泻之"，以四物汤养血；何氏养巢方补肾填精，充养冲任；鹿角胶、龟甲胶、阿胶养血填精；香附、绿萼梅、郁金等疏肝理气；灵芝孢子粉养心安神；西红花、丹参、益母草活血化瘀以促生机。全方疏补兼施，补而不腻，消而不伤正，是以一料服完获得出人意料的疗效。

（马景整理）

案19 不孕症（肾虚精亏）（何嘉琳医案）

刘某某，女，32岁。2019年1月7日就诊。

患者平素体弱多病，倦怠神疲，纳差，一胎经何老调理后育一子体健，患者产后未避孕2年未再孕。月经周期规律，28～30日一行。末次月经1月1日，量偏少，色黯红，腰酸如折，5天净。刻下面色黧黑，双膝及腰部酸楚疼痛，倦怠神疲，夜寐欠安，纳差，舌质淡，苔薄腻，脉缓。甲状腺功能减退病史，口服优甲乐1粒，每日1次。证属肾虚精亏，以补肾填精膏方调补，以冀来年二胎有望。

处方：

黄芪150g	太子参300g	炒白术100g	大枣120g
枸杞子150g	当归120g	川芎100g	熟地黄120g
砂仁(后下)50g	防风60g	茯苓100g	制黄精200g
甘草30g	佛手60g	五味子60g	炒白芍150g

菟丝子300g	覆盆子150g	淫羊藿150g	炒酸枣仁120g
制远志60g	巴戟天100g	杜仲100g	首乌藤150g
桑椹150g	肉苁蓉100g	炒枳壳100g	香附100g
郁金100g	黄芩100g	麦冬100g	

另加：

阿胶250g	鹿角胶100g	龟甲胶150g	西红花10g
龙眼肉60g	西洋参30g	海马30g	冰糖500g
黄酒500g	灵芝孢子粉80g	鲜铁皮石斛120g	

上药一料收膏，每晨空腹开水冲服或含化。发热、腹泻、咳嗽停服。

患者药后诸症改善，膏方服用完后2个月自然怀孕，继续门诊补肾安胎保胎治疗至12周，后足月顺产一女婴，终成儿女双全凤愿。

【按语】何氏育麟方为何氏妇科治疗肾虚精亏的代表方，由菟丝子、覆盆子、巴戟天、杜仲等组成。何老用此方不拘于单一病证，临床灵活加减，疗效颇丰。该患素体虚弱，神疲倦怠，后天失养，脾虚纳差，何老以何氏育麟方填精养血，健运脾胃，调理冲任。原方以菟丝子、淫羊藿为君，意在填补肾精，此方重用太子参、菟丝子，培补脾肾；枸杞子、覆盆子、桑椹、巴戟天、肉苁蓉取五子衍宗之意，温润填精；当归、川芎、熟地黄、白芍四物补血调血；佐香附、郁金疏肝解郁。全方通补兼施，共养先后天。

（骆诗灵整理）

案20 不孕症（肾滞血瘀）（章勤医案）

赵某，女，38岁，职员。2009年12月4日就诊。

患者1999年曾大产1胎，离异再婚后1次难免流产，4次输卵管妊娠（左侧输卵管妊娠药物治疗2次，右侧输卵管妊娠药物保守治疗2次），后再次输卵管妊娠，于2017年行腹腔镜下右侧输卵管切开取胚术。月经周期尚准，量偏少，色暗红，有血块，经行少腹胀痛，胸胁、乳房胀痛。2008年子宫输卵管造影（HSG）提示双侧输卵管通而欠畅。末次月经11月16日，量少，色暗红，伴血块下，5天净，月经第2天腹痛明显，需服止痛药治疗。平时精神抑郁，时感腰酸，大便不畅，小腹隐隐作痛。舌质红，苔微黄，脉弦数。平素中药口服及保留灌肠调治。抑郁伤肝，气机不畅，血为气滞，阻遏冲任，多次输卵管妊娠，胞宫胞脉受损，更难以摄精成孕；气滞血瘀，故经行量少，经来有血块；肝气疏泄不及，经脉壅阻，故少腹、胸胁、乳房胀痛；脉弦为气滞之征。证属肾虚血瘀，治拟补肾祛瘀，调经助孕。

处方：

当归 150g	川芎 60g	紫丹参 120g	赤芍 100g
黄芪 300g	大熟地黄 150g	炒白芍 150g	鹿角片 （先煎）150g
巴戟天 120g	川续断 100g	怀山药 150g	云茯苓 120g
郁金 90g	香附 120g	鸡血藤 150g	牡丹皮 120g
菟丝子 120g	三棱 90g	莪术 90g	大血藤 200g
马齿苋 150g	皂角刺 120g	桂枝 45g	制大黄 60g
薏苡仁 150g	淫羊藿 150g	胡芦巴 100g	路路通 120g
柴胡 90g	桃仁 50g	泽兰叶 100g	炙甘草 30g

另加：

阿胶 250g	鹿角胶 200g	藏红花 10g	龙眼肉 150g
黑芝麻 150g	核桃仁 250g	冰糖 500g	陈黄酒 500g

上药一料收膏切片，早晚空腹服1～2片。发热、腹泻、咳嗽停服。

患者服用膏方后月经量增，腹痛改善，次年春天已绝望的患者喜获妊娠，经中药保驾护航，足月分娩。

【按语】张景岳《妇人规》云："瘀血留滞作癥，唯妇人有之。"治疗当以活血消癥为大法。但细究其病因，该患者病起于流产及宫外孕后，胞脉受损，肾气已衰，故平时常有腰酸；经水本赖肾气鼓舞运行，肾虚运行不畅，经血瘀滞于胞中，则经来腹痛，伴下血块，可见本案为肾虚血瘀之虚实夹杂之证。本案选用四物汤养血活血；鹿角片、巴戟天、川续断、淫羊藿温补肝肾，固养冲任；香附、郁金、莪术、柴胡等疏肝理气行滞；丹参、鸡血藤、皂角刺、路路通等活血通络；薏苡仁、大血藤、马齿苋清热解毒利湿；桂枝、胡芦巴性温通络，消肿止痛。诸药合用，既有补肾填精，养血调冲之功，又有活血化瘀，理气解郁之能，使气血流畅，冲任瘀血消散，经行如常，诸症自除，利于摄精成孕。患者服膏方后，门诊继续中药调理加保留灌肠，终于育龄向衰之年，喜获妊娠，后保胎观察，随访至足月生产，母子平安。

（马景整理）

案21 女性不孕-卵巢储备功能减退（脾肾两虚）（章勤医案）

戴某，女，38岁。2020年11月16日就诊。

患者正常性生活未避孕未孕3年余，2019年3月开始于浙江省某生殖中心行"体外受精-胚胎移植术"，取卵3次均未获得可移植胚胎。近5年来月经先期，20～23天一行，末次月经2020年11月3日，提前4天而至，量偏少，色淡红，无痛经。面色萎黄，平素时有反酸、嗳气，食后则吐，腰膝酸软，小便清长，大便正常，舌淡红，苔薄白，脉细。2020年10月查AMH：0.28ng/ml，B超提示窦卵泡1～2个。证属脾肾两虚之不孕，治拟补肾健脾，养血调冲助孕。

处方：

黄芪120g	当归120g	麸炒白芍100g	川芎100g
醋香附100g	郁金60g	泽兰100g	淫羊藿100g
菟丝子120g	覆盆子120g	制玉竹100g	浙肉苁蓉120g
茯苓120g	温山药150g	梅花60g	葛根150g
紫苏梗100g	天冬100g	陈皮60g	佛手60g
煅瓦楞子^{（先煎）}100g			

另加：

阿胶250g	鹿角胶100g	龟甲胶100g	冰糖400g
核桃仁400g	黄酒500g	黑芝麻100g	

上药一料收膏切片，早晚空腹服1~2片。发热、腹泻、咳嗽停服。

服膏方3个月后再次取卵，获卵4枚，配成3枚（1代，拮抗剂方案），2021年9月移植冻胚2枚后喜获妊娠，经中药保胎后顺利分娩。

【按语】肾为先天之本，藏精，主生殖。《内经》云："女子七岁，肾气盛，齿更发长……五七，阳明脉衰，面始焦，发始堕；六七，三阳脉衰于上，面皆焦，发始白；七七，任脉虚，太冲脉衰少，天癸竭，地道不通，故形坏而无子也。"卵子乃先天生殖之精，有形之物，需得后天水谷之精不断供养补充。阳明者，水谷之海，后天之本，阳明盛则冲脉得养，血海盛则入肾化精，精充血足则育卵有源。本案女子年过五七，肾气渐亏，多次超促排卵，犹如涸泽而渔，阳明脉衰，气血生化乏源，冲任失养，血海不盈则肾精渐败，卵失所养。针对此类患者，章勤教授临证常以养巢方、苁蓉菟丝子丸等化裁应用。养巢方由菟丝子、覆盆子、葛根、天冬、肉苁蓉、当归、白芍、柏子仁八味药物组成，是我院院内制剂，长年应用于卵巢储备功能减退患者，临床效果显著。方中菟丝子味辛甘，善补肾益精，覆盆子味酸甘，善滋养真阴，其形累累如珠似卵子之状，二者配伍出自明代医家王肯堂所著《证治准绳》名方"五子衍宗丸"，此方因其填精补髓、疏补肾气、种嗣衍宗之功为后世医家所推崇，其中菟丝子以温肾壮阳见长，覆盆子蓄阴固肾之力强，二"子"相配，既可补肾中阴阳之气，又蕴含生生之机，补而不腻，温而不燥。当归甘温而润，辛苦行走，擅补血活血，白芍养血敛阴，两药养血柔肝，补而不滞，寓肝肾同补，精血相生之理；肉苁蓉、天冬补肾阳，滋肾阴，益肾填精，调和阴阳，以期精充血足，黄芪、葛根、山药、茯苓等健脾土，充阳明，补养后天水谷之精以滋先天肾精；患者常有反酸、嗳气，食后则吐，予煅瓦楞子、陈皮、佛手制酸止呕，健脾开胃。以补血益精之阿胶、鹿角胶、龟甲胶收膏，形神兼调，收效甚佳。

（杨柳青整理）

案22 不孕症（肾精亏虚）（章勤医案）

钟某某，女，29岁。2020年11月16日就诊。

患者结婚2年，未避孕至今未孕，2019年2月于浙江某生殖中心行"体外受精-胚胎移植术"，取卵3枚，获得胚胎2枚，因质量差养囊失败。平素月经周期尚准，28~30天一行，经量中等。末次月经11月5日，量中等，色黯红，腰酸隐隐，无痛经。平素带下偏少，性欲淡漠，偶有头晕耳鸣，腰膝酸软。舌质淡，苔薄白，脉沉细。查AMH 1.81ng/ml。证属肾精亏虚之不孕症，正值冬令之际，以补肾填精膏方补养后再行取卵。

处方：

黄芪100g	当归120g	麸炒白芍100g	川芎100g
生地黄100g	蒸萸肉60g	醋香附100g	郁金100g
泽兰100g	鸡血藤150g	淫羊藿100g	浙肉苁蓉120g
菟丝子120g	仙茅100g	制玉竹100g	天冬100g
麸炒白术100g	葛根150g	枸杞子120g	茯苓120g
温山药150g	梅花60g	紫苏梗100g	柏子仁100g
陈皮60g	牡丹皮100g		

另加：

阿胶250g	鹿角胶100g	龟甲胶150g	冰糖400g
核桃仁400g	黄酒500g	黑芝麻100g	西红花10g

上药一料收膏，每晨空腹开水冲服或含化。发热、腹泻、咳嗽停服。

患者服用膏方2个月后，正欲行取卵术，自测尿妊娠试验阳性。后续加用中药保胎治疗后喜获麟儿。

【按语】女子四七筋骨坚，发长极，身体盛壮，是生殖功能顶峰时期，然而该患者正值盛壮之年，却婚久未孕，肾主生殖，不孕与肾的关系密切，患者先天肾气不充，阳虚不能温煦子宫，不能摄精成孕。虽通过超促排卵获得卵子，却因胚胎质量差而养囊失败。《黄帝内经》云："阳化气，阴成形。"卵子为有形之物，赖精血供养。故以养巢方滋肾阴，益肾填精，调和阴阳，四物汤养血补血，合黄芪、温山药、白术、茯苓等补气健脾益血，补后天养先天以固命门，龟、鹿、阿胶血肉有情之品，补益精血，佐以紫苏梗、陈皮理气健脾，补而不腻，缓缓图治。通过膏方补肾活血，填补奇经治疗，患者气血得养，先后天得补，精充血足，氤氲之时一旦受精，方能喜获麟儿。

（杨柳青整理）

案23 体外受精-胚胎移植（IVF-ET）术前调理（脾肾亏虚）（马景医案）

尹某某，女，35岁。2020年11月9日就诊。

患者6月5日于杭州某生殖中心（2代试管、短方案）取卵2枚，配成2枚胚胎，8月2日移植2枚冻胚失败，拟膏方调养后再取卵。月经周期24天，量不多，3～4天干净，时有痛经。末次月经10月23日，先期8天，量少，色黯淡，腹痛明显，4日净。平素易上火、烦躁，睡眠欠安，腰酸，胃纳欠佳，小便正常，大便稀。舌淡红，苔薄白，脉细。2020年8月于外院查AMH 1.18ng/ml，E_2 51pg/ml，LH 6.9IU/L，FSH 9.1IU/L。生育史：0-0-1-0（右侧输卵管妊娠手术保守治疗）。2020年5月行宫腔镜下息肉摘除术，宫腔粘连分离术。证属脾肾亏虚，治拟补肾健脾，以冀改善卵巢功能，来年再行取卵。

处方：

熟地黄150g	佛手60g	葛根300g	茯神100g
覆盆子100g	蒲公英300g	黑豆300g	太子参100g
当归120g	月季花100g	猫爪草100g	温山药100g
甘草60g	桑椹300g	麸炒白术120g	

另加：

黄酒500g	西洋参（另煎）100g	黑芝麻300g	核桃仁200g
枣泥300g	龟甲胶120g		

上药一料收膏切片，早晚空腹服1～2片。发热、腹泻、咳嗽停服。

患者服膏后再次至生殖中心，取卵8枚，配6枚胚胎，次年夏天移植冻胚2枚成功，经中药保驾护航，足月分娩。

【**按语**】患者年五七，"阳明脉衰"，肾气开始衰退，加之其有右侧输卵管妊娠手术史、宫腔镜下息肉摘除术史、宫腔粘连分离术史，损伤胞宫胞络，耗气伤精，导致月经量少，且周期提前，肾阴不足又可导致虚火上炎，出现上火、烦躁等症状；该患者大便稀溏，胃纳不佳，形体偏丰，是脾运化功能失司表现。肾为先天之本，脾为后天之本；肾主纳气，脾主升清降浊，后天的脾气滋养先天的精气，两者相互扶持、相互促进，在病理上亦经常相互影响。方中以温山药、白术、甘草补气健脾；佐以葛根生津止渴，补气升阳，葛根中主要成分葛根素具有抗氧化，改善低雌激素作用；以熟地黄、覆盆子、桑椹、黑豆等补肾填精，养冲任胞宫；加猫爪草散结消痈以抑息肉复发；月季花理气活血通经，蒲公英清热解毒；以枣泥收膏大补脾胃。全方有消有补，补而不腻，消而不过，药虽少但用意深远，是以疗效显著。

（朱笑熠整理）

第二节　子宫肌瘤

案1 子宫肌瘤（肝郁脾虚，湿邪蕴结）（何嘉琳医案）

江某，女，38岁。2008年12月4日初诊。

患者体检发现子宫肌瘤半年，逐月增大。患者平素月经规律，量中，无痛经。末次月经11月15日，量多，色暗红，伴血块下。形体肥胖，晨起喉间有痰，平素易外感风寒，夜寐欠佳，带下量多、质稠、色淡黄、有异味，二便正常，舌质红苔薄腻，脉缓。2008年10月19日B超提示多发性子宫肌瘤，大者4.6cm×3.9cm×1.5cm。证属肝郁脾虚，湿邪蕴结。治拟疏肝健脾，渗利湿邪。

处方：

生黄芪150g	生晒参150g	焦白术100g	防风60g
玄参100g	猪苓150g	白茯苓150g	女贞子150g
明天麻60g	薏苡仁300g	枸杞子150g	生地黄100g
山茱萸60g	怀山药150g	五味子60g	首乌藤100g
合欢皮100g	淮小麦300g	焦山楂150g	马齿苋200g
生贯众300g	半枝莲300g	赤芍100g	白芍100g
大枣150g	绿萼梅60g	桑寄生150g	沙苑子100g
白蒺藜100g	生甘草30g	桑椹150g	龙齿300g
牡丹皮100g	巨胜子100g		

另加：

鳖甲胶200g	阿胶250g	黄酒500g	冰糖500g
核桃仁250g	黑芝麻250g	灵芝孢子粉20g	

上药一料收膏，每晨空腹开水冲服或含化。发热、腹泻、咳嗽停服。

【按语】子宫肌瘤属中医学"癥瘕"范畴。多发性子宫肌瘤，特别是瘤体小、经期正常、无临床压迫症状及变性者适合中医药调理，可有效减缓瘤体生长速度。该患者素体肝郁脾虚，运化失职，痰湿内生，结聚成瘤。湿邪蕴久化热，循肝经下注，故带下量多、色黄质稠、有异味。肝胆者，表里也，肝失疏泄，胆郁痰扰心神，故夜寐欠佳。遵《内经》"坚者消之，客者除之，结者散之，留者攻之"之法，以疏肝健脾、渗利湿邪立法处方。四君子汤合猪苓、薏苡仁益气健脾以渗湿；马齿苋、半枝莲、生贯众泄湿热以消癥瘕；桑寄生、潼白蒺藜、桑椹、绿萼梅、枸杞子、山茱萸等补肾疏肝，滋养精血以扶正；龙齿、首乌藤潜镇安神。全方补泻结合，共奏消癥化痰、祛湿散结之功。

（马景整理）

第三节 盆腔炎性疾病

案1 盆腔炎性疾病（肝经湿热）（何嘉琳医案）

姚某，女，40岁，公司职员。2020年11月7日就诊。

患者近2个月劳累后自觉两少腹及腰背酸痛，经休息后缓解，劳累后加重。患者顺产后年余，月经周期延长，末次月经10月22日，量中等，血块多，9天净。平素自觉倦怠乏力，烦躁易怒，时有头晕，夜寐欠安，带下量多色黄，右脉缓，左关弦，苔薄腻，质红。血常规检查提示：轻度贫血。证属肝经湿热，治宜疏肝理气，化湿消瘀。

处方

黄芪150g	太子参300g	炒白术100g	大枣120g
枸杞子150g	当归120g	炒白芍150g	熟地黄120g
砂仁（后下）50g	茯苓100g	黄精200g	佛手60g
五味子90g	甘草30g	菟丝子150g	覆盆子150g
巴戟天120g	大血藤300g	蒲公英300g	重楼90g
牡丹皮100g	马齿苋300g	墨旱莲150g	女贞子150g
桑椹150g	山茱萸100g	酸枣仁100g	制远志60g
天麻90g	石决明（先煎）180g	梅花50g	杜仲120g
白花蛇舌草300g			

另加：

阿胶250g	鹿角胶100g	龟甲胶150g	西红花10g
冰糖500g	黄酒500g	鲜铁皮石斛120g	桂圆肉60g
三七粉45g	西洋参30g	灵芝孢子粉80g	

上药一料收膏，每晨空腹开水冲服或含化。发热、腹泻、咳嗽停服。

服药后患者诸症改善，半年内未再复发。

【按语】《傅青主女科》云："妇人有冲任之脉，居于下焦；均喜正气相通，最恶邪气相犯；经水由二经而外出，而寒湿满二经而内乱，两相争而作疼痛。"该患久瘀作痛，瘀而化热，方中重用大血藤、蒲公英、重楼、牡丹皮、马齿苋化瘀清肝经之湿热，酸枣仁、远志安神助眠，伍以桑椹、山茱萸、墨旱莲、女贞子滋阴填精，全方通补兼施，祛邪不伤正，扶正不留瘀。

（陈赟整理）

案2 盆腔炎性疾病（脾虚湿聚，湿瘀内结）（章勤医案）

徐某，女，44岁，已婚。2010年11月15日就诊。

患者10年前患"急性盆腔炎"，未规范治疗，近年来左下腹时有隐痛，劳则复发，8月29日妇检时发现子宫右前方大小约4cm×3cm的囊性块。超声检查：子宫右方可见大小约5.4cm×3.8cm×2.5cm，形态不规则的囊性块，囊壁较毛糙，囊内液性暗区回声尚均。经中药口服加灌肠，治疗后仍小腹隐痛不适。末次月经10月25日，量中等，无痛经，5天净。平素体虚易感，怕冷，腰酸，带下量多、色稍黄，大便溏稀，眠安，纳可，口腻，舌淡红苔白腻，脉细弦。正值冬令，求诊于章勤教授，拟膏方调理。证属脾虚湿聚，湿瘀内结，治拟健脾化湿，散瘀消结。

处方：

炙黄芪150g	桂枝60g	大血藤200g	白术120g
白芍120g	茯苓150g	蒲公英150g	薏苡仁200g
紫丹参150g	牡丹皮100g	生炒蒲黄(各)100g	制香附100g
怀山药150g	路党参200g	桃仁60g	延胡索200g
炒杜仲150g	马齿苋120g	川续断120g	枸杞子150g
芡实120g	制何首乌150g	淫羊藿100g	巴戟天120g
胡芦巴100g	桑寄生120g	川楝子100g	冬瓜皮100g
炙甘草50g			

另加：

藏红花20g	大枣500g	核桃仁250g	阿胶250g
鹿角胶200g	生晒参100g	冰糖500g	黄酒500g

上药一料收膏切片，早晚空腹服1~2片。发热、腹泻、咳嗽停服。

【按语】患者盆腔炎十年之久，乃"久病必瘀""不通则痛"，湿热内阻，湿邪留恋难除，故有口腻；"久病必虚"，阳气受损，温煦失职，气虚则腠理不密，故怕冷，易感冒；脾气受损，运化失常则大便不畅；"腰为肾府"，肾虚则腰酸。膏方用黄芪建中汤合大血藤汤加减。黄芪建中汤源出《金匮要略》，主治虚劳里急，气血阴阳诸不足。本方旨在温中补虚，和里缓急。虚劳里急临床虽见症不一，但总的病机相同，即中气虚寒，肝脾失调，营卫失和，阴阳两虚。脾胃为营卫气血生化之源，脾虚势必影响气血形成。所以凡病久体虚，正虚邪实或虚实夹杂者，用本方多能奏效。方以党参、黄芪、白术、白芍健脾益气；薏苡仁、山药、茯苓利湿和中；杜仲、川续断、淫羊藿、巴戟天温肾壮阳；大血藤、马齿苋、蒲公英等清热解毒；延胡索、川楝子、生炒蒲黄等理气散瘀止痛。全方合用，鼓舞正气，以达到扶正祛邪之目的。

（马景整理）

第四节　子宫内膜异位症与子宫腺肌病

案1 子宫内膜异位症（肝郁脾虚，气滞血瘀）（何嘉琳医案）

黄某某，女，38岁。2021年10月23日就诊。

患者婚后2年未避孕未孕，夫妻双方检查未见明显异常，遂在何老处行中医治疗，顺利分娩一胎。产后1年体检发现卵巢内异囊肿，再请何老调理后怀孕。二胎后1年再行子宫附件超声检查提示：卵巢内异囊肿3.2cm×2.5cm×1.9cm。月经25天一行，6天净。末次月经10月10日，量色如常，伴腹痛。刻下患者倦怠神疲，夜寐欠安，经行腹痛，烦躁易怒，胸闷不舒。舌淡苔薄白，脉弦细。证属肝郁脾虚，气滞血瘀，拟用疏肝健脾，行气活血消癥。

处方：

黄芪150g	太子参300g	炒白术100g	大枣120g
枸杞子150g	当归100g	炒白芍150g	熟地黄120g
砂仁(后下)50g	防风60g	茯苓100g	黄精200g
佛手60g	五味子90g	甘草30g	菟丝子150g
覆盆子150g	首乌藤150g	黄芩150g	焦山楂150g
马齿苋300g	贯众300g	大血藤300g	蒲公英300g
赤芍150g	牡丹皮100g	猫爪草150g	炒酸枣仁150g
炙远志60g	玄参100g	浙贝母100g	淮小麦300g
山茱萸100g	肉桂30g		

另加：

阿胶200g	鹿角胶100g	龟甲胶100g	鳖甲胶100g
西红花10g	冰糖500g	黄酒500g	灵芝孢子粉80
龙眼肉60g	炮山甲30g	西洋参30g	鲜铁皮石斛120g
黑芝麻200g	核桃仁300g		

上药一料收膏切片，早晚空腹服1～2片。发热、腹泻、咳嗽停服。

患者服用膏方后精神可，痛经消失，夜寐转安。2022年6月患者复查B超，子宫附件未见异常。

【按语】子宫内膜异位症属中医学"癥瘕"范畴。治疗是从整体入手，疏肝理气，活血化瘀，软坚散结，清热解毒，全面调节内分泌，使气畅血足，活跃脏腑，经络为本，气血为用。"气为血之帅""气行则血行"，气血调畅，何愁积聚成病？方中用砂仁、佛手、焦山楂、浙贝母、猫爪草等行气理气、散结消癥的药物消除有形之癥瘕，同时可以调节体内气血阴阳之平衡，改善子宫内环境，杜绝复发及再生，以马齿苋、大血藤、蒲公英、贯众清热解毒，凉血消癥，加以黄芩、牡丹皮、玄参、白芍、淮小麦凉血养阴，稍加肉桂以佐制寒凉之品，温宫散寒。《内经》云："经脉者，所以能决死生、处百病、调虚实，不可不通。"气血充盈，通过经络的疏导，对肝、脾、肾进行滋养，运化增强，从而将体内的瘀堵更快地疏泄，故方中不乏白术、黄芪、熟地黄、五味子、菟丝子、山茱萸等滋补脾肾的药物，此乃寓消于补之法也。

（陈赟整理）

案2 子宫内膜异位症（脾肾不足，瘀血内阻）（何嘉琳医案）

陆某，女，33岁。2021年11月25日就诊。

患者大产1胎，"子宫内膜异位症"病史数年，月经周期规则，经量多，经行腹痛较甚，伴腹泻、乏力。末次月经11月11日，量多，伴血块下，7天净，月经第1天至第2天腹痛明显，服止痛药方缓解。平素感腰酸，纳可，夜寐欠安，二便调，舌质黯，苔薄，脉沉细。B超提示：子宫大小正常，右卵巢可见3.5cm×2.5cm×2.3cm囊肿，透声差，内异囊肿考虑；CA125 76IU/L。证属脾肾不足，瘀血内阻，治拟补肾健脾益气，活血化瘀止痛。

处方：

黄芪150g	太子参300g	炒白术100g	大枣120g
枸杞子150g	当归身100g	熟地黄120g	砂仁（后下）50g
茯苓100g	黄精200g	甘草30g	佛手60g
五味子90g	炒白芍150g	菟丝子300g	覆盆子150g
大血藤300g	蒲公英300g	猫爪草150g	赤芍150g
焦山楂150g	马齿苋200g	贯众300g	牡丹皮100g
蒲黄炭150g	山茱萸100g	巴戟天100g	小茴香50g
炮姜60g	延胡索150g	没药60g	淫羊藿150g
郁金100g	首乌藤150g	炒酸枣仁150g	制远志60g

另加：

阿胶250g	鹿角胶100g	西红花10g	灵芝孢子粉80g
冰糖500g	黄酒500g	鲜铁皮石斛120g	龙眼肉60g
西洋参30g	龟甲胶150g	醋山甲30g	三七粉45g

上药一料收膏切片，早晚空腹服1~2片。发热、腹泻、咳嗽停服。

患者服用膏方1个月后经行腹痛大减，次年春天自然怀孕，撰稿时妊娠29周，胎儿发育正常。

【按语】子宫内膜异位症主要病机为瘀血阻滞胞宫、冲任，须究瘀血的原因，方能对症下药。该患者肾气亏损，阳气不足，脾虚湿聚，血行不畅而致瘀，腰酸、乏力、腹泻、经量增多、经行腹痛，证属脾肾不足，瘀血内阻。本方以黄芪、白术、人参、大枣、熟地黄、黄精、菟丝子、覆盆子、山茱萸、巴戟天、淫羊藿、枸杞子补肾健脾益气以扶正，猫爪草、蒲公英、贯众活血散瘀，炮姜、小茴香温中散寒化瘀，焦山楂、蒲黄炭、延胡索、没药化瘀止痛，更用山甲通络，佛手、砂仁理气防膏滋碍胃，助药吸收。全方扶正与祛邪并用，活血消癥方能顺利怀孕。

（沈丹整理）

案3 子宫腺肌病（气虚血瘀）（何嘉琳医案）

章某某，女，50岁，公司职员。2021年11月18日就诊。

患者月经量多伴痛经2年，近半年出现排卵期亦腹痛隐隐，月经周期尚规则，7/27天，平素经行腹痛剧烈，需服止痛片方能正常工作，经量多。面色萎黄，倦怠神疲，头晕目眩，纳差，夜寐欠安，二便调，舌质淡苔薄，脉细。末次月经10月28日，量多如崩，第1～2天腹痛剧烈，恶心呕吐，6天方净。2021年7月11日查血常规：Hgb 98g/L；CA125 980U/ml；生殖激素：E_2：80pg/ml，FSH：20.6mIU/ml，LH：5.4mIU/ml，AMH：0.26ng/ml。2021年7月14日B超提示子宫腺肌病合并深部内异病灶可能，子宫多发肌瘤（其一黏肌可能），双卵巢内异囊肿考虑（子宫大小约8.7cm×9.0cm×8.2cm，内膜双层厚0.61cm，宫腔内见1.2cm×1.2cm×0.8cm低回声，内见血流。后壁肌层明显增厚，回声不均，血流较丰富，子宫前壁另见2.0cm×2.2cm×1.7cm低回声，边界清，见包膜血流。左卵巢内见2.2cm×2.7cm×2.1cm囊性块，内液稠。右卵巢内见1.4cm×1.2cm×1.5cm囊性块，内液稠。子宫与肠管之间见1.2cm×0.9cm×1.4cm片状低回声，无血流。）既往有糖尿病史，目前服药控制尚可。2013年行腹腔镜下子宫肌瘤剔除术+左侧卵巢内异位囊肿剔除术。证属气虚血瘀，治拟益气活血，化瘀消癥。

处方：

黄芪150g	太子参300g	炒白术100g	大枣120g
枸杞子150g	炒白芍150g	熟地黄120g	砂仁（后下）50g
茯苓100g	黄精200g	佛手60g	五味子90g
甘草30g	黄柏60g	知母100g	牡丹皮100g
赤芍150g	紫草300g	天麻90g	生牡蛎（先煎）300g
薏苡仁300g	莪术100g	三棱100g	焦山楂150g
山茱萸100g	蒲黄炭150g	马齿苋300g	贯众300g
延胡索150g	没药60g	炒酸枣仁200g	炙远志60g
首乌藤150g	巴戟天100g	小茴香50g	

另加：

阿胶150g	鹿角胶60g	龟甲胶150g	鳖甲胶150g
炮山甲30g	西红花10g	灵芝孢子粉80g	木糖醇400g
鲜铁皮石斛120g	西洋参30g	龙眼肉60g	黄酒500g

上药一料收膏，每晨空腹开水冲服或含化。发热、腹泻、咳嗽停服。

患者服用1料膏方后排卵期腹痛减轻，2022年1月18日月经来潮，经量减少，经行腹痛减轻，精神较前好转，面色转润，夜寐安，二便调，舌淡红苔薄白，脉细。要求继续膏方治疗。

守效方：

炒酸枣仁改为150g　　　炮山甲改为50g

电话回访：患者自述继服膏方后排卵期腹痛及经行腹痛均消失，月经量明显减少，精神好转，多年顽疾一扫而愈。

【按语】患者患子宫腺肌病、子宫内膜异位症多年，病程迁延，经血过多，血失于下，故面色萎黄，倦怠神疲，眩晕，夜寐欠安；气随血脱而渐虚，无力推动血行而留瘀，瘀血久积而成癥。排卵期及经期皆为气血变化较剧之时，气血下注冲任，壅滞更甚，不通则痛。膏中以芪、参、术益气养血扶正为本，黄柏、知母清虚热，牡丹皮、赤芍、紫草等凉血活血化瘀，生牡蛎、薏苡仁、炮山甲软坚散结，三棱、莪术、焦山楂、蒲黄炭、延胡索活血化瘀止痛，又加阿胶、鹿角胶、龟甲胶、鳖甲胶补奇经，养气血。全方攻补兼施，方能正复癥消。

（沈丹整理）

案4 子宫腺肌病（寒凝血瘀）（何嘉琳医案）

陆某某，女，37岁。2020年10月23日就诊。

患者经期腹痛7年，月经不规则，5～7/33～40天，经量少，经期腹痛剧烈，喜温喜按，第1～2天无法正常工作与生活，需服止痛片，膜样血块下后疼痛略缓。末次月经10月15日，量少，色黑，痛剧，6天净。平素腹部怕凉，畏寒肢冷，睡眠欠佳，舌质暗紫，苔薄白，脉沉弦涩。生育史1-0-5-1（顺产1胎，人流3次，药流2次）。B超提示：子宫大小约6.5cm×5.5cm×4.5cm，子宫腺肌病。AMH 2.12ng/ml。证属寒凝血瘀，治拟益气温阳，散寒化瘀。

处方：

黄芪150g	炒白术100g	黄精200g	太子参300g
白芍150g	菟丝子300g	覆盆子120g	枸杞子150g
淫羊藿150g	当归120g	川芎100g	肉苁蓉150g
砂仁（后下）50g	香附100g	首乌藤150g	五味子60g
桑椹120g	佛手60g	大枣150g	熟地黄150g

巴戟天100g	小茴香50g	艾叶50g	丹参150g
蒲黄150g	三棱100g	莪术100g	牡蛎^(先煎)300g
海藻200g	鸡血藤150g	茯苓120g	淮小麦300g
焦山楂150g			

另加：

阿胶200g	龟甲胶100g	鹿角胶100g	西红花10g
黑芝麻200g	核桃仁300g	灵芝孢子粉100g	龙眼肉60g
西洋参30g	鳖甲胶100g	鲜铁皮石斛120g	穿山甲30g
冰糖500g	黄酒500g		

上药一料收膏切片，早晚空腹服1～2片。发热、腹泻、咳嗽停服。

服用膏方后次年二月随访，自述月经规则，经期腹痛已消。

【按语】《灵枢·水胀》云："肠覃何如？岐伯曰：寒气客于肠外，与卫气相搏，气不得荣，因有所系，癖而内着，恶气乃起，瘜肉乃生。其始生也，大如鸡卵，稍以益大，至其成，如怀子之状，久者离岁，按之则坚，推之则移，月事以时下，此其候也。"何老扎根于经典，认为血瘀胞宫是子宫内膜异位症、子宫腺肌病的基本病机，其成因无外于寒凝、气虚、气滞、血热之属，而"妇人久病宿疾，脾肾必亏"（出自《景岳全书·妇人规》），患病日久则正气必伤。该患畏寒肢冷，经行血块频下，脉沉弦，舌暗紫，为里寒有瘀之症，治以益气温阳，散寒化瘀。化瘀之品不可过于寒凉以防留寇，扶正之剂亦不能过于温热以防化燥。方以芪、参、术合育麟方大补脾阳，温肾暖阳；少腹逐瘀汤活血祛瘀，温经止痛；三棱破血中之气，配莪术逐气中血瘀，两相配合，活血化瘀，理气止痛，是消瘀导滞常选之品；鸡血藤、山楂化瘀活血以消癥瘕；牡蛎、海藻软坚消积。全方有走有守，温凉得宜，行不伤正，补不留寇，是以取效速捷。

（骆诗灵整理）

案5 子宫内膜异位症（肾虚血瘀）（章勤医案）

唐某某，女，47岁。2021年12月14日就诊。

3年前患者在我院因"异常子宫出血""痛经"放置曼月乐环，放环半年后月经未来潮至今。面色不荣，小腹时有隐痛，腰酸如折，双目干涩，肌肤甲错，夜寐不宁，烦躁易怒，胃纳尚可，大便溏稀，小便清长。舌淡黯有瘀点，苔薄白，脉弦细。B超提示卵巢内异囊肿，大小约3.5cm×4cm；CA125 75IU/L。证属肾虚血瘀，治拟补肾活血，化瘀消癥。

处方：

黄芪150g	当归120g	党参120g	麸炒白芍100g
川芎100g	醋香附100g	郁金100g	泽兰100g

淫羊藿100g	浙肉苁蓉120g	菟丝子120g	制玉竹100g
天冬100g	麸炒白术100g	枸杞子120g	茯苓120g
温山药150g	浙贝母90g	梅花60g	紫苏梗100g
薏苡仁200g	玫瑰花60g	陈皮60g	白芷100g

另加：

阿胶250g	鳖甲胶100g	龟甲胶100g	冰糖400g
核桃仁400g	黄酒500g	黑芝麻100g	灵芝孢子粉20g

上药一料收膏切片，早晚空腹服1~2片。发热、腹泻、咳嗽停服。

【按语】患者年过六七，肾气已虚，精亏血少，冲任不足，经行血泻，亏耗更甚，"失于濡养，不荣则痛"，痰湿积聚，遂成癥瘕。治疗时以肉苁蓉、淫羊藿、菟丝子等补肾填精扶正，浙贝母、泽兰、泽泻、川芎、茯苓化痰利湿消癥，补消同用，方为上策。

（马景整理）

第五节　多囊卵巢综合征

案1 多囊卵巢综合征（气血亏虚，兼有血瘀）（何嘉琳医案）

庄某某，女，34岁。2017年10月28日就诊。

患者14岁初潮，月经一直延期而至，2~3个月一行，量少，色淡黯，无痛经。末次月经9月15日，延期40天方至，量少，色淡，6天净。面色萎黄，形体肥胖，时感腰酸，易疲劳，胃纳欠佳，二便调，夜寐安。舌淡胖边有齿痕，苔薄白，脉缓。查染色体：46，XX。基础性激素：LH 17.4IU/L，FSH 7.13IU/L，E_2 15pg/ml。B超提示卵巢多囊样改变。证属气血亏虚，兼有血瘀，治拟补气养血，活血化瘀通经。

处方：

黄芪150g	太子参300g	炒白术100g	大枣120g
枸杞子150g	当归120g	川芎100g	熟地黄120g
砂仁(后下)50g	防风60g	茯苓100g	黄精200g
甘草30g	佛手60g	五味子60g	丹参150g
泽兰100g	益母草300g	桃仁60g	生鸡内金200g
炒芥子150g	川牛膝150g	淫羊藿150g	鸡血藤150g
覆盆子150g	菟丝子300g	蛇床子60g	茜草150g
黄芩100g	香附100g	郁金100g	葛根300g

另加：

阿胶250g	鹿角胶100g	龟甲胶150g	紫河车100g
西红花10g	黑芝麻300g	核桃仁300g	灵芝孢子粉80g
冰糖500g	黄酒500g		

上药一料收膏切片，早晚空腹服1~2片。发热、腹泻、咳嗽停服。

患者服用膏方后出现排卵期拉丝白带，月经35天左右一行，氤氲之时试孕2个月即获妊娠，足月分娩一男孩。

【按语】患者先天禀赋不足，脾气虚弱，气血生化乏源，营血不足，冲任失养，气虚无力行血，血行瘀滞，血海不能按时满溢，故素来月经后期。方中以人参养荣汤为主，何老喜用黄芪配伍太子参，补气而不燥，四物补血和营，紫河车、阿胶、鹿角胶、龟甲胶为血肉有情之品，善于填补先天，峻补阴血；辅以淫羊藿、覆盆子、菟丝子、蛇床子温肾助阳；香附、郁金疏肝理气防气血壅滞；益母草、桃仁、鸡内金、炒芥子、茜草、西红花活血化瘀通经。诸药合用，气血得补，瘀滞得消，月事如常，方能得子。

（沈丹整理）

案2 多囊卵巢综合征（肝肾阴亏，瘀血阻滞）（何嘉琳医案）

陈某，女，25岁，已婚。2021年10月30日就诊。

患者15岁初潮，月经周期延后，45~60天一行。2019年在当地医院诊断为"多囊卵巢综合征"，断续服用达英35、孕酮，停药后月经仍稀发。末次月经10月20日，服黄体酮来潮，量少，色黑，伴血块下。刻下口干，烦躁，胃纳可，大便干，夜寐安，脸上少许痤疮，舌淡黯，苔薄白，脉细涩。证属肝肾阴亏，瘀血阻滞，治拟补肾精，养肝血，活血祛瘀通经。

处方：

太子参300g	生地黄120g	当归120g	炒白术100g
炒白芍150g	川芎60g	熟地黄100g	砂仁^(后下)50g
枸杞子150g	制黄精200g	桑椹150g	菟丝子150g
覆盆子150g	丹参150g	佛手50g	蒲公英300g
黄芩100g	郁金100g	甘草30g	大枣100g
石决明^(先煎)180g	梅花50g	赤芍150g	女贞子150g
山药150g	焦山楂120g	白花蛇舌草300g	泽泻100g
猫爪草150g	地骨皮150g	山茱萸100g	

另加：

西红花10g	阿胶250g	西洋参30g	鲜铁皮石斛120g

| 鹿角胶60g | 龟甲胶100g | 灵芝孢子粉100g | 鳖甲胶100g |
| 黄酒500g | 木糖醇400g | 穿山甲^(打粉入膏)30g | |

上药一料收膏，每晨空腹开水冲服或含化。发热、腹泻、咳嗽停服。

患者服用膏方后月经分别于11月25日、12月28日正常来潮2个月，次年春意外怀孕，顺产一子。

【按语】《医学正传》云："月水全赖肾水施化，肾水即乏，则精水日以干涸。"患者肾阴不足，冲任血虚，血海不能按时满溢，故月经后期，或量少；水不涵木，肝失所养，气机不畅，故烦躁；阴虚无以制阳，阳热相对亢盛，阴不上乘而口干；血为热灼而成瘀，脉络瘀阻，故见淋漓不净。治疗以五子衍宗丸合六味地黄丸为主方大补肾精，太子参平补气阴，石决明、绿萼梅、地骨皮凉血疏肝柔肝，四物汤合丹参、赤芍养血活血祛瘀，焦山楂、猫爪草、蒲公英化瘀散结。诸药合用，以补为主，辅以疏通，则经水自调。

（沈丹整理）

第六节　卵巢储备功能减退

案1 卵巢储备功能减退（肝肾不足，精血两虚）（何嘉琳医案）

付某，女，40岁。2009年10月25日就诊。

患者月经周期紊乱4年，夫妻同居性生活正常，未避孕2年未孕。2005年开始月经稀发加剧，甚则半年未行，服用人工周期治疗药物来潮。2007年8月中西医结合治疗后意外怀孕。孕2月胎停清宫后月经更不规则，伴经量少。2008年4月开始服用中药，一度正常转经半年。2008年8月外院查血$E_2 < 20pg/ml$，LH 15IU/L，FSH 26mU/ml，诊断为"卵巢储备功能减退"，后又见闭经。2008年10月继续人工周期替代疗法，月经量仍偏少。2009年6月21日，服芬吗通来潮，量极少，色黯。睡眠欠佳，情急易怒，心烦偶悸，腰膝酸软，纳便尚调。舌略红，苔薄，脉细。证属肝肾不足，精血两虚，治拟补益肝肾，养血填精。何老予中药调治3个月，月经按时来潮，唯月经量少。末次月经10月15日，准期，量少，月经第3天查血FSH 12mU/ml，LH 9.5IU/L，E_2 15.3pg/ml。时值冬令，改用膏方补肝肾、养精血，徐徐调治。

处方：

生晒参150g	天冬100g	麦冬100g	五味子60g
生地黄120g	熟地黄120	枸杞子150g	女贞子150g
葛根300g	当归150g	川芎60g	炒白芍100g
桑椹150g	制黄精200g	制何首乌150g	香附100g
春砂仁^(后下)50g	续断150g	菟丝子300g	覆盆子150g

炒酸枣仁150g	远志60g	石菖蒲90g	淫羊藿150g
仙茅150g	鸡血藤150g	怀牛膝150g	丹参150g
明天麻60g	生石决明^(先煎)180g	绿萼梅50g	大枣150g
淮小麦150g	益母草300g	巴戟天150g	炙甘草30g

另加：

鹿角胶100g	龟甲胶100g	阿胶250g	黄酒500g
冰糖500g	藏红花10g	灵芝孢子粉30g	核桃仁500g
黑芝麻500g			

上药一料收膏切片，早晚空腹服1~2片。发热、腹泻、咳嗽停服。

患者膏方服至翌年2月，月经量明显增多，经期规则。2010年4月终获妊娠，顺产1女。

【按语】现代女性忙于工作，生育计划一推再推，打算怀孕时年龄已过五七，肾气亏虚，卵巢功能下降，故难以受孕，孕而易堕。本患者年近六七，肾气亏虚，肝肾阴血不足，而见眠差、情急、心烦偶悸、腰膝酸软、舌略红、苔薄、脉细。治以补益肝肾、养血填精贯穿始终，适当佐以理滞化瘀、通达胞络之品。方中以四物汤养血、五子衍宗丸填精，共奏补益肝肾、养血填精之功。葛根为君，滋水育肾养血的同时入阳明经以鼓舞胃气上行，以生津液，现代研究表明葛根提取物可有效降低因卵巢切除而引起的LH升高，改善去卵巢大鼠阴道和子宫萎缩。石斛滋养肾中真阴、悦脾益胃生津，具有"强阴益精，厚肠胃，补内绝不足"之功。臣以桑椹、女贞子、制黄精、制何首乌等滋肾养心益智。佐以川牛膝、益母草补肾活血以祛瘀通经。全方合用，肝肾得充，气血得补，犹如春回大地，育麟乃成。

（马景整理）

案2 卵巢储备功能减退（肾虚血瘀）（何嘉琳医案）

罗某某，女，43岁。2021年11月4日就诊。

患者35岁大产一胎后月经稀发，当地医院诊断"卵巢早衰"，断续服用人工周期治疗药物来潮。末次月经7月28日，量少，色淡，3天净。刻下面色萎黄，黄褐斑频发，潮热口渴，心烦，头晕，睡眠差，腰骶酸痛，大便干结，舌质略红苔薄，脉细。有乳腺结节病史（既往曾用激素替代疗法调理月经）。AMH＜0.06ng/L；B超：子宫偏小，双卵巢萎缩呈实性。证属肾虚精亏血瘀，治拟补肾养血，活血通经。

处方：

黄芪150g	太子参300g	生地黄150g	当归120g
炒白芍150g	川芎100g	熟地黄100g	砂仁^(后下)50g
枸杞子150g	制黄精200g	桑椹150g	菟丝子300g

覆盆子150g	丹参150g	佛手50g	淫羊藿150g
香附120g	郁金120g	甘草30g	大枣100g
续断150g	肉苁蓉120g	天冬100g	麦冬100g
炒枳壳150g	酸枣仁150g	远志肉60g	五味子90g
首乌藤150g	合欢皮150g	天麻90g	石决明^{（先煎）}180g
绿萼梅60g	百合100g	女贞子150g	益母草300g
桃仁100g	淫羊藿150g	仙茅100g	川牛膝150g

另加：

西红花10g	阿胶150g	西洋参片30g	鲜铁皮石斛120g.
鹿角胶100g	龟甲胶150g	灵芝孢子粉100g	鳖甲胶150g
穿山甲^{（打粉入膏）}30g	黄酒500g	木糖醇400g	

上药一料收膏，每晨空腹开水冲服或含化。发热、腹泻、咳嗽停服。

电话回访：患者服膏方后，诸症明显改善，12月5日月经自行来潮，量中色正，4天净，其后月经正常来潮。

【按语】《内经》云："阴平阳秘，精神乃治。"卵巢早衰以肾虚精亏为本，肾中阴阳平衡失调，精血同源，水不涵木，肝阳偏亢，故见潮热口渴，头晕；天癸受损，冲任亏虚，血海不能按时满盈，故月经稀发，量少，色淡。心神失养，故见夜寐欠安。肠道失于润泽，故见大便干结。精血亏虚，瘀阻于内，经水愈发难行。方中以枸杞子、熟地黄、生地黄、菟丝子、桑椹、女贞子益肾填精，仙茅、淫羊藿温补肾阳，实为阴阳互求之意，四物汤合黄芪、太子参益气养血，酸枣仁、首乌藤、合欢皮、五味子养血解郁安神，穿山甲通经活络，天麻、石决明、绿萼梅清肝平肝，益母草、桃仁活血通经，川牛膝引血下行，阿胶、鹿角胶、龟甲胶大补先天。全方有补有行，补而不滋腻，行而不伤正，故诸症皆有改善。

（沈丹 整理）

(案3) **卵巢储备功能减退，继发不孕（肝肾不足 精血两虚）（何嘉琳医案）**

张某，女，35岁。2019年12月27日就诊。

患者2008年大产一胎，2010年、2013年分别胎停药流2次，后渐出现月经先期，量少，并逐渐加重甚至停闭。近2年来夫妻同居性生活正常，未避孕未再孕，间断服用中药，一度正常月经来潮半年。2019年我院测AMH：0.25ng/ml，诊断"卵巢早衰"。后行人工周期替代疗法，月经量仍偏少。末次月经2019年11月21日，服用人工周期治疗药物来潮，量极少，色黯。刻下正值冬令，来诊时患者面色萎黄，睡眠欠佳，情急易怒，心烦偶悸，腰膝酸软，纳便尚调，舌略红，苔薄，脉细。证属肝肾不足，精血两虚，治拟补益肝肾，养血填精。

处方：

黄芪150g	太子参300g	炒白术100g	当归150g
川芎60g	炒白芍100g	熟地黄120g	枸杞子150
女贞子150g	葛根300g	桑椹150g	制黄精200g
怀山药150g	天冬100g	麦冬100g	香附100g
砂仁(后下)50g	续断150g	菟丝子300g	覆盆子150g
炒酸枣仁150g	远志60g	五味子60g	淫羊藿150g
仙茅150g	鸡血藤150g	怀牛膝150g	丹参150g
明天麻60g	大枣150g	生石决明(先煎)180g	绿萼梅50g
淮小麦150g	益母草300g	巴戟天150g	炙甘草30g

另加：

鹿角胶100g	龟甲胶100g	阿胶250g	鲜铁皮石斛120g
西洋参30g	灵芝孢子粉30g	核桃仁300g	黑芝麻200g
黄酒500g	冰糖500g		

上药一料收膏切片，早晚空腹服1～2片。发热、腹泻、咳嗽停服。

服膏方后患者月事渐佳，次年春天意外受孕，孕早期以中药补肾安胎治疗后，2020年11月22日剖宫产一健康女婴，母女平安。

【按语】本患者年届五七，2次堕胎后肾气亏虚，肝肾阴血不足，血海不能按时满盈则月经稀发，现未老先衰之象。故见眠差、情急、心烦偶悸、腰膝酸软、舌略红、苔薄、脉细。而"纳便尚调"表明尚未累及后天脾胃，故治疗时以补益肝肾，养血填精贯穿始终，适当佐以理滞健脾化瘀，通达胞络之品。患者冬季规律服用膏方，之后月经周期、经量明显得到改善，年后顺利自然受孕，患者及家属均感叹中医膏方的奇妙。

（马景整理）

案4 早发性卵巢功能不全（肝肾精血亏虚）（章勤医案）

梁某某，女，29岁。2021年11月16日就诊。

患者16岁初潮，月经周期不规则，2～3个月一行，量偏少，色暗红，无痛经。近2年月经稀发日益严重，常需经人工周期治疗方能来潮。前次月经7月25日，末次月经10月30日（服用芬吗通转经），经量少，色淡黯，约25ml，5天干净。平素时感潮热盗汗，胸闷不舒，带下量少，阴道干涩，烦躁易怒。舌淡红，苔薄白，脉细弦。辅助检查：基础生殖激素：E_2 23pg/ml，FSH 90.1IU/L，LH 47.5IU/L。证属肝肾精血亏虚，治拟滋补肝肾，填补奇经。

开路方：

当归15g	川芎10g	麸炒白芍10g	醋香附10g
淫羊藿10g	浙肉苁蓉10g	菟丝子20g	温山药20g
覆盆子15g	陈皮6g	浙黄精30g	牡丹皮10g
赤芍10g	葛根30g	天冬10g	制远志10g
蒸萸肉6g	梅花5g	生地黄12g	

7剂，每日1剂，水煎分2次服。

患者复诊，自诉胸闷、潮热盗汗略好转，夜寐欠佳，入睡困难，胃纳可，二便调，舌脉如前，正值冬令进补之季，以膏方徐徐缓进，以促进卵巢功能改善。

处方：

太子参150g	当归150g	麸炒白芍100g	川芎100g
熟地黄120g	生地黄100g	醋香附100g	砂仁（后下）30g
郁金100g	泽兰100g	鸡血藤150g	淫羊藿100g
浙肉苁蓉120g	菟丝子120g	仙茅100g	葛根200g
制玉竹100g	天冬100g	麸炒白术100g	柏子仁100g
枸杞子120g	茯苓120g	温山药150g	梅花60g
紫苏梗100g	蒸萸肉90g	陈皮60g	

另加：

阿胶250g	鹿角胶150g	龟甲胶150g	冰糖400g
核桃仁400g	黄酒500g	黑芝麻100g	西红花10g
灵芝孢子粉30g			

上药一料收膏切片，早晚空腹服1~2片。发热、腹泻、咳嗽停服。

【按语】《素问·上古天真论》云："四七，筋骨坚，发长极，身体盛壮。"患者正处四七之年，应是身体盛壮之时，但患者FSH值高达90.1IU/L，需服芬吗通转经，西医诊断为早发性卵巢功能不全，章教授考虑其因肾气亏虚，精血不足，天癸得不到肾气的滋养而渐竭，精血亏虚，肾中阴阳失调，阴虚火旺，阴不敛阳，故见潮热。治以滋肾养血填精，方选何氏养巢方化裁，其中菟丝子、覆盆子相须为用，补肾养精，又因菟丝子偏于补阳，覆盆子偏滋阴血，寓阳中求阴，阴中求阳，生生不息之意；当归、川芎补血活血，白芍养血敛阴，两药养血柔肝，补而不滞；肉苁蓉、天冬、生地黄、玉竹、黄精、蒸萸肉补肾阳，滋肾阴，益精血，肝肾同补，寓精血相生之理；柏子仁能透心肾，养心神，舒心气；葛根起阴气、升清阳之功可使益肾之气味升发。全方重在补肾益精血，使肾精足、阴血充，从而改善卵巢功能。膏方在汤剂组方基础上加淫羊藿、仙茅、枸杞子温肾之味，寓"善补阴者，必于阳中求阴，则阴得阳升而泉源不竭"之意，香附、郁金、梅花疏肝解郁，泽兰、鸡血藤养血活血，稍佐陈皮健脾解腻、西红花活血去浊以通胞宫，鹿、龟、阿三胶并用，填补奇经，大补元气制膏而服，缓缓调补。

（杨柳青整理）

案5 卵巢储备功能减退（肝郁肾虚）（方晓红医案）

周某，女，40岁。2021年12月25日就诊。

患者月经周期紊乱2年，时而淋漓，时而停闭，潮热明显，夜烦躁易怒，寐欠安，大便干结，舌苔厚腻，脉弦细。末次月经12月3日，量少，色淡，10天净。查基础性激素：FSH：177.21IU/L；LH：48.68 IU/L；E$_2$：45.03pg/ml。证属肝郁肾虚，治拟疏肝滋肾，调理冲任。

处方：

黄芪200g	天冬100g	浙麦冬100g	牡蛎（先煎）180g
枸杞子100g	熟地黄120g	淮小麦200g	炒酸枣仁120g
制远志60g	首乌藤100g	合欢皮90g	龙齿150g
丹参200g	炙甘草30g	砂仁（后下）20g	生地黄150g
荔枝核150g	橘核150g	预知子50g	佛手60g
代代花30g	陈皮50g	丝瓜络60g	

另加：

黄酒500g	冰糖500g	黑芝麻250g	核桃仁250g
龟甲胶100g	鳖甲胶100g	鹿角胶100g	阿胶250g
三七粉30g	灵芝孢子粉15g		

上药一料收膏切片，早晚空腹服1～2片。发热、腹泻、咳嗽停服。

【按语】患者年近六七，肝肾亏虚已显，任冲失调，卵巢储备功能减退，故月经周期紊乱，时续时停。《傅青主女科》云："妇人有经来续断，或前或后无定期，人以为气血之虚也，谁知是肝气之郁结乎。夫经水出诸肾，而肝为肾之子，肝郁则肾亦郁矣。肾郁而气必不宣，前后之或断或续。"方中以砂仁、佛手、合欢皮、代代花、预知子疏肝解郁，通调气机；生地黄、丹参、天冬、麦冬、淮小麦凉血润燥，滋养肾阴；枸杞子、熟地黄填补肾精；牡蛎、龙齿固摄肾精；并以橘核、陈皮、荔枝核、丝瓜络行气导滞，以防滋腻留滞。全方补中有行，乙癸同调，精血互生，故能获得良效。

（朱笑熠整理）

案6 卵巢储备功能减退（肝郁血虚）（方晓红医案）

吴某某，女，39岁。2021年12月3日就诊。

患者1年前月经稀发，量少，查AMH 0.52ng/ml，B超提示双侧卵巢偏实，诊断"卵巢储备功能减退"。末次月经9月13日，经量少，色淡红，4天净，至今月经尚未转，无乳房胀痛，夜间盗汗，夜卧不宁，舌淡，苔薄，脉细。证属肝郁血虚，治拟疏肝解郁，养血调经。

处方：

葛根200g	黄芪200g	党参100g	天冬100g
浙麦冬100g	枸杞子100g	生地黄100g	淮小麦200g
制远志60g	首乌藤100g	合欢皮90g	炒酸枣仁120g
龙齿^(先煎)150g	丹参200g	炙甘草30g	佛手60g
代代花30g	陈皮50g		

龙齿^(先煎)改为：龙齿（先煎）150g

另加：

黄酒500g	冰糖250g	黑芝麻250g	龟甲胶125g
鹿角胶100g	核桃仁250g	阿胶250g	

上药一料收膏切片，早晚空腹服1~2片。发热、腹泻、咳嗽停服。

【按语】 中医学虽没有"卵巢储备功能减退"的病名，但临床症状符合《傅青主女科》中关于"年未老经水断"的论述："女子七七而天癸绝，有年未至七七而经水先断者"。该病引起的月经周期、经量异常及生育能力下降的表现属于中医学"血枯""经闭不通""血滞""无子"等范畴。该患者年近六七，肝、肾功能开始减退，AMH远低于正常水平，卵巢储备功能下降，开始出现围绝经期综合征表现，如月经稀发，夜间盗汗等。盗汗多属虚证，虚热内生，阴血空虚，睡则卫气乘虚陷入阴中，表无护卫，肌表不密，荣中之火独旺于外，迫津外泄则汗出。又肝主血、肾藏精，肝肾亏虚，导致精血无法化生，下焦血虚，则血海不能满盈而见月经稀发、量少；心血不足，心神失养则见夜卧不宁。方中重用黄芪、葛根，补益脾肺元气，补气升阳而固表，以合欢皮、代代花、陈皮、佛手疏理肝郁，天冬、麦冬、淮小麦、牡丹皮、生地黄滋阴补血，养血调经，以首乌藤、酸枣仁、龙齿、制远志安神宁心，三胶并用，补奇经，养精血，充天癸，以改善围绝经期综合征。

（朱笑熠整理）

案7 卵巢储备功能减退（脾肾两虚）（高涛医案）

刘某，女，37岁。2021年11月21日就诊。

患者月经逐月延后半年余，40~60天一行。末次月经10月30日，后期半月方至，量少，色暗，淋漓10天净。平素带下不多，畏寒，多梦易醒，大便偏稀，舌尖红，苔薄，脉细数。生育史：2-0-0-2。2021年8月7日（月经第2天）查激素：E_2 100.50pg/ml，LH 1.57IU/L，FSH 14.63IU/L，T 0.98nmol/L，AMH 0.16ng/ml。证属脾肾两虚，治拟补肾健脾。

处方：

炒酸枣仁150g	木香60g	党参100g	茯苓150g
麸炒白术100g	制远志60g	当归100g	黄芪150g
山楂炭150g	焦六神曲150g	炒麦芽120g	炒稻芽120g
炒鸡内金150g	北柴胡60g	麸炒白芍100g	醋香附100g
郁金100g	薄荷（后下）60g	陈皮60g	生地黄100g
熟地黄100g	温山药150g	蒸萸肉100g	牡丹皮100g
菟丝子150g	覆盆子100g	枸杞子100g	蒸五味子60g
砂仁（后下）60g	首乌藤150g	合欢皮100g	丹参150g
炒车前子（包煎）60g			

另加：

阿胶250g	核桃仁250g	冰糖250g	黑芝麻250g
黄酒500g	鹿角胶100g	龟甲胶100g	

上药一料收膏切片，早晚空腹服1～2片。发热、腹泻、咳嗽停服。

【按语】卵巢储备功能减退属中医学"经水早断""经水先闭""血枯"等范畴。肾主生殖、藏精，需肾气盛、天癸至、任通冲盛后月经方可至。该患者生产两胎，经常加班熬夜，肾气受损，肾阴亏虚，天癸渐竭，冲任虚损，胞宫失养，则月事延后或量少淋漓。肝气郁结，郁久化火，致精血衰少，血海空虚，胞宫藏而不泻。脾为后天之本、气血生化之源，脾虚运化失职，精血日趋不足，不能滋肾填精，濡润冲任，胞脉失养，则经水停闭，出现大便稀溏。肾阴不足，水不制火，心肾不交，出现多梦易醒、舌尖红等。方中五子衍宗丸、熟地黄、蒸萸肉填补肾精；黄芪、白术、茯苓、温山药、炒麦芽、炒稻芽健脾补气，加以鸡内金、焦六神曲、砂仁和胃，以助精血化生；郁金、醋香附、木香、合欢皮、北柴胡疏肝解郁，调理气机；牡丹皮、生地黄、山楂炭、丹参、白芍凉血活血调经；佐以酸枣仁、首乌藤宁心安神。全方有清有补，脾、肾、肝、心同治，共奏填肾精、疏肝郁、健脾气、安心神之效。

（朱笑熠整理）

案8 早发性卵巢功能不全（肝肾阴亏）（马景医案）

何某，女，35岁。2020年11月30日就诊。

患者平素月经规律，5～6/30天，量偏少，色暗红，无痛经。2019年3月二胎后，哺乳1年，2020年4月转经。近半年月经稀发，2～3个月一行，量少。末次月经9月20日，量少，色淡红，4天干净，11月10日阴道少量出血，淋漓至今未净。平素夜寐不宁，多梦，畏寒，烦躁，眼干。舌红苔薄白，脉细弦。辅助检查：2020年11月12日子宫附件超声：内膜厚0.4cm，双侧卵巢囊性结构；抗米勒管激素（AMH）＜0.20ng/ml。2020年

11月13日测生殖激素：E_2 36.50pg/ml，LH 8.75IU/L，FSH 24.43IU/L。生育史：2-0-0-2。证属肝肾阴亏，治拟滋肾清肝，养血调冲。

处方：

葛根300g	桑椹300g	丹参120g	黑豆300g
玉竹150g	甘草60g	浙黄精150g	炒酸枣仁120g
鸡血藤150g	淫羊藿150g	麻黄50g	大枣300g
熟地黄300g	玄参180g	月季花60g	茯神100g
醋鳖甲^(先煎)120g	鹿角片^(先煎)60g	猫爪草100g	猫人参100g
钩藤^(后下)150g	百合100g	净山楂100g	大枣300g
太子参300g			

另加：

阿胶250g	黄酒500g	饴糖200g	黑芝麻300g
核桃仁250g	龙眼肉100g	灵芝孢子粉20g	

上药一料收膏切片，早晚空腹服1~2片。发热、腹泻、咳嗽停服。

【按语】《景岳全书·妇人规》云："女人以血为主，血旺则经调而子嗣""经血为水谷之精气，和调于五脏，洒陈于六腑，乃能入于脉也。凡其源源而来，生化于脾，总统于心，藏受于肝，宣布于肺，施泄于肾，以灌溉一身。在男子则化而为精，妇人则上为乳汁，下归血海而为经脉。"患者1年前产子，产后月经逐渐稀发，伴量少淋漓，结合性激素及AMH，符合"早发性卵巢功能不全"诊断。景岳云："若欲调其既病，则惟虚实阴阳四者为要。"患者夜寐梦扰，心烦，目涩，均为肝肾阴亏，虚火上炎之相，治以滋肾清肝养血为主，方予葛根、桑椹、黑豆滋肝肾之阴，玉竹、天冬、玄参助金水相生，熟地黄、丹参、鸡血藤、龙眼肉养血，钩藤清肝，酸枣仁、茯神安神，猫爪草、猫人参散结，入山楂防诸药滋腻。阿胶"补心和血，散热滋阴"，制以为膏，冬令调服，则来年经水自如。

（陈赟整理）

第十七章

其　他

案1 男方备孕前调理（肾精亏虚，湿浊内蕴）（何嘉琳医案）

罗某某，男，53岁。2021年10月23日就诊。

婚后未避孕1年未育，平素时感腰酸，乏力，夜寐欠安，大便软，形体肥胖，舌质淡，胖大，苔薄腻，脉缓。既往有高血脂，血压临界正常上限。精子密度15×10^9/L，A+B 9.3%+10.1%，正常精子1%。证属肾气亏虚，湿浊内蕴，治拟补肾填精，清热利湿。

处方：

黄芪150g	太子参300g	炒白术100g	大枣120g
枸杞子150g	当归120g	砂仁^{（后下）}50g	防风60g
茯苓150g	制黄精200g	佛手60g	炒白芍150g
菟丝子300g	覆盆子150g	石菖蒲90g	巴戟天150g
杜仲120g	泽泻100g	丹参300g	生蒲黄300g
淫羊藿150g	仙茅100g	牛膝150g	炒酸枣仁120g
制远志60g	天麻90g	蒲公英300g	矮地茶150g
垂盆草300g	山楂150g	荷叶150g	炒决明子150g
桑寄生150g	五味子60g	肿节风300g	炒芥子100g
女贞子150g	桑椹150g		

另加：

阿胶200g	鹿角胶100g	西红花10g	灵芝孢子粉80g
木糖醇400g	黄酒500g	鲜铁皮石斛120g	龙眼肉60g
西洋参30g	龟甲胶100g	鳖甲胶100g	冬虫夏草30g
三七粉30g	羚羊角粉6g	海马30g	

上药一料收膏，每晨空腹开水冲服或含化。发热、腹泻、咳嗽停服。

患者自诉服用膏方后精神明显好转，腰酸消失，夜寐转安。次年1月复查精子密度 23×10^9/L，A+B 25%+18.6%，正常精子4%。

【按语】患者年近七八，肾精亏虚，兼见湿浊内蕴，因此用药上采用补肾填精，清热利湿，通补兼施，寓清于补。全方以五子衍宗丸补肾填精，巴戟天、仙茅、淫羊藿、海马温补肾阳，以黄芪、太子参、炒白术益气健脾，泽泻、蒲公英、垂盆草清热利湿，丹参、生蒲黄、当归、三七粉活血祛瘀，酸枣仁、五味子养心安神，炒芥子、荷叶、山楂、决明子祛除痰湿。予木糖醇代替冰糖以免升高血糖，羚羊角、天麻平肝疏肝以降血压，扶正与祛邪并用，精神得安。

（沈丹整理）

案2 男方备孕前调理（肾虚肝郁）（何嘉琳医案）

何某某，男，54岁。2021年1月1日就诊。

患者年近七八，妻子50岁，失独，夫妻欲行IVF-ET术。平素时感腰酸，胸闷，头晕，夜寐梦多，心情低落，舌质红苔薄腻，右脉缓，左关弦。精子密度 1.7×10^9/L，活力A+B 6.5%+9.9%，正常形态2.5%。证属肾虚肝郁，治拟补肾助阳，疏肝解郁，养血安神。

处方：

黄芪150g	太子参300g	炒白术100g	大枣120g
枸杞子150g	当归120g	熟地黄120g	砂仁(后下)50g
防风60g	茯苓100g	制黄精200g	甘草30g
佛手60g	蒸五味子60g	炒白芍150g	菟丝子300g
覆盆子150g	炒酸枣仁150g	制远志60g	肉苁蓉100g
蛇床子100g	炒枳壳100g	淫羊藿150g	韭菜子100g
炒蜂房100g	仙茅100g	巴戟天100g	锁阳100g
蜈蚣10条	首乌藤150g	龙齿(先煎)150g	天麻90g
女贞子150g			

另加：

阿胶250g	鹿角胶100g	西红花10g	鲜铁皮石斛120g
龙眼肉60g	西洋参30g	龟甲胶150g	野山小参10g
海马30g	鹿茸血片10g	木糖醇300g	黄酒500g
灵芝孢子粉80g			

上药一料收膏，每晨空腹开水冲服或含化。发热、腹泻、咳嗽停服。

服用膏方后，夫妻经体外受精术获得优胚2枚，妻子移植后成功分娩一男婴。

【按语】男子以气（精）为本，以肾为先天。患者年近七八，"肝气衰，筋不能动，天癸竭，精少，肾脏衰，形体皆极"。肾精亏损，出现腰酸乏力。《格致余论·相火论》曰："人之有生，心为之火，居上，肾为之水，居下；水能升而火能降，一升降，无有穷已，故生意存焉。"肾阴虚于下，而心火亢于上，而致夜寐梦多。患者年过半百而失独，肝气郁结，肝主疏泄和藏血，体阴用阳，又肾阴亏损，水不能涵木，出现情志不畅，胸闷，脉左关弦，舌边尖红等。又因为男子以气为用，故常气不足，以气为病。方中以黄芪、太子参、白术补气健脾，以后天滋先天之精；重用淫羊藿、海马、女贞子、肉苁蓉、巴戟天、锁阳、韭菜子等温补肾阳；以熟地黄、枸杞子、覆盆子、蛇床子填补肾精，肾阴肾阳并重；以首乌藤、酸枣仁、制远志、远志、五味子宁心安神，交通心肾，使水火相济，佐以天麻、蜈蚣平息肝风，佛手、砂仁行气理气。全方以补肾气、填肾精为重，兼以补脾气、安心神、疏肝郁。如此脏腑皆顾，精血同治，则年老而育麟有望。

（朱笑熠整理）

案3 弱精（脾肾不足）（何嘉琳医案）

孙某，男，32岁，老师。2020年12月14日就诊。

夫妻正常性生活1年未避孕未孕，妻子孕前检查基本正常范围。患者平素常熬夜，神疲乏力，大便数日一行，胃脘时有闷痛，夜寐欠安，舌质红，苔薄，右脉缓，左关弦，尺沉。查精子密度5.6×10^9/L，精子活力：A级2%，B级10%，正常形态1%。B超提示双侧附睾头囊肿。证属脾肾不足，治拟健脾益气，补肾填精。

处方：

黄芪150g	太子参300g	大枣120g	枸杞子150g
当归120g	炒白芍150g	熟地黄120g	砂仁（后下）50g
防风60g	黄精200g	佛手60g	五味子90g
甘草30g	菟丝子300g	覆盆子150g	生地黄150g
肉苁蓉150g	炒酸枣仁150g	首乌藤150g	枸骨叶150g
丹参150g	车前子100g	蛇床子100g	韭菜子100g
红花50g	蜈蚣20g	淫羊藿150g	麦冬100g
炒枳壳100g	仙茅100g	炒蜂房60g	知母100g
巴戟天100g	全蝎30g		

另加：

阿胶250g	龟甲胶150g	鹿角胶100g	西洋参30g

西红花10g　　　　灵芝孢子粉80g　　　鲜铁皮石斛120g　　　龙眼肉60g

野山小参10g　　　冰糖500g　　　　　黄酒500g

上药一料收膏，每晨空腹开水冲服或含化。发热、腹泻、咳嗽停服。

患者服用膏方后1个月，复查精子密度10.5×10⁹/L，A+B 11.5%+10.7%，正常精子4%。续门诊中药调理4个月后妻子怀孕，足月分娩一男婴。

【按语】患者年虽四八，却长期熬夜，易致肾精亏虚，气血不足，故尺脉沉，饮食不节，脾胃虚弱，故胃脘时痛，大便数日一行，苔薄质红亦为气阴两虚之象。阳化气，阴成形，肾精不足，故精子密度下降，正常形态率低。何老首先嘱其规律作息，饮食有度。本方以生脉散益气生津，黄芪益气健脾；菟丝子、覆盆子、肉苁蓉、五味子、韭菜子、蛇床子温肾填精，促精液生成；淫羊藿、巴戟天、仙茅、蜂房温肾助阳，阴得阳助则生化无穷；炒枳壳、丹参、当归、红花理气活血尤妙；蜈蚣、全蝎等以其活血走窜之性，增加精子活力。阴阳调和，精液质量改善，妻子顺利怀孕。

（沈丹整理）

案4 虚劳（脾肾亏虚，水湿内蕴）（何嘉琳医案）

章某某，男，51岁。2021年12月29日就诊。

患者形体肥胖，面色不荣，平素倦怠神疲，短气，腰酸，口淡，大便烂，舌苔白腻，脉滑数。证属脾肾亏虚，水湿内蕴，治拟补肾健脾，活血利湿。

处方：

黄芪150g	太子参300g	炒白术100g	枸杞子150g
当归120g	川芎100g	砂仁（后下）50g	防风60g
茯苓100g	黄精200g	甘草30g	佛手60g
五味子90g	炒白芍150g	菟丝子150g	覆盆子150g
巴戟天100g	丹参300g	生蒲黄（包煎）300g	山楂150g
荷叶150g	决明子150g	淫羊藿150g	仙茅100g
盐杜仲150g	桑寄生150g	牛膝150g	桑椹150g
女贞子120g	炒枳壳150g	泽泻100g	牡丹皮100g
天麻90g	赤芍150g		

另加：

阿胶250g	鹿角胶100g	西红花15g	灵芝孢子粉80g
木糖醇300g	黄酒500g	鲜铁皮石斛120g	龙眼肉60g
西洋参30g	龟甲胶100g	鳖甲胶100g	

上药一料收膏切片，早晚空腹服1~2片。发热、腹泻、咳嗽停服。

一料膏方服完后，其妻特来门诊道谢，诉患者诸症明显改善，疗效卓越。

【按语】患者年已五旬，脾肾皆亏，气血生化乏源，故感倦怠神疲，短气，脾虚不能运化水湿，水湿内停，故便溏，口淡，苔白腻，肾虚故见腰酸。方以"参、芪、术"益气健脾，五子衍宗丸合杜仲、桑椹、牛膝补益肾精，赤芍、牡丹皮、生蒲黄活血，茯苓、泽泻、决明子、荷叶、山楂利湿消食，炒枳壳、佛手、砂仁理气和胃，行气化湿。诸药合用，肾精得充，脾气得养，水湿渐消，诸症皆明显改善。

（沈丹整理）

案5 慢性胃炎（脾胃虚弱，肝胃不和）（何嘉琳医案）

孙某某，女，60岁。2019年1月7日就诊。

患者慢性胃炎病史10余年，平素感脘腹胀满，烧心，口苦，纳差，头晕目眩，倦怠神疲，夜寐欠安，苔薄腻，舌淡胖，脉缓。生育史：2-0-0-2。胃镜诊断"慢性萎缩性胃炎"。证属脾胃虚弱，肝胃不和，治拟健脾益气，疏肝和胃。

处方：

黄芪150g	太子参300g	炒白术100g	大枣150g
枸杞子150g	当归120g	砂仁（后下）50g	制黄精200g
甘草30g	佛手60g	五味子90g	炒白芍150g
菟丝子150g	覆盆子150g	制吴茱萸60g	黄连30g
炒酸枣仁150g	制远志60g	丹参150g	无花果150g
炒枳壳100g	郁金100g	乌药60g	益智仁150g
赤芍150g	淮小麦300g	巴戟天100g	淫羊藿150g
桑寄生150g	杜仲150g	牛膝150g	焦山楂150g
仙茅100g	首乌藤150g	合欢皮100g	桑椹150g

另加：

阿胶250g	龟甲胶150g	鹿角胶100g	西红花10g
冰糖500g	黄酒500g	鲜铁皮石斛120g	龙眼肉60g
西洋参30g	灵芝孢子粉80g	羚羊角粉9g	三七粉45g

上药一料收膏，每晨空腹开水冲服或含化。发热、腹泻、咳嗽停服。

后其女特来门诊，告知其母服用膏方后，精神好转，脘腹胀满、烧心、口苦均改善，夜寐转安。

【按语】大抵脾胃虚弱，阳气不能生长，是春夏之令不行，五脏之气不生。患者饱受慢性胃炎困扰多年，脾胃失健，气血滋生乏源，故见倦怠神疲，脾胃升降失常，胃脘胀闷，土虚木乘，肝气横逆，伴见口苦、胃灼之感，肝肾阴阳俱虚，当务之急乃心脾同调，健运后天，兼温固先天。方以芪、术、归、芍调补气血，二仙汤出入，药以淫羊藿、仙茅、桑寄生、杜仲、牛膝温补肝肾为君，配合左金丸调和肝胃，甘麦大枣汤缓肝之急，酸枣仁、远志、首乌藤、五味子、丹参养心安神定志，妙入缩泉丸温肾固涩。脾土得肾水相滋，是以获鼓桴之效。

（陈赟整理）

案6 宫颈癌术后（脾肾两虚，虚邪留恋）（何嘉琳医案）

罗某某，女，47岁。2017年12月25日就诊。

患者宫颈癌子宫全切术后2个月，倦怠神疲，纳差，便溏，腹胀，夜寐欠安，手足冰凉，腰酸。舌质淡，苔薄腻，脉缓。生育史：1-0-3-1，顺产1子，人流3次。证属脾肾两虚，虚邪留恋，治拟补肾健脾，扶正祛邪。

处方：

黄芪150g	太子参300g	大枣120g	枸杞子150g
当归120g	川芎100g	熟地黄120g	砂仁（后下）50g
防风60g	茯苓100g	制黄精200g	甘草30g
佛手60g	五味子60g	制何首乌100g	桑椹150g
炒酸枣仁120g	制远志60g	菟丝子120g	首乌藤150g
合欢皮120g	忍冬藤300g	薏苡仁300g	猫爪草150g
猫人参300g	巴戟天100g	杜仲100g	丹参150g
鸡血藤150g	女贞子150g	天麻60g	

另加：

阿胶250g	鹿角胶50g	龟甲胶100g	西红花10g
黑芝麻300g	核桃仁300g	冰糖500g	黄酒500g
鳖甲胶100g	鲜铁皮石斛120g	灵芝孢子粉100g	

上药一料收膏切片，早晚空腹服1~2片。发热、腹泻、咳嗽停服。

次年春天，患者特来门诊告知服药后诸症改善，后连续4年冬季膏方治疗，以达补虚疗疾之功。

【按语】 患者大病初瘥，元气不足，阴阳俱虚，故而神疲体倦，畏寒肢冷，纳差失眠。体虚未复，百废待兴。治从调脾胃入手，促运化以酿精微，充养真元。病位于下焦肾位，加巴戟天、杜仲、菟丝子、黄精、桑椹、女贞子调补肝肾。患者宫颈肿瘤术后，正气已损，余邪仍恋，故加忍冬藤、薏苡仁、猫爪草、猫人参清利下焦湿毒。长期失眠，加重疾病进展，酌入酸枣仁、远志、首乌藤、灵芝孢子粉以养心安神，使作息规律，阳气有根，扶正气以利驱邪寇也。

（陈赟整理）

案7 虚劳（脾肾不足，肝郁气滞）（章勤医案）

夏某，女，39岁，自由职业者。2012年11月10日就诊。

患者禀赋素弱，肾气不足，婚后数次小产，冲任失调，经中药孕前调理及孕后安胎治疗，已顺产一女。平时工作繁忙，心情烦闷，日久伤及脾肾，夜眠欠安，入睡困难，纳食呆钝，脘腹胀满，神疲乏力，大便不成形，月经尚调。近4年来每年冬季予膏方调理，诸症有所减轻。但因工作繁忙，作息不调，饮食不节，致诸症反复。刻下舌质淡，苔薄，脉弦细。证属脾肾不足，肝郁气滞，治拟补肾健脾，疏肝理气。

处方：

太子参150g	白术120g	茯苓100g	山药200g
潞党参150g	炒当归120g	白芍120g	炒杜仲150g
川续断150g	鸡内金60g	陈香橼120g	川楝子100g
合欢皮120g	菟丝子150g	炒白扁豆200g	大腹皮120g
肉豆蔻100g	炒薏苡仁150g	首乌藤200g	广木香60g
制香附100g	郁金100g	陈皮50g	绿萼梅50g
酸枣仁100g	佛手50g	合欢皮100g	

另加：

阿胶400g	冰糖500g	大枣250g	龙眼肉250g
核桃仁150g	黄酒500g		

上药一料收膏切片，早晚空腹服1~2片。发热、腹泻、咳嗽停服。

【按语】患者素体禀赋不足，肾气亏虚，婚后数次堕胎，冲任受损，加之工作压力大，心情烦闷，日久伤及脾肾，以致夜眠不宁，纳呆便溏，脘腹胀满，神疲乏力。治宜健脾补肾，疏肝理气，兼以和胃。本方中太子参、白术、山药、炒白扁豆、炒当归、白芍健脾和胃，气血双补；陈香橼、广木香、川楝子、大腹皮、佛手疏肝理气；鸡内金、炒薏苡仁、肉豆蔻消食止泻；首乌藤、合欢皮、酸枣仁养心安神，活血解郁；杜仲、菟丝子、川续断补肝肾，强筋骨。诸药配制成膏，疏补兼施，补而不腻。该患膏方已连服四载，补虚与疗痰效益彰显。故每至冬令收藏之时，服用膏方，以冀来年瘥安体健。

（马景整理）

案8 失眠（肝郁肾虚）（章勤医案）

赵某某，女，53岁。2020年11月3日就诊。

患者绝经2年，近半年夜寐难安，入睡困难且早醒，每日睡眠时间不足4小时，白天精神疲惫，两目干涩，口干，烦躁，腰背酸楚，舌质偏红，苔薄白，脉细。证属肝郁肾虚，治宜补益气血，疏肝滋肾。

处方：

当归120g	川芎100g	麸炒白芍100g	生地黄100g
熟地黄100g	砂仁(后下)30g	浙黄精150g	制玉竹100g
蒸萸肉60g	牛膝100g	淫羊藿100g	浙肉苁蓉120g
菟丝子120g	麸炒白术100g	茯苓150g	温山药150g
天冬100g	葛根150g	牡丹皮100g	炒酸枣仁100g
柏子仁100g	梅花50g	制远志60g	紫苏梗100g

另加：

阿胶250g	龟甲胶150g	浙石斛100g	冰糖300g
核桃仁250g	黑芝麻100g	黄酒500g	

上药一料收膏切片，早晚空腹服1～2片。发热、腹泻、咳嗽停服。

患者2个月后复诊，自诉服膏后睡眠明显改善，每晚入睡时间可达6～8小时，两目干涩、口干等症状好转。

【按语】 患者年逾半百，天癸已竭，阴精亏虚，《景岳全书》有云："五脏之阴气，非此不能滋。"阴虚水涸，水火失济，故见夜不安枕，两目干涩等症，骨髓失于充养则腰背酸楚。膏方由四物汤、酸枣仁汤、何氏养巢方相合而成。酸枣仁汤出自《金匮要略·血痹虚劳病脉证并治》："虚烦虚劳不得眠，酸枣仁汤主之。"是中医学安神名剂，具有养血安神、清热除烦之功效。去性寒之知母，改投生地黄、蒸萸肉、天冬、玉竹壮水之主以制阳光，加用四君子汤以养肝血，复以何氏养巢方柔润养阴，益肾填精，另稍佐梅花清肝泻火、解郁散结，收膏以血肉有情之品龟甲胶、阿胶峻补精髓，龟甲胶偏补阴，阿胶滋阴养血。服膏2个月，寐安神平，效如桴鼓。

（杨柳青整理）

案9 黧黑斑（肝肾不足）（章勤）

张某某，女，43岁。2020年11月3日就诊。

患者2年前开始出现颧部褐色斑块，近半年颜色加深、范围扩大。月经周期尚规则，26～28天，量偏少，经期腰酸明显，末次月经2020年10月23日，量少，色黯，平素夜寐欠宁，胃纳可，大便略稀，小便正常。舌淡红，苔薄白，脉细。证属肝肾不足，正值冬令之季，施以补益肝肾，养血祛斑膏方调养。

处方：

黄芪100g	当归120g	麸炒白芍100g	川芎100g
生地黄100g	醋香附100g	泽兰100g	鸡血藤150g
淫羊藿100g	浙肉苁蓉120g	菟丝子120g	制玉竹100g
天冬100g	麸炒白术100g	枸杞子120g	茯苓120g
温山药150g	大血藤150g	白芷100g	玫瑰花50g
梅花60g	紫苏梗100g	陈皮60g	

另加：

西红花10g	阿胶250g	鹿角胶100g	龟甲胶100g
冰糖400g	核桃仁300g	黄酒500g	黑芝麻100g

上药一料收膏切片，早晚空腹服1~2片。发热、腹泻、咳嗽停服。

患者服用膏方2个月后，面部色斑明显减少，经量增多，腰酸好转，患者感慨一料膏方，面色犹如焕发新春，疗效显著如斯。

【按语】女性面部色斑多属肝肾不足、肝气郁滞之证。《外科正宗》曰："黧黑斑者，水亏不能制火，血弱不能华肉，以致火燥结成斑黑。"《普济方》曰："肝肾阴血亏虚，水不能制火，血弱不能外荣于肌肤，火燥结成黧斑。"可见本病与肝肾不足密切相关。方中四物汤合肉苁蓉、菟丝子、枸杞子、山茱萸补血益精振元，《本草经疏》言肉苁蓉为"滋肾补精血之要药"，《药性论》谓之"主益髓，悦颜色"。同时加入补肾阴之天冬、玉竹以滋水制火；黄芪、白术、山药、茯苓、陈皮健脾以培水之源；梅花、玫瑰花、白芷疏肝活血除斑。稍佐西红花疏经活络化瘀，并以鹿、龟、阿三胶，峻补精髓。全方旨在补益肝肾，养血祛斑。

（杨柳青整理）

案10 HPV感染（脾肾两虚，湿浊下阻）（章勤医案）

何某某，女，48岁。2021年11月16日就诊。

患者体检发现HPV感染7个月，阴道镜术后4个月。2020年9月查HPV33、53、6、81型阳性。TCT无异常。2020年11月本院阴道镜活检，病理：CIN Ⅰ。平素月经周期规则，末次月经10月20日，量少，色淡，5天净。双眼干涩，带下绵绵，其味臭秽，夜寐欠佳，腰酸隐隐。证属脾肾两虚，湿浊下阻，治拟平补脾肾，清湿利浊，调理冲任。

处方：

黄芪150g	当归120g	麸炒白芍100g	川芎100g
醋香附100g	郁金100g	泽兰100g	淫羊藿100g
浙肉苁蓉120g	菟丝子120g	制玉竹100g	天冬100g

麸炒白术100g	枸杞子150g	土茯苓150g	薏苡仁200g
温山药150g	梅花60g	麸炒苍术100g	紫苏梗100g
芡实100g	陈皮60g	黄芩90g	续断100g
盐杜仲100g			

另加：

阿胶250g	鹿角胶120g	龟甲胶120g	冰糖400g
核桃仁400g	黄酒500g	黑芝麻100g	灵芝孢子粉40g

上药一料收膏切片，早晚空腹服1~2片。发热、腹泻、咳嗽停服。

次年春，复查HPV均阴性。

【按语】《内经》云："正气存内，邪不可干，邪之所凑，其气必虚。"中医学并无HPV感染一说，多归因于湿热瘀毒，外淫邪气，房劳过度，或起居无常、饮食劳倦，耗损正气，里虚邪入，需平补治本，祛邪为要。方中黄芪、肉苁蓉、淫羊藿、菟丝子、玉竹、白术健脾益肾，山药、芡实固涩益精，佐以土茯苓、薏苡仁清热祛湿解毒，诸药合用，通补兼施，疗效显著。

（杨柳青整理）

案11 IgA肾病（肾虚）（章勤医案）

余某，女，50岁。2020年11月3日就诊。

患者患有IgA肾病多年，绝经2年，定期检查尿蛋白++ ~ +++。平素时感手足冷，口腔溃疡频繁发作，夜寐欠宁，腰膝酸软，大便溏稀，小便清长。舌淡红，苔薄白，脉细滑。证属肾虚于内，治拟补肾填精，双补阴阳。

处方：

黄芪150g	生地黄120g	太子参120g	当归100g
川芎100g	麸炒白芍120g	牡丹皮100g	丹参100g
麸炒白术100g	茯苓120g	温山药120g	续断100g
盐杜仲120g	牛膝100g	桑寄生120g	紫苏梗100g
陈皮60g	梅花60g	淫羊藿100g	浙肉苁蓉120g
桂枝60g	制远志60g	浙黄精150g	茯神100g

另加：

阿胶250g	龟甲胶150g	黄酒500g	灵芝孢子粉30g
核桃仁300g	冰糖300g	黑芝麻100g	

上药一料收膏切片，早晚空腹服1～2片。发热、腹泻、咳嗽停服。

【按语】患者罹患IgA肾病多年，今年逾半百，肾气由盛渐衰。肾藏元阴而寓元阳，久之肾阴亏损，阴损及阳，治以补肾填精，双补阴阳。方中仙茅、肉苁蓉温肾阳、补肾精；桂枝温经通痹，与黄芪配伍，益气温阳，和血通脉；生地黄、牡丹皮滋肾阴而泻虚火；续断、盐杜仲、牛膝、黄精补肝肾；当归、川芎、白芍养血柔肝；茯苓、山药、陈皮、太子参健脾益气；另加灵芝孢子粉养心安神。全方药味寒热并用，精血兼顾，温补肾阳又不过于燥烈，滋肾柔肝而不寒凉滋腻，配伍严谨，简而有要，共奏补肾填精，调和阴阳之功。

（杨柳青整理）

案12 HPV感染（脾肾亏虚，邪毒留恋）（方晓红医案）

申某，女，37岁。2021年12月4日就诊。

患者体检发现感染HPV33型1年余，TCT：NILM。平素带下略多，色黄臭秽，便秘，腰酸如折，尾骶酸痛，夜寐安，舌淡、苔薄白，脉细。末次月经11月25日，量少，色淡，5天净。既往有甲状腺肿瘤手术史。证属脾肾亏虚，邪毒留恋，治拟补肾健脾，清热解毒。

处方：

当归120g	川芎50g	熟地黄150g	温山药150g
麸炒白芍100g	盐杜仲120g	菟丝子150g	黄芪120g
党参100g	茯苓150g	淫羊藿100g	麸炒白术100g
生地黄100g	陈皮30g	醋香附100g	郁金100g
玉竹100g	枸杞子150g	蒸萸肉60g	瓜蒌皮15g
瓜蒌子15g	白花蛇舌草15g		

另加：

冰糖300g	核桃仁300g	黑芝麻250g	黄酒500g
龟甲胶100g	鹿角胶100g	阿胶250g	西红花10g
灵芝孢子粉10g			

上药一料收膏切片，早晚空腹服1～2片。发热、腹泻、咳嗽停服。

【按语】人乳头瘤病毒，简称HPV，可导致女性罹患宫颈癌。中医学并无HPV感染的概念及病名，根据其疾病特点及临床表现，可归属于"带下""五色带"等范畴。临床表现为带下绵绵不断，量多色黄。主要以湿、热、毒邪为致病之因，脾肾之虚、肝气之郁、气血瘀滞为病机之根本，湿、热、毒、瘀伤及冲任为发病之关键环节。全方以小营煎为底方，不吝淫羊藿、盐杜仲、菟丝子、蒸萸肉、枸杞子、生地黄、玉竹补益肝肾，调补冲任；四物汤补血养血；黄芪、温山药、白术益气健脾；白花蛇舌草清热解毒；佐以醋香附、郁金、陈皮调畅气机。全方有补有清，标本兼治。

（朱笑熠整理）